Arbeitsgruppe »Pflege und Ethik«
der Akademie für Ethik in der Medizin e.V.

»Für alle Fälle ...«

Arbeitsgruppe »Pflege und Ethik«
der Akademie für Ethik in der Medizin e.V.

# »Für alle Fälle ...«

Arbeit mit Fallgeschichten in der Pflegeethik

Arbeitsgruppen in der Akademie für Ethik in der Medizin e.V. sind offene Foren für den Austausch unterschiedlicher Standpunkte und Positionen. Der Inhalt der von ihnen veröffentlichten Beiträge wird allein von den genannten Autorinnen und Autoren verantwortet.

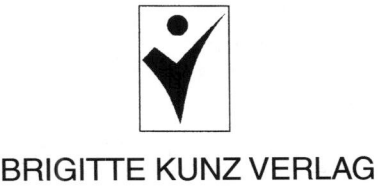

BRIGITTE KUNZ VERLAG

**Bibliografische Information der Deutschen Nationalbibliothek**
Die Deutsche Nationalbibliothek verzeichnet diese Publikation in der Deutschen Nationalbibliografie; detaillierte bibliografische Daten sind im Internet über http://dnb.ddb.de/ abrufbar.

ISBN 978-3-89993-418-2

**Mehr wissen – besser pflegen!**

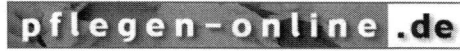

Besuchen Sie unser Pflegeportal im Internet.

Brigitte Kunz Verlag

© 2005  Schlütersche Verlagsgesellschaft mbH & Co. KG,
        Hans-Böckler-Allee 7, 30173 Hannover

Alle Rechte vorbehalten. Das Werk ist urheberrechtlich geschützt. Jede Verwertung außerhalb der gesetzlich geregelten Fälle muss vom Verlag schriftlich genehmigt werden.
Die im Folgenden verwendeten Personen- und Berufsbezeichnungen stehen immer gleichwertig für beide Geschlechter, auch wenn sie nur in einer Form benannt sind.
Ein Markenzeichen kann warenrechtlich geschützt sein, ohne dass dieses besonders gekennzeichnet wurde.

Satz:            PER Medien+Marketing GmbH, Braunschweig
Druck und Bindung: KN Digital Printforce, Erfurt

# Inhalt

| | | |
|---|---|---|
| Einleitung | | 12 |

**1. Teil** **Fallgeschichten** ............................................................... 16
*Ingo Nordmann*

| | | |
|---|---|---|
| 1 | Alltag in einem Krankenzimmer? | 18 |
| 2 | Oxana | 23 |
| 3 | Abschied vom Sohn | 27 |
| 4 | Fehler | 30 |
| 5 | Explantation | 35 |
| 6 | PEG-Sonde | 40 |
| 7 | Tödliche Dosis auf telefonische Anordnung | 46 |
| 8 | »Bald bist du wieder zu Hause« | 51 |
| 9 | Gesichtstumor | 57 |
| 10 | Operation in Regionalanästhesie | 63 |
| 11 | »Ich bin Anästhesiepfleger« | 69 |
| 12 | Protokoll der Abendtour einer Krankenschwester im ambulanten Dienst | 72 |
| 13 | Begrenzte Intensivressourcen | 83 |
| 14 | Aufwachen lassen? | 89 |

| 15 | Verletzt im Dienst | 95 |
| 16 | Der Kemptener Fall | 99 |
| 17 | Der Klaps | 110 |
| 18 | Herr Kosting | 114 |
| 19 | Arbeitseinteilung im Frühdienst | 119 |
| 20 | Intensivstation: Aus dem Tagebuch einer Ehefrau | 122 |

## 2. Teil Methodische und theoretische Reflexionen ............ 129

*Marianne Rabe*

| 1 | Strukturierte Falldiskussion anhand eines Reflexionsmodells ... | 131 |
| 1.1 | Ziele des Ethikunterrichts an Krankenpflegeschulen | 131 |
| 1.2 | Falldiskussionen als Methode für den Ethikunterricht | 132 |
| 1.3 | Bestandsaufnahme existierender Entscheidungsmodelle in der Pflegeethik | 134 |
| 1.4 | Ein Reflexionsmodell | 137 |
| 1.5 | Modell für die ethische Reflexion | 138 |
| 1.6 | Erläuterungen zum Modell | 138 |
| 1.6.1 | Situationsanalyse | 139 |
| 1.6.2 | Ethische Reflexion | 140 |
| 1.6.3 | Ergebnisse | 140 |
| 1.7 | Moderation mit einem Modell – Grundsätze und Grenzen | 141 |
| 1.7.1 | Ideen für und Erfahrungen mit der Moderation anhand des Modells | 141 |
| 1.7.2 | Die Rolle der Moderatorin bei ethischen Falldiskussionen | 143 |

*Friedrich Heubel*
**2 Ein sokratischer Weg bei der Arbeit mit Falldiskussionen** ......... 145
2.1 Von der Moral zur Ethik und zurück .......................................... 145
2.2 Eine sokratische Methode ............................................................ 147
2.3 Diskussions- und Moderationsregeln .......................................... 150
2.4 Wahl der Fallgeschichte und Sozialform .................................... 152
2.5 Präsentation .................................................................................. 153
2.6 Abgrenzung zu anderen Unterrichtsmethoden ......................... 154

*Constanze Giese*
**3 Falldiskussion als Reflexion eigener Praxis** ............................... 155
3.1 Einleitung ...................................................................................... 155
3.2 Vorüberlegungen .......................................................................... 155
3.2.1 Chancen und Ziele ....................................................................... 156
3.2.2 Risiken und Missverständnisse .................................................... 157
3.3 Grundlagen ................................................................................... 160
3.3.1 Beiträge der Diskursethik ............................................................. 160
3.3.2 Aufgabe und Selbstverständnis der Lehrenden ......................... 162
3.4 Zur Durchführung ........................................................................ 163
3.4.1 Voraussetzungen und Vereinbarungen ....................................... 164
3.4.2 Erstellung der Diskussionsgrundlage .......................................... 164
3.4.3 Die Diskussion des Falls und die Diskussionsbeobachtung ........ 165
3.5 Metadiskussion ............................................................................. 166
3.6 Vertiefung der ethischen Problematik ........................................ 167
3.7 Schlussbemerkung ........................................................................ 167

*Christine Schulze Kruschke, Fred Salomon*
**4 Die Bedeutung des Perspektivenwechsels in Falldarstellungen** .... 168
4.1 Einleitung ...................................................................................... 168
4.2 Der Fall aus der Sicht des Pflegers ............................................. 169
4.3 Der Fall aus der Sicht des Arztes ................................................ 170
4.4 Der Fall aus der Sicht der Tochter .............................................. 171
4.5 Zusammenfassung ........................................................................ 173

*Helen Kohlen*

**5 Geschichten erzählen – Literatur zur Sensibilisierung für ethische Themen der Heilberufe**
**Ein Beispiel: »Das Tagebuch der Jane Somers« von Doris Lessing** ............ 175

5.1 Einleitung ............ 175
5.2 Das Tagebuch der Jane Somers von Doris Lessing als Begleitlektüre ............ 175
5.2.1 Eine ungewöhnliche Beziehung ............ 176
5.2.2 Maudie Fowler daheim: Ein »Fall« für die ambulante Pflege? ............ 178
5.2.3 Maudie im Krankenhaus: Sterbebegleitung ............ 179
5.3 Schlussbetrachtung: »Die Geschichte war schön ...« ............ 180

*Kurt W. Schmidt*

**6 Bewegende Szenen – Spielfilme als Sensibilisierung für medizinethische Themenfelder**
**Eine Anleitung zum Selbstversuch** ............ 182

6.1 Einleitung ............ 182
6.2 Sensibilisierung durch Filmanalyse: Eine Einladung zum Selbstversuch ............ 182
6.3 Analyse ............ 185
6.4 Der didaktische Einsatz von Filmen ............ 187
6.5 Schlussthese: Wovon ich selbst begeistert bin, das wird auch andere begeistern! ............ 188

*Fred Salomon*

**7 Darstellerische Elemente als Zugangsweg zur ethischen Bearbeitung von Fallgeschichten** ............ 189

7.1 Die vorbereitete, gespielte Szene ............ 189
7.1.1 Vorteile ............ 190
7.1.2 Nachteile ............ 190
7.2 Spontanes Rollenspiel mit vorgegebener Ausgangslage ............ 190
7.2.1 Vorteile ............ 192
7.2.2 Nachteile ............ 192
7.3 Das gespielte Ethikkonsil ............ 193
7.3.1 Vorteile ............ 194
7.3.2 Nachteile ............ 194

| 7.4 | Szenisches Spiel | 194 |
| 7.5 | Das Besondere von darstellerischen Elementen | 195 |

*Irmgard Hofmann*
| 8 | **Supervision und ethische Fallbesprechung** | 196 |
| 8.1 | Was ist Supervision? | 196 |
| 8.2 | Supervisorische Fallbesprechung | 197 |
| 8.3 | Ethische Fallbesprechung | 198 |
| 8.4 | Supervisorische Elemente in der ethischen Fallbesprechung | 200 |
| 8.5 | Die Rolle der Moderatorin | 201 |

*Theda Rehbock*
| 9 | **Fälle oder Prinzipien?** <br> **– Zur Bedeutung und Kritik ethischer Kasuistik** | 202 |
| 9.1 | Ethik zwischen Theorie und Praxis | 202 |
| 9.2 | Wiederbelebung der Kasuistik in der Medizinethik | 203 |
| 9.3 | Kritik ethischer Kasuistik | 206 |
| 9.3.1 | Mangel an Kritik der herrschenden Moral | 207 |
| 9.3.2 | Ethische vs rechtliche und medizinische Kasuistik | 207 |
| 9.3.3 | Ethische Orientierungslosigkeit | 208 |
| 9.4 | Ethik als kritische Reflexion der Moral | 209 |
| 9.4.1 | Praktische Orientierung und Notwendigkeit ethischer Theorie | 209 |
| 9.4.2 | Unaufhebbare Diskrepanz zwischen Theorie und Praxis | 210 |
| 9.4.3 | Moralisches Urteilen: Urteilskraft und Autonomie | 211 |
| 9.4.4 | Übergeordneter Maßstab – höchstes Moralprinzip | 212 |
| 9.4.5 | Sokratische Methode | 213 |
| 9.5 | Drei Formen des Situationsbezuges | 214 |
| 9.5.1 | Grenzsituationen | 215 |
| 9.5.2 | Normalsituationen | 215 |
| 9.5.3 | Paradigmatische Situationen | 216 |

**Literatur zum Theorieteil** ... 220

**Mitglieder der Arbeitsgruppe Pflege und Ethik** ... 227

**Register** ... 230

# Anstelle eines Vorworts: Gedicht von Hanns Dieter Hüsch

Wer einen Dialog
Herbeiführen will
Muß sich herablassen
Herabneigen
Von sich absehen
Sich zuwenden und zuneigen
Muß nicht besitzen wollen
Darf nicht besitzergreifend sein
Nur wenig Vorschriften machen
Besser keine
Gelegentlich vorsichtig Empfehlungen anbieten
Unsichtbar die Hand darüber halten
Unhörbar anders denken
Sich nicht als Erwachsener aufspielen
Fehler nicht gleich als Schande empfinden
Irrtümer gestatten
Dennoch das Recht haben sich Sorgen
Machen zu dürfen
Kummer aufspüren und teilen
Sich wechselseitig erziehen
Sich gegenseitig ernst nehmen
Zusammen essen und trinken
Die Fantasie fördern
Ungeduld creativieren
Aufbegehren durchhalten
Zusammen traurig sein
Nicht immer alles besser wissen
Am Besten nichts besser wissen!

aus: Hüsch, H.D.: Das Schwere leicht gesagt. Herder, Freiburg 1994

# Einleitung

Dieses Buch richtet sich an Lehrende des Faches Ethik im Gesundheitswesen, und zwar sowohl an Lehrkräfte an Kranken- und Altenpflegeschulen, Dozenten in der Fort- und Weiterbildung als auch an Lehrende und Professoren an (Fach-)Hochschulen. Es ist das Ergebnis der langjährigen Beschäftigung der Mitglieder der Arbeitsgruppe »Pflege und Ethik« mit der Arbeit an Fallgeschichten.
Im ersten Kapitel werden die in der AG diskutierten Fallgeschichten dargestellt, das zweite Kapitel beinhaltet Theoriebeiträge, die auf Erfahrungen und theoretischen Arbeiten der Autoren beruhen. Ziel war es nicht, ein Lehrbuch zu erstellen, sondern ein Arbeitsbuch für den Ethikunterricht, in dem Fallgeschichten eingesetzt werden sollen.
Die konstituierende Sitzung der »Pflege und Ethik« in der Akademie für Ethik in der Medizin e.V. (Göttingen) fand am 29. September 1995 statt. Damals wurden die Ziele der neuen AG wie folgt formuliert:
1. Das Bewusstsein für die ethischen Grundlagen von Pflege fördern.
2. Entwicklung und Erprobung von Wegen, die Pflegenden eine stärkere Beteiligung an ethikrelevanten Entscheidungen in Institutionen erlauben.
3. Förderung des interdisziplinären ethischen Dialogs zwischen Pflegenden, Politikern, Medizinern und anderen heilberuflich Tätigen.

Die Arbeitsgruppe hat maximal 20 Mitglieder, um sie arbeitsfähig zu halten. Diese kommen aus ganz Deutschland und aus unterschiedlichen Professionen (siehe Schluss des Buches), wobei immer Wert darauf gelegt wurde, dass mindestens die Hälfte eine pflegerische Berufsausbildung hat. Im Laufe der Jahre hat es zwar einen stetigen Wechsel an Mitgliedern gegeben, dennoch besteht seit der Gründung der AG eine beachtliche Konstanz.
Neben der Beschäftigung mit den theoretischen Grundlagen von Ethik kristallisierten sich zwei Kernarbeitsgebiete heraus:
- Die Planung und Durchführung von Veranstaltungen zum Thema »Ethik in der Pflege« und
- die Bearbeitung von erlebten, konstruierten oder in der Literatur publizierten Fällen.

Hierzu sollten unterschiedliche Verwendungs- und Bearbeitungsweisen konzipiert und erprobt werden. Falldiskussionen können der Stärkung und Schulung der Urteils-, Argumentations- und Reflexionsfähigkeit, der Bewusstmachung eigener Wertmaßstäbe und der Bearbeitung moralischer Probleme und ethischer Prinzipien dienen. Bei unseren Falldiskussionen stand am Ende immer eine Metadiskussion, um die Moderationstechnik, die Relevanz des Falles etc. zu beleuchten. Schon sehr früh wurde eine Veröffentlichung dieser Arbeitsergebnisse ins Auge gefasst.

Im Rahmen der von uns durchgeführten Veranstaltungen[1] spielten Falldiskussionen eine wichtige Rolle. Für das Symposium in Lemgo wurde mit Hilfe einer Dramaturgin eine Spielszene einstudiert, die dort aufgeführt und in moderierten Kleingruppen diskutiert wurde. Die Ergebnisse wurden dann im Plenum von nicht an der Diskussion beteiligten Berichterstattern vorgestellt. In Frankfurt wiederholten wir diese Vorgehensweise.

Im Vorfeld des Symposiums in Frankfurt beschäftigten wir uns mit Modellen zur Bearbeitung von Fallgeschichten. Nachdem wir eine große Anzahl von Modellen gesammelt hatten, analysierten und diskutierten wir diese. *Marianne Rabe* nahm die Diskussionsergebnisse auf und stellte ein von ihr entwickeltes Modell vor. Jedes Modell hat Vor- und Nachteile, es gibt nicht das **eine** richtige Modell. Vor jeder Falldiskussion muss der Moderator daher überlegen, welches Modell zum Fall, zum Moderator selbst und natürlich zu der Gruppe, die damit arbeiten soll, passt. Dabei wird man immer wieder beobachten können, wie unterschiedlich die Diskussionen auch in vergleichbaren Gruppen ablaufen.

Nach einer Reihe von Falldiskussionen in der Arbeitsgruppe begannen wir, uns Gedanken dazu zu machen, wie man die von uns diskutierten Fallgeschichten aus unserer Sammlung für andere Unterrichtende so aufarbeiten kann, dass diese für ihren Unterricht eine Auswahl treffen können. So wurde eine **Matrix** zur Kurzbeschreibung der Fälle entwickelt und in der Folgezeit ständig modifiziert. In der aktuellen Form enthält sie Angaben über die Art der Geschichte, den ethischen Problemgegenstand, die didaktische Verwendbarkeit, Zielgruppen sowie Hinweise zur Bearbeitung. Die in der Matrix gemachten Angaben erheben keinen Anspruch auf Vollständigkeit. Auch ist die Matrix kein Standard, sondern sie bietet eine Orientierungshilfe bei der Auswahl von Fallbeispielen für den Unterricht. Sie soll jedoch nicht nur die in diesem Buch vorgestellten Fälle aufgliedern helfen, sondern kann in ihrer Struktur genutzt

---

[1] Pflegeethik-Symposium »Nicht frei zu moralischem Handeln …« (Lemgo 1997); Pflegeethik-Symposium zu Konfliktfeldern von Pflege und Ethik (Frankfurt/Main 1998); Workshop »Ethik-Unterricht in der Krankenpflegeschule« (Arnoldshain 2000); Workshop »Ethik-Theorie im Pflegeunterricht – »Mein Wille geschehe …!?« – Die Pflege im Spannungsfeld von Autonomie und Fürsorge« (Arnoldshain 2002).

werden, um jeden beliebigen Fall für den Ethikunterricht zu erschließen. Insofern stellt sie selbst eine angebotene Arbeitshilfe für die Nutzer dieses Buches dar.

Im ersten Kapitel des Buches werden die in der AG bearbeiteten Fallgeschichten vorgestellt. Bei der Auswahl der besprochenen Fälle haben wir versucht, eine möglichst große Vielfalt zu bearbeiten: Von Mitgliedern der AG selbst erlebte oder von ihnen berichtete Fälle, fiktive Fälle, Fallbeispiele aus der (Fach-)Literatur oder so genannte »klassische Fälle« (Kemptener Fall). Der Darstellung der Fallgeschichte folgt ihre Einordnung in die Matrix. Dem schließen sich Gedanken und Anregungen aus der konkreten Falldiskussion in der AG an; sie sind nur exemplarisch zu verstehen, in anderen Gruppen und Situationen können zum selben Fall durchaus andere Gedanken in den Vordergrund treten. In diesem Zusammenhang wird auch die jeweils verwendete Moderationsmethode bei der Bearbeitung des Falles in der AG kurz beleuchtet. Den Abschluss zu jedem Fall bildet ein Materialteil mit Literaturhinweisen, Stellungnahmen, Hinweisen zur Rechtssprechung, Richtlinien und Kodizes etc.

Diese Angaben sollen Unterrichtenden helfen, einen für ihre jeweilige Gruppe und das geplante Thema geeigneten Fall und hilfreiche Hintergrundinformationen zu finden.

Das zweite Kapitel enthält eine Reihe von Theoriebeiträgen aus den jeweiligen Arbeitsgebieten der Mitglieder der *AG »Pflege und Ethik«*; sie sollen eine theoretische Fundierung für Falldiskussionen bilden. In ihrer Verschiedenheit spiegeln die Beiträge auch die Pluralität der individuellen Erfahrungen, methodischen Ansätze, Denkweisen und Professionen der einzelnen Mitglieder der Arbeitsgruppe wider.

*Marianne Rabe* hat sich bereits seit vielen Jahren mit der Erarbeitung eines Reflexionsmodells für strukturierte Falldiskussionen beschäftigt und dieses kontinuierlich weiterentwickelt. In ihrem Artikel liefert sie eine Bestandsaufnahme existierender Entscheidungsmodelle für den Ethikunterricht und diskutiert diese. Schließlich stellt sie ihr Modell für die ethische Reflexion vor, erläutert es und geht auf die Rolle des Moderators ein.

Ein spezielles Moderationsverfahren zur Fallbearbeitung beschreibt *Friedrich Heubel* in seinem Artikel »Ein sokratischer Weg bei der Arbeit mit Falldiskussionen«. Die sokratische Methode, ihre Diskussions- und Moderationsregeln sowie die Art der Präsentation der Fallgeschichte werden erläutert. Abschließend findet eine Abgrenzung zu anderen Unterrichtsmethoden statt.

*Constanze Giese* beschreibt ihre Arbeit mit Fallgeschichten aus der Pflegepraxis am Beispiel der Praxisreflexion eines FH-Studienganges. Die Besonderheiten der Arbeit mit selbst erlebten Fällen werden betrachtet. Sie stellt ein an der Katholischen Stiftungsfachhochschule (KSFH) München erprobtes Vorgehen im FH-Studium Pflegemanagement vor.

*Christine Schulze Kruschke* und *Fred Salomon* zeigen an einem Fall beispielhaft, wie eine Falldarstellung aus unterschiedlicher Perspektive zu ganz verschiedenen Akzentuierungen und Wertungen führen kann. Damit weisen sie auf die Subjektivität vermeintlich objektiver Fallschilderungen hin, je nachdem aus welcher Sicht sie geliefert werden.

Literarische Texte enthalten nicht selten Passsagen, in denen ethische Probleme behandelt werden. Hiermit beschäftigt sich *Helen Kohlen*, indem sie die Bedeutung literarischer Sprache und Eigenschaften literarischer Erzählungen darstellt. Wie man mit Beispielen aus der Literatur umgehen kann, erläutert sie an Textpassagen aus dem Roman »*Das Tagebuch der Jane Somers*« von *Doris Lessing*.

Ähnlich wie literarische Fälle können Spielfilme zur Sensibilisierung für ethische Themenfelder dienen. *Kurt Schmidt* beschreibt fünf Szenen aus dem Film »Alles über meine Mutter« von *Pedro Almodóvar*. Dem schließt sich eine Analyse an. Zum Schluss entwickelt er drei Thesen zum didaktischen Einsatz von Filmen.

*Fred Salomon* gibt Hinweise, wie vorbereitete gespielte Szenen, Rollenspiele oder gespielte Ethikkonsile als Grundlage für Falldiskussionen dienen oder sie lebendig machen können. Die Zusammenstellung von Vor- und Nachteilen der verschiedenen Darstellungsformen erleichtert die Auswahl für die Praxis.

Die Besprechung von Fällen ist nicht nur im Ethikunterricht eine hilfreiche Möglichkeit der Reflexion; in der Supervision gehört die Falldiskussion zur klassischen Arbeitsmethode. *Irmgard Hofmann* geht auf die unterschiedlichen Ziele und Vorgehensweisen ethischer und supervisorischer Fallbesprechungen ein. Besonders weist sie darauf hin, welche supervisorischen Elemente in der ethischen Fallbesprechung unterstützend eingesetzt werden können, ohne dabei die Auseinandersetzung mit dem eigentlichen Problem – der ethischen Frage – aus den Augen zu verlieren.

Den Abschluss bildet ein Artikel von *Theda Rehbock* zur Bedeutung und Kritik ethischer Kasuistik. Sie beginnt mit einer Kurzdarstellung und Kritik der Wiederbelebung traditioneller Formen der Kasuistik in der Medizinethik. In diesem Zusammenhang zeigt sie kritisch die Bedingungen, Grenzen und Gefahren ethischer Kasuistik auf, denen auch die Praxis ethischer Fallbesprechungen unterworfen ist. Daran anschließend skizziert sie eine Konzeption der **Ethik als kritische Reflexion gelebter Moral**, die die theoretische Reflexion höchster Gesichtspunkte (»Prinzipien«) des moralischen Urteils mit der Praxisbezogenheit ethischer Fallbesprechungen verbindet. Abschließend unterscheidet sie für die Medizin- und Pflegeethik drei möglichen Formen des Fall- bzw. Situationsbezuges: Grenzsituationen, Normalsituationen und paradigmatische Situationen.

Für die Zukunft ist zu erwarten, dass die Arbeit mit Fallgeschichten an Bedeutung gewinnen wird, bereits heute werden diese vielfach im Ethikunterricht eingesetzt. Auch sind Fallgeschichten schon heute häufig Grundlage von mündlichen Prüfungen in Fachweiterbildungen und werden dies mit Einführung des neuen Krankenpflegegesetzes auch in der Pflegegrundausbildung werden. Dieses Buch soll einen Beitrag zu dieser Entwicklung leisten.

Hannover, im Januar 2005                                  Ingo Nordmann

# 1. Teil: Fallgeschichten[2]

---

[2] In allen Fallbeispielen sind die Namen der Beteiligten frei erfunden und der besseren Lesbarkeit/ Besprechbarkeit willen eingefügt.

# 1 Alltag in einem Krankenzimmer?

## 1.1 Die Fallgeschichte

1. Szene:

*Krankenzimmer auf einer Station in einer Klinik. Eine Patientin (P) in reduziertem Allgemeinzustand sitzt im Nachthemd auf der Bettkante. Sie hat einen Verband am rechten Unterarm. Eine Krankenschwester (S) hilft ihr beim Anziehen der Hausschuhe.*

P: Ich weiß gar nicht, wie es weitergehen soll …
S: Nun mal ganz langsam.
P: Keiner sagt mir etwas. Die Ärzte …
S: *(fällt ins Wort)* Sehen Sie, Frau Mangold, das kriegen wir schon hin.
P: Heute Nacht habe ich kaum geschlafen. Ich weiß gar nicht …
S: *(unterbricht wieder. Versucht, der Patientin den zweiten Schuh anzuziehen)* So, jetzt noch diesen Schuh.
P: Ich habe solche Angst. – Was wollen die denn mit mir machen?
*(Schwester Marta wendet sich mit dem Schuh in der Hand von der Patientin ab, um einer anderen, verwirrten Patientin hinterherzulaufen.)*
S: Frau Maier, so warten Sie doch!
P: *(hilflos rufend)* Schwester! *(leiser)* Ich weiß wirklich gar nicht … *(Pause)*
*(S kommt zurück)*
S: So, Frau Mangold. Da wären wir wieder. *(zieht ihr den Schuh an)* Ja, Sie werden jetzt gleich vorbereitet mit der Braunüle, weil Sie eine Röntgen-Darmuntersuchung bekommen.
P: Wie bitte?
S: Das hat Ihnen der Doktor doch sicher gesagt, oder?
P: Nein! Nicht richtig jedenfalls. Ich will das gar nicht. Sehen Sie *(sie hält den verbundenen Arm hoch)*, bei der letzten Untersuchung habe ich eine Entzündung bekommen. – Warum denn auch? – Mir hat keiner was gesagt!
S: Jetzt waschen wir uns erst einmal richtig. *(S hilft P aufzustehen, um zum Waschbecken zu gehen)*
*(Arzt [A] kommt plötzlich eilig ins Zimmer, wirkt gehetzt.)*
A: Schwester äh … *(ihm fällt der Name nicht ein)*
S: *(lässt P auf das Bett zurückfallen, geht auf den Arzt zu, dem sie etwas sagen will, was P nicht hören soll)*

S: Dr. Wilken, ich glaube, die Patientin …
A: *(fällt ihr ins Wort)* Was wollen Sie denn? Ich muss gleich zur Besprechung.
S: Ich denke, Frau Mangold ist nicht richtig aufgeklärt worden. Sie weiß gar nicht …
A: *(unterbricht)* Selbstverständlich ist die Patientin aufgeklärt worden. – Was machen denn die Elektrolyte von der Frau Müller? Gibt es da schon Ergebnisse? *(S zuckt mit den Schultern)* Hören Sie, ich brauche die Befunde spätestens in einer Stunde. Sorgen Sie dafür! *(A eilt aus dem Zimmer)*
*(S führt P hinter einen Paravent zum Waschen. Während des Waschens tönt es über Lautsprecher:* Frau Mangold, bitte in die Röntgenabteilung, Frau Mangold, bitte in die Röntgenabteilung!) *(A stürzt ins Zimmer, sucht nach irgendetwas. Er verlässt den Raum und kommt erneut zurück mit einem Set zum Anlegen einer Braunüle. Er geht auf P zu. S tritt empört dazwischen.)*
S: Moment! Die Patientin ist noch dabei, sich zu waschen.
A: Haben Sie nicht gehört? Sie muss ins Röntgen!
*(A setzt sich vor P und greift zu ihrem Arm.)*
A: Ich brauch mal Ihren Arm. *(Er legt den Venenzugang und steht danach wieder auf.)* Das wäre geschafft. Alles weitere erledigt die Röntgenabteilung.
P: Aber warum? Ich will doch …
A: *(unterbricht sie)* Wollen? – Gute Frau, was wollen Sie denn? – Sehen Sie, Sie haben ein Kolon-Karzinom. Wir müssen Sie so behandeln! Oder wollen Sie lieber sterben? *(Wartet keine Antwort ab und wendet sich zum Gehen.)*
P: *(hilflos)* Nein, nein, ich weiß nicht … Ich weiß doch gar nichts.
*(S geht an P vorbei, um einen Morgenmantel zu holen. P fasst nach dem Arm von S, die aber achtlos weitergeht. S hängt P den Morgenmantel um und hilft ihr beim Aufstehen. Sie gehen zur Tür.)*
S: Sehen Sie. So ist es doch auch besser.

## 2. Szene:

*S sitzt auf dem Stuhl und starrt ins Leere. A steht vor einem Kleiderständer und zieht sich um.*
S: *(nachdenklich)* Also, das mit der Mangold. – So ganz in Ordnung war das ja wohl nicht. Die wollte schließlich nur wissen, was los ist mit ihr. – Wie sie meine Hand genommen hat. – Ich hätte sie besser informieren sollen! Aber mir wird ja immer der Mund verboten. Ich bin ja nur die Schwester. *(S geht.)*
A: *(zieht den Arztkittel aus und ein Jackett an.)* Na ja, hektisch war's ja schon heute. – Und diese Frau Mangold. – Eigentlich wollte ich den Job ja mal

machen, um Menschen zu helfen. – Nur ... *(er sieht auf seine Armbanduhr)* pack ich das nicht, oder woran liegt das? *(Er zögert kurz und verlässt dann rasch den Raum.)*

## 1.2 Matrix

### Art der Geschichte

a) Erzählperspektive
Konstruierte Szene, die auf Erfahrungen des klinischen Alltags und erlebten Interaktionen beruht. Jede Person spricht selbst.
b) Ausführlichkeit
Ausführliche Szene mit einigen Details neben den ethischen Elementen.
c) Ethisches Problem
Das ethische Problem muss herausgearbeitet werden.
d) Beteiligte
Patientin, Krankenschwester, Arzt, anonyme Lautsprecherstimme im Hintergrund.

### Ethischer Problemgegenstand

- Aufklärung über lebensbedrohliche Erkrankung, Wahrheit am Krankenbett.
- Persönliche Zuwendung.
- Solidarität Pflegende – Patientin.
- Hierarchische Struktur im Krankenhaus.

### Didaktische Verwendbarkeit

- Bewusst machen von Verhaltensweisen bei Routineabläufen.
- Bewusst machen von Rollenkonflikten zwischen ärztlichem und pflegerischem Bereich und Erkennen von Problemen der hierarchischen Struktur im Krankenhaus.
- Aufmerksam werden auf Gefühle von Patienten und deren manchmal indirekte Äußerung.
- Nutzbar als Einstieg in ein Kommunikationstraining zum Umgang mit Patienten und der verschiedenen Berufsgruppen untereinander.
- Nutzbar zum Thema Selbstbestimmung des Patienten.
- Nutzbar zur Darstellung des Problems Zeitdruck und Zuwendung.

## Zielgruppen

- Ärzte, Pflegende aller Bereiche, Weiterbildungsstufen und Hierarchieebenen.
- Studenten der Medizin.
- Pflegeschüler.

## Hinweise zur Bearbeitung

- Als Anspiel verwendbar zum Einstieg in Pflege- und Arztkongress.
- Als Videoaufzeichnung wiederholt nutzbar.
- Skizzierte Situation der Szene als Vorgabe für ein Rollenspiel im Unterricht denkbar.
- Bearbeitung bei einer größeren Veranstaltung in kleineren Gruppen mit Moderation.

## 1.3 Gedanken und Anregungen aus der Falldiskussion in der AG Moderationstechnik bei der Bearbeitung des Falls

Hier handelt es sich um Gesichtspunkte, die bei der Konstruktion des in der AG erstellten Falles eingebracht und erwogen wurden. Der Fall ist im Unterschied zu allen anderen in diesem Buch dargebotenen Fälle das Ergebnis der Gedanken und Anregungen aus der Falldiskussion. Der Fall wurde nach und nach in mehreren Sitzungen in der dargebotenen Form entwickelt. Es wurde keine spezielle Moderationstechnik angewendet.

### Gedanken aus der Falldiskussion

Ziel der Fallkonstruktion soll es sein, anhand des Themas »Aufklärung« die Problematik der tatsächlichen oder vermeintlichen Behinderung moralischen Handelns durch institutionelle Zwänge zur Sprache zu bringen. Dabei sollen keine fertigen Botschaften vermittelt, sondern offene Anregungen zum Nachdenken und zur Diskussion gegeben werden. Die Szene soll zum ethischen Durchbuchstabieren anregen.
Folgende Inhalte werden dargeboten:
- Problematik der Aufklärung bei schwer wiegenden Erkrankungen.
- Konflikt zwischen Arzt, Schwester und Patientin.
- Passivität der Schwester gegenüber dem Arzt. Hilflosigkeit der Schwester und Versagen gegenüber der Patientin.

- Dominierendes, bestimmendes Verhalten gegenüber der Patientin.
- Durchziehen des vorgesehenen Pflegeprogramms.
- Behinderung einer patientenorientierten Versorgung durch institutionelle Rahmenbedingungen, z. B. Routine, Zeitdruck, Alltagshektik, andere Verpflichtungen, Störungen und dabei dennoch das Bemühen um richtiges Handeln.
- Die Aspekte und Sichtweisen der Beteiligten sollen durch den Umgang miteinander in der Szene verknüpft werden.

Es soll vermieden werden, durch zu drastische oder klischeehafte Aussagen und Verhaltensweisen vorhandene Vorurteile gegen eine der beteiligten Berufsgruppen zu verstärken. Die Zuschauer sollen sich wieder erkennen können und den moralischen Konflikt als einen Konflikt erkennen, in dem sie sich selbst auch befinden. Durch ein abschließendes lautes Nachdenken sollen Arzt und Schwester jeweils allein ihre Gedanken, Zweifel, ihren persönlichen Konflikt und die Vermutungen in einem inneren Monolog zur Sprache bringen, ohne sich vor dem Gegenüber in der Szene rechtfertigen zu wollen.

**Material**

Akademie für Ethik in der Medizin e.V. (Hrsg.)/Arbeitsgruppe »Pflege und Ethik« (verantwortlich). Dokumentation des Symposions »Nicht frei zu moralischem Handeln ...« AEM-Broschüre Göttingen 1997. Die Broschüre kann angefordert werden über E-Mail: info@aem-online.de oder über FAX der Akademie für Ethik in der Medizin: (0551) 39-3996.

Bundesärztekammer: Richtlinie zur Aufklärung. www.bundesaerztekammer.de.

Gordon, Th., Edwards, W. St.: Patientenkonferenz. Ärzte und Kranke als Partner. Hoffmann und Campe, Hamburg 1997.

Hofmann, I.: Wahrheit am Krankenbett. Zur ethischen Problematik der Pflegeberufe. In: Deutsche Krankenpflegezeitschrift Beilage »Dokumentation und Ausbildung«, Heft 5/1993: 1–27.

Kürten, C.: Texte zur Patientenwirklichkeit. CK-Verlag Dr. Sidow, München 1987.

Salomon, F.: Wahrheit vermitteln am Krankenbett. In: Deutsche Medizinische Wochenschrift 128/2003: 1307–1310.

Schmidt, K. W., Wolfslast, G.: Patientenaufklärung. Ethische und rechtliche Aspekte. In: Deutsche Medizinische Wochenschrift 127/2002: 634–637.

# 2 Oxana

## 2.1 Die Fallgeschichte

Die allein erziehende Mutter, Frau Blojanic, kam im Rahmen eines Unterstützungsprogramms für leukämiekranke Kinder aus der Ukraine nach Deutschland, um hier die bestmögliche Behandlung für ihre zwölfjährige Tochter Oxana zu erhalten. Während der Behandlung, die etwa zehn Monate dauerte, hatte sie ein Appartement zur Verfügung, konnte aber während der Behandlungszyklen auch bei ihrer Tochter in der Klinik bleiben. Sie war rund um die Uhr anwesend, ging auch nicht zum Einkaufen etc., ließ sich nicht »wegschicken«. Frau Blojanic selbst konnte etwas Deutsch, Oxana nicht. Üblicherweise wird den Kindern in der Klinik Deutschunterricht angeboten, den aber in diesem Fall die Mutter ablehnte, »*weil es neben der Therapie zu viel für das Kind würde*«.

Durch die ständige Anwesenheit der Mutter gab es für Oxana praktisch keine Gelegenheit, mit den anderen Kindern in Kontakt zu kommen (mit Ausnahme eines anderen russischen Kindes), auch der Kontakt zum Pflegepersonal wurde vollständig über die Mutter »gefiltert«. Jede Frage, die mit Hilfe eines Dolmetschers an Oxana gestellt wurde, beantwortete Frau Blojanic an ihrer Stelle. Sie lehnte es auch ab, dass Oxana über die Krankheit und die Therapie aufgeklärt werden solle; als der Arzt dies mit Hilfe des Dolmetschers versuchte, wurde er sofort abgeblockt.

Schwester Christiane beschreibt, wie verängstigt Oxana jedes Mal war, wenn sie ohne Vorbereitung zur nächsten Chemotherapie kam und wie schwer sie mit den Nebenwirkungen zu kämpfen hatte. Außerdem gab es unverkennbar zunehmend massive Spannungen zwischen Mutter und Tochter, einen gereizten Umgangston. Auch die Krankenschwestern selbst hatten ihre Schwierigkeiten, weil sie keinen vertrauensvollen Zugang zu Oxana aufbauen konnten, sich von Frau Blojanic kontrolliert fühlten und keine wirkliche Bereitschaft zur Zusammenarbeit erkennen konnten. Es gab außerdem immer wieder Missverständnisse in der Behandlung und Pflege, auch bei diagnostischen Maßnahmen, die wohl überwiegend sprachlich bedingt waren, aber auch damit zusammenhingen, dass Oxana selbst nicht an den Gesprächen beteiligt wurde bzw. ihre Informationen nur von der Mutter übersetzt bekam. Die Krankenschwestern hatten den Eindruck, dass Oxana unter dieser Situation zusätzlich litt, wussten aber nicht, was sie ändern könnten.

*Diese schriftliche Version ist eine Zusammenfassung der Geschichte, die der Falleinbringerin von der Kinderkrankenschwester (Schwester Christiane) erzählt und in dieser Version anschließend autorisiert wurde.*

## 2.2 Matrix

### Art der Geschichte

a) Erzählperspektive
Von der beschriebenen Kinderkrankenschwester selbst erzählte und von der Fallgeberin niedergeschriebene Geschichte.
b) Ausführlichkeit
Ausführliche Geschichte, die die wesentlichen ethischen Elemente aufzeigt.
c) Ethisches Problem
Teile sind explizit formuliert, anderes muss herausgearbeitet werden.
d) Beteiligte
Oxana, Frau Blojanic, der Kinderarzt, die Kinderkrankenschwestern, der Dolmetscher.

### Ethischer Problemgegenstand

Aufklärung eines Kindes; Autonomie; Umgang mit Angehörigen; Fürsorgepflichten dem Kind gegenüber; Verantwortung der Beteiligten.
- Darf man die Mutter wenigstens zeitweise wegschicken?
- Darf/muss man Oxana auch gegen den Willen der Mutter aufklären?
- Kann/muss die Schulpflicht durchgesetzt werden?

### Didaktische Verwendbarkeit

- Sensibilisieren für »Dreiecksgeschichten« (Patient, Angehörige, Professionelle);
- Aussprechen und Bearbeiten von Emotionen.
- Hinweis, wie sehr Kommunikation und ethische Aspekte ineinander übergehen können; Reflexion möglicher kultureller Unterschiede.
- Gut geeignet für die Frage nach Autonomie und Fürsorge auch in Beziehung bzw. Abgrenzung zu Angehörigen.

## Zielgruppen

Speziell Pflegende und Ärzte im Kinderkrankenhaus, grundsätzlich aber auch in allen anderen Bereichen, in denen der Kontakt zu Angehörigen zum Alltag gehört, z. B. in der ambulanten Pflege und hausärztlichen Betreuung, wo Angehörige das Betreuungsrecht für die Patienten innehaben.

## Hinweise zur Bearbeitung

In den letzten Jahren hat sich – zumindest in der Pflege – immer mehr ein »Feindbild Angehörige« entwickelt, das sich quer durch alle Sparten zieht. Es besteht das Risiko, sich auf diese Schiene »einzuschießen« und damit der Reflexion über das eigene Erleben und Verhalten aus dem Weg zu gehen.

## 2.3 Gedanken und Anregungen aus der Falldiskussion in der AG
## Moderationstechnik bei der Bearbeitung des Falls

Für die Moderation dieses Falles wurde ein emotionaler Zugang gewählt: »*Wie geht es Ihnen, wenn Sie diese Geschichte lesen?*« Damit wurde der Rückzug auf eine nur prinzipielle Ebene vermieden. Umgekehrt war es nicht einfach, in der Vielschichtigkeit des Fallbeispiels das ethische Problem zu isolieren. Es ergab sich die Frage, ob die Art der Kommunikation selbst eine ethische Frage sein könnte oder zumindest ethische Implikationen hat.

## Gedanken aus der Falldiskussion

Es war der erste Fall, der in der Gruppe besprochen wurde. Der Fall selbst aber brachte die Teilnehmer schnell auf die emotionale Ebene. Bedrückung, Empörung über Ungerechtigkeit sowie Hilflosigkeit waren die Reaktionen, je nach Identifikationsfigur.
Folgende Fragen tauchten im Anschluss auf:
- Handelt es sich um ein Konkurrenz-Problem (Mutter-Krankenschwestern)?
- Geht es um kulturelle Differenzen und wie weit sind sie zu respektieren?
- Wo bleiben die Rechte des Kindes?
- Ist Aufklärung das Ziel (Selbstzweck) oder Mittel zur Angstreduktion?

- Welche Auswirkungen hat welche Vorgehensweise auf die Mutter-Tochter-Beziehung?

Eine systematische Einordnung gelang der Arbeitsgruppe bei der Vielschichtigkeit des Falles nicht. Auch war die emotionale Beteiligung so ausgeprägt, dass ein Rückzug auf eine rein prinzipielle Ebene weder gelang noch angestrebt wurde. Insgesamt hatte die Arbeitsgruppe Schwierigkeiten, die psychologischen von den ethischen Elementen zu trennen. Ist die Art der Kommunikation selbst eine ethische Frage?

**Material**

Hofmann, I.: Ethische Konflikte in der Pflege, 3. Folge. In: Die Schwester/Der Pfleger Heft 11/1997: 920–925. *In diesem Beitrag wird der Fall ausführlich besprochen.*

Visser, M., de Jong, A.: Kultursensitiv pflegen. Wege zu einer interkulturellen Pflegepraxis. Urban & Fischer, München; Jena 2002.

Zimmermann, E.: Kulturelle Missverständnisse in der Medizin. Ausländische Patienten besser versorgen. Huber, Bern; Göttingen; Toronto; Seattle 2000.

# 3 Abschied vom Sohn

## 3.1 Die Fallgeschichte

Auf einer onkologischen Station pflegte ich Robin Klasen, einen 17-jährigen jungen Mann mit einem metastasierenden Osteosarkom im Finalstadium. Er war auf der Station schon seit etwa zwei Jahren bekannt und war diesmal seit etwa drei Wochen dort. Er wurde sehr intensiv von seiner Mutter betreut, die ihn täglich besuchte.
In meiner Nachtwache klingelte Robin und als ich ins Zimmer kam, bat er seine Mutter, hinauszugehen. Er sagte: *»Ich brauche deine Nähe, denn ich werde jetzt sterben.«* Daraufhin fragte ich ihn, ob ich nicht seine Mutter holen sollte. Dies wehrte Robin ab: *»Nein, nicht auch das noch.«* Während der etwa 15 Minuten, die ich bei dem Jungen war, sagte er mir noch, ich solle darauf achten, dass ihm seine Kette mit einem silbernen Igel nicht abgenommen würde, da sie ein Geschenk seiner Freundin sei. Dann starb er.
Von der Situation selbst sehr mitgenommen, unterrichtete ich die wartende Frau Klasen. Diese reagierte sehr heftig und zornig und machte mir den Vorwurf, ich habe sie vom Bett ihres Sohnes verdrängt. Schließlich griff der Dienst habende Arzt ein und beruhigte die aufgebrachte Frau.
Ich fühlte mich in der Situation sehr hilflos. Von der Nähe, die Robin offenbar zu mir aufgebaut hatte, von seiner gezielten Bitte um Hilfe, war ich überrascht. Dass er dann so schnell gestorben war, hatte mich erschreckt und die heftigen Reaktionen seiner Mutter überrumpelten mich schließlich völlig – ich war außerstande zu reagieren.
Am nächsten Tag rief Herr Klasen an und entschuldigte sich im Namen seiner Frau für deren Verhalten. Ich hatte allerdings den Eindruck, dass Herr Klasen selbst die Entschuldigung initiiert hatte. Ihn hatte ich nicht so oft bei dem Jungen gesehen. Die Mutter hingegen wirkte auf mich fast überfürsorglich.
Nach etwa drei Monaten meldete Frau Klasen sich telefonisch bei mir und wollte wissen, was die letzten Worte von Robin gewesen seien. Ich bot ihr daraufhin ein Gespräch an. Dabei sagte ich ihr, ich habe den Eindruck gehabt, Robin habe seine Mutter deshalb aus dem Zimmer gebeten, weil er sie vor dem Erlebnis, ihn sterben zu sehen, beschützen wollte und interpretierte seine Worte: *»Nein, nicht auch das noch«* entsprechend um. Dies tat ich mit dem Ziel, Frau Klasen zu beruhigen, obwohl ich selbst der Auffassung war, dass Robin seine Mutter zurückgewiesen hatte.

## 3.2 Matrix

### Art der Geschichte

> a) Erzählperspektive
> Krankenschwester erzählt selbst erlebte Geschichte.
> b) Ausführlichkeit
> Ausführliche Geschichte mit den wesentlichen ethischen Elementen.
> c) Ethisches Problem
> Liegt offen zutage.
> d) Beteiligte
> Sterbender, Krankenschwester, Mutter.

### Ethischer Problemgegenstand

- Selbstbestimmung vs. Fremdbestimmung im Dreiecksverhältnis Patient-Pflege-Angehörige
- Takt vs. barmherzige Lüge.

### Didaktische Verwendbarkeit

- Geeignet zur Vorbereitung auf ähnliche Situationen.
- Zur Klärung eigener Wertvorstellungen.
- Zur Sensibilisierung für die Bedeutung von Symbolen.

### Zielgruppe

- Pflegekräfte.

### Hinweise zur Bearbeitung

- Lässt sich auch als Szene spielen.

## 3.3 Gedanken und Anregungen aus der Falldiskussion in der AG Moderationstechnik bei der Bearbeitung des Falls

Die Moderation zu diesem von der Berichterstatterin selbst erlebten Fall richtete sich nicht nach einem bestimmten Modell, sondern erfolgte »offen«. Das bedeutet, es gab keine Vorgabe zu Art und Struktur der Rückmeldungen. Wortmeldungen wurden der Reihe nach angenommen. Hintergrund für diese Vorgehensweise ist es, den spontanen Reaktionen Raum zu geben, um auch emotionale Betroffenheit ausdrücken zu können. Die Beiträge bezogen sich sowohl auf die emotionale Belastung der Berichterstatterin als auch auf die ethische Reflexion. Erst nach einer Weile wurde nach und nach gemeinsam sortiert, die ethische Frage von der Betroffenheitsperspektive unterschieden.

### Gedanken aus der Falldiskussion

Eine Besonderheit dieser Geschichte besteht darin, dass sie zwei Teile hat, in denen verschiedene ethische Probleme auftreten: das eigentliche Geschehen und das »Nachspiel« mit der Mutter. Es wurde diskutiert, ob das Problem dieses Falles in erster Linie ein ethisches oder nicht eher ein seelsorgerliches oder supervisorisches ist. Dadurch wurde formuliert, was ein ethisches Problem kennzeichnet. In diesem Fall sind dies der Entscheidungskonflikt in der Situation und die Frage nach dem richtigen Handeln danach. Auch die Frage nach der Berechtigung der Lüge in dem Nachgespräch ist eine ethische Frage, ebenso wie die grundsätzliche Frage, wer welche Rechte und Pflichten hat. Hier wurde auch über das berufliche Selbstverständnis diskutiert, ob es Aufgabe der Pflege ist, Vermittler zu den Angehörigen zu sein oder gar »Familienbeziehungen zu reparieren«.

Diese Geschichte wurde von einem Mitglied unserer Arbeitsgruppe aus eigener Erfahrung eingebracht. Dass die Krankenschwester Jahrzehnte nach dem Geschehen noch immer emotional sehr betroffen war, zeigt, wie mächtig moralische und Gewissensprobleme sein können. Es zeigt auch, wie wichtig ein achtsamer, professioneller Umgang mit selbst erlebten Fällen in Gruppen ist, die sich nicht gut kennen.[3]

---

[3] Vgl. hierzu den Beitrag in diesem Buch: *Irmgard Hofmann*: Supervisorische Elemente in der ethischen Fallbesprechung (S. 196–201).

# 4 Fehler

## 4.1 Die Fallgeschichte

Ich arbeitete damals seit etwa zwei Jahren auf der interdisziplinären Intensivstation einer Universitätsklinik und hatte Nachtdienst. An dem Abend versorgten wir zu zweit sechs Patienten, darunter mehrere Beatmungspatienten. Nach der allgemeinen Übergabe ging ich mit dem Kollegen Ralf vom Spätdienst zur Patientenübergabe ans Bett.
Bei dem ersten Patienten handelte es sich um den etwa 30-jährigen Herrn Wenzel, Zustand nach Polytrauma mit mehreren Frakturen, einem angebrochenen Rückenwirbel und leichteren, inzwischen versorgten Verletzungen innerer Organe. Er war assistiert beatmet und befand sich in einem leichten Durchgangssyndrom. Für einen der nächsten Tage war – sobald er von der Beatmung abtrainiert werden konnte – die Verlegung in eine Rehabilitationsklinik vorgesehen. Auf dem Weg zum Bett fiel mir auf, dass der Wasserbehälter am Beatmungsgerät (Servo) leer war; ich füllte ihn noch vor der Übergabe auf und wies den noch relativ unerfahrenen Kollegen auf die Notwendigkeit regelmäßiger Luftbefeuchtung hin.

*Beatmungsgerät: Es handelte sich um einen Servo B ohne integrierte Luftbefeuchtung. Daher hatte man extern einen Wasserbehälter mit einer Min-Max-Füllungsanzeige montiert. Der sog. Temperaturregler war unskaliert, d. h. man konnte die Temperatur nicht gezielt einstellen, es gab auch keine Alarmvorrichtung; üblicherweise war er mittig eingestellt und brauchte – einen korrekten Füllungsstand vorausgesetzt – gar nicht oder nur minimal verstellt werden. Dass dennoch in einem bestimmten Toleranzbereich temperaturabhängig nachgeregelt wurde, hatte sich allmählich eingeschlichen. Die Temperatur sollte etwa 36 °C betragen; die einzige Kontrollmöglichkeit bestand in einem mechanischen Temperaturanzeiger, der zwischen dem Schlauchsystem des Beatmungsgerätes und der Gänsegurgel eingefügt war, also ca. 30 cm vom Tubusansatz entfernt.*

Danach gingen wir zu weiteren Patienten ins Nachbarzimmer. Nach der Übergabe verabschiedet sich Ralf. Während ich beim letzten Übergabepatienten alles kontrollierte, höre ich den Alarm des Servo. Als ich in das Zimmer komme, fand ich Herrn Wenzel mit hochrotem Gesicht in großer Unruhe vor, er biss auf den Tubus, bäumte sich auf, jeder Atemhub des Gerätes wurde abgebrochen und es war klar, dass er kaum mehr Luft bekam. Ich erschrak heftig, checkte die Parameter der Maschine (alles in Ordnung), nahm die Beatmung ab, versuchte abzusaugen (geht nicht) und dann Herrn Wenzel mit dem Ambubeutel manuell zu beatmen. Er biss jedoch weiterhin auf den Tubus, sodass keine Luft hindurch ging. Mittlerweile war die Situation brenzlig, ich rief dringend nach dem Arzt. Eine vernünftige Beatmung schien nicht mehr möglich – der Patient wurde langsam blau und sein heftiges Aufbäumen gefährdete zunehmend die Stabilität der Frakturen (insbesondere am Rückenwirbel). Dr. Kanz und ich entschieden nach kurzer Überlegung, den Patienten zu extubieren in der Hoffnung, dass die Eigenatmung, die tagsüber mit Unterstützung der Maschine ganz gut geklappt hatte, ausreichen würde.

Herr Wenzel beruhigte sich nach der Extubation schlagartig, die Eigenatmung schien hinreichend und es blieb als Eindruck, dass er einfach die Maschine nicht mehr tolerieren mochte.

Ich blieb vorerst bei ihm und richtete das Beatmungsgerät für einen evtl. Notfalleinsatz her. Dabei fiel mein Blick eher zufällig auf die Temperaturanzeige: Diese zeigte – ca. 5 Minuten nach dem Vorfall – immer noch 43 °C an, d. h. Herr Wenzel hatte sehr heiße Luft direkt in die Bronchien bekommen. Jetzt schaute ich auf den Regler des Wasserbehälters – er war bis zum Anschlag hoch gedreht und es wurde klar, was passiert war. Der Kollege Ralf hatte – anstatt Wasser nachzufüllen – den Regler bis zum Anschlag hoch gedreht. Nach dem Auffüllen heizten die Heizstäbe das Wasser maximal auf.

Ich erzählte weder Dr. Kanz noch der Stationsleitung von dem entdeckten Grund für den Vorfall. Ich überlegte, ob ich es nicht wenigstens Herrn Wenzel sagen müsste, aber in dieser Nacht war er zu wenig klar und am nächsten Abend war er verlegt worden. Ich schlug mich noch sehr lange mit einem schlechten Gewissen herum: Zum einen, weil ich befürchtete, durch die Verbrühung dem Patienten einen Langzeitschaden zugefügt zu haben, der ohne das Wissen um die Umstände später auch kaum richtig behandelt werden konnte, zum anderen, weil ich mir Vorwürfe machte, nicht sofort auf den Regler geachtet zu haben.

In der Folgezeit wies ich alle Kollegen regelmäßig sehr nachdrücklich auf das Risiko unsachgemäßen Umgangs mit dieser Befeuchtungskonstruktion hin, ohne allerdings den Hintergrund dafür zu erzählen. Auch das belastete mich lange Zeit, da ich grundsätzlich der Überzeugung bin, man sollte für eigene Fehler einstehen. Dennoch fühlte ich mich außerstande dazu, was sicher nicht zuletzt an einem für mich sehr schwierigen Arbeitsklima lag.

## 4.2 Matrix

### Art der Geschichte

a) Erzählperspektive
Von Krankenschwester auf einer Intensivstation selbst erlebte und erzählte Geschichte.
b) Ausführlichkeit
Relativ ausführliche Geschichte mit konkret eingebrachten ethischen Elementen.
c) Ethisches Problem
Das moralische Problem wird offen angesprochen.
d) Beteiligte
Patient, Krankenschwester, Kollege, Arzt.

### Ethischer Problemgegenstand

- Umgang mit selbst gemachten Fehlern und Fehlern von Kollegen.
- Verantwortung.
- Fürsorge.
- Kollegiale Zusammenarbeit.
- Pflichten.

### Didaktische Verwendbarkeit

- Sensibilisierung dafür, dass Fehler immer und jedem passieren können.
- Hinweis, dass das Problem nicht unbedingt darin liegt, ob ein Fehler passiert, sondern wie damit umgegangen wird.
- Problematisierung des Zusammenhangs zwischen Arbeitsklima und dem Eingeständnis von Fehlern (was die Voraussetzung dafür wäre, dass alle daraus lernen könnten).

### Zielgruppen

- Wegen der relativ spezifischen Situation einer Intensivstation hauptsächlich pflegerisches und ärztliches Klinikpersonal, nicht für Auszubildende.
- Leitungspersonen im Krankenhaus.

## Hinweise zur Bearbeitung

Um einen selbst erlebten Fall einbringen zu können, bedarf es einer vertrauensvollen Atmosphäre, da zumindest in diesem Fall Scham- und Schuldgefühle eine große Rolle spielten. Wird der Umgang der anderen damit als nicht behutsam genug erlebt, besteht das Risiko, dass die Fallgeberin blockiert und Rückmeldungen nur noch als Kritik erleben kann und so eine ethische Reflexion verhindert.[4]

## 4.3 Gedanken und Anregungen aus der Falldiskussion in der AG Moderationstechnik bei der Bearbeitung des Falls

Berichterstattung und Moderation erfolgten in diesem Fall von der gleichen Person, die den Fall auch selbst erlebt hatte. Die Moderationsstruktur war offen. In den Rückmeldungen wurde aber insofern eine Struktur erkennbar, als es in erster Linie Fragen zum inhaltlichen Verständnis gab. Das könnte einerseits daran gelegen haben, dass einige Teilnehmer keine klare Vorstellung zum Intensivbereich hatten, andererseits auch daran, dass die emotionale Betroffenheit der Falleinbringerin/Moderatorin unübersehbar war. Es könnte also auch als besondere Vorsicht gedeutet werden. Insgesamt lässt sich dazu sagen, dass es emotional und sachlich überfordert, wenn eine Person ihren selbst erlebten Fall einbringt und auch noch selbst moderiert. Die Fallbesprechung mutiert dadurch leicht zur psychischen Begleitung/Supervision und dient weniger der ethischen Reflexion.

### Gedanken aus der Falldiskussion

Der Fall zeigt, dass Kommunikationsprobleme ethische Probleme verursachen können.
Es stellt sich die Frage, welche Pflichten sich für die Krankenschwester aus den Grundsätzen, Schaden zu vermeiden (Nonmalefizienz), der Fürsorge und der Aufklärungspflicht gegenüber dem Patienten in dieser Situation ableiten. Sollte die Krankenschwester den Patienten über den Zwischenfall informieren,

---

[4] Vgl. hierzu den Beitrag in diesem Buch: *Irmgard Hofmann*: Supervisorische Elemente in der ethischen Fallbesprechung (S. 196–201).

auch wenn in der Folge keine negativen Folgen erkennbar sind? Darf sie das überhaupt mit Blick auf das Vertrauen des Patienten in seine Behandlung und auf die gebotene Loyalität zu den Kollegen? Was wäre das richtige Handeln in Bezug auf den Kollegen, der den Fehler gemacht hat, und auf das Team, in dem sich die Ich-Erzählerin nicht wohl fühlt?

**Material**

Arndt, M.: An der falschen Pille hängt sich die Ethik auf. Pflegende sprechen über Erfahrungen mit Medikamentenfehlern. In: Die Schwester/Der Pfleger Heft 2/1994: 126–132.

Arndt, M.: Aus Fehlern lernen. In: Pflege 9/1996: 11–18.

Hofmann, I.: Wenn die Pflege nicht »den Regeln der Kunst« entspricht. In: Pflegezeitschrift Heft 1/2001: 54–58.

Rall, M., Manser, T., Guggenberger, H., Gaba, D.M., Unertl, K.: Patientensicherheit und Fehler in der Medizin. Entstehung, Prävention und Analyse von Zwischenfällen. In: Anästhesiologie Intensivmedizin Notfallmedizin Schmerztherapie 36/2001: 321–330.

# 5 Explantation

## 5.1 Die Fallgeschichte

Als ich an jenem Tag um sieben zum Dienst kam, wurde bereits eine Explantation vorgenommen. Die vielleicht 30-jährige Frau Martin war am Vortag mit dem Auto verunglückt. Man hatte schon in der Nacht angefangen; die inneren Organe waren bereits entfernt, das Anästhesie-Team rückte gerade ab. Die Knochen waren aber noch herauszunehmen. Ich musste mich daran nicht selbst beteiligen, aber mich zum Aufräumen bereithalten.

Ich ging von Zeit zu Zeit in den Raum, um zu erfahren, wie weit sie waren (die Beckenknochen werden ausgehöhlt und das Mark gesammelt, die langen Röhrenknochen werden ganz herausgenommen und die Gliedmaßen durch eingebundene Stäbe versteift). Es dauerte fünf Stunden, bis mittags zwölf Uhr. Jedes Mal, wenn ich hereinsah, war das Chirurgenteam ein bisschen ausgelassener, am Ende herrschte eine laute Fröhlichkeit mit zynischen Witzen. Ich kann verstehen, dass sie den Druck loswerden mussten. Aber es war entsetzlich, wie ein Ausschlachten. So ohne Ernsthaftigkeit. Erst als alle gegangen waren, brachte ich es fertig, aufzuräumen.

Durch die Kolleginnen, die Frau Martin zuvor gepflegt hatten, habe ich dann Weiteres erfahren. Die Zustimmung zur Explantation – und zwar zu einer vollständigen – war von Frau Martins Eltern gegeben worden, die als Großeltern das Kind von ihr aufziehen wollten. Sie hatten wohl gemeint, mit der Spende ihrer Organe tue ihre Tochter noch etwas Gutes.

Ich las später die Todesanzeige, wusste, wo der Unfall passiert war und dass die Eltern auf dem Land in der Umgebung unserer Stadt wohnten. Ich kann mir bis heute nicht vorstellen, dass sie der Explantation zugestimmt hätten, hätten sie gewusst, was da tatsächlich ablaufen würde. Eine meiner Kolleginnen meinte: Vielleicht sollte während der ganzen Explantation ein Pfarrer anwesend sein.

*(Bericht einer Anästhesie- und Intensivpflege-Fachkraft mit dreizehnjähriger Berufserfahrung)*

## 5.2 Matrix

### Art der Geschichte

a) Erzählperspektive
Krankenschwester erzählt eine selbst erlebte Geschichte.
b) Ausführlichkeit
Ausführliche Geschichte mit den wesentlichen ethischen Elementen.
c) Ethisches Problem
Das Betroffenheitserleben ist offensichtlich, die ethische Problematik muss expliziert werden.
d) Beteiligte
Krankenschwester, zu explantierende Patientin, Explantationsteam.

### Ethischer Problemgegenstand

- Umgang mit hirntoten Patienten bei Organtransplantationen.
- Würde.
- Moralische Bedeutung von psychologischen Bewältigungsmechanismen.
- Aufklärung von Angehörigen und potentiellen Organspendern.
- Verantwortlichkeit in und für Institutionen.

### Didaktische Verwendbarkeit

Sensibilisierung für moralische Probleme der Organtransplantation sowie der medizinischen/pflegerischen Alltagspraxis und für institutionelle Verantwortung.

### Zielgruppen

- An Organspende und Organtransplantation beteiligte Ärzte,
- Pflegende usw.

### Hinweise zur Bearbeitung

Die Bearbeitung kann, wenn die Teilnehmer die Verbindung von Machtlosigkeit mit moralischem Protest als beherrschend erleben, leicht in eine vom konkreten Fall abgelöste Diskussion der Transplantationsmedizin überhaupt abweichen.

## 5.3 Gedanken und Anregungen aus der Falldiskussion in der AG Moderationstechnik bei der Bearbeitung des Falls

Das Moderationskonzept setzt – mäeutisch[5] – auf die moralische Urteilskraft der Diskussionsteilnehmer: Danach fordert der Moderator dazu auf, die in der Fallgeschichte enthaltene(n) Handlung(en) zunächst subjektiv zu beurteilen und dann Gründe für diese Beurteilung zu benennen. Im Übrigen beschränkt er sich auf ein spiegelndes Präzisieren und Kontrastieren der verschiedenen Statements im Hinblick auf die im engeren Sinne moralischen Argumente und achtet auf einen fairen Diskussionsstil. Am Schluss versucht er Konsense und Dissense zusammenzufassen.[6]

### Hintergrundinformation zum Zustandekommen dieses Falles durch den Fallgeber

Der Fall wurde dem Fallgeber im Rahmen einer innerbetrieblichen Fortbildung von einer Pflegeperson berichtet. Daraufhin hatte er selbst sie noch einmal gezielt interviewt (»wie ein Psychiater exploriert«), den Bericht selbst aufgeschrieben und ihr zum Lesen gegeben, um sich die Richtigkeit der Darstellung bestätigen zu lassen. Zahlreiche sprachliche Wendungen, wie z. B. »Ausschlachten«, stammen von ihr selbst.

### Gedanken aus der Falldiskussion

Im Zentrum der Diskussion stand nicht die Frage der Legitimation der Organtransplantation als solche, auch nicht das Problem des Hirntodes, sondern anschaulich und exemplarisch die Problematik der Art und Weise der Durchführung von Organexplantationen, die Frage des Wie, der Umgangsformen

---

[5] Mäeutik: [griechisch »Hebammenkunst«] die, von *Sokrates* geübtes Verfahren, durch Fragen den Schüler zur Erkenntnis zu führen.(c) Bibliographisches Institut & F. A. Brockhaus AG, 2001.
[6] Vgl. hierzu den Beitrag in diesem Buch von *Friedrich Heubel*: Ein sokratischer Weg bei der Arbeit mit Falldiskussionen (S. 145–154).

mit dem hirntoten Organspender vor, während und nach der Explantation. Wie erleben und verarbeiten die daran mehr oder weniger aktiv beteiligten Personen diesen Vorgang?

Im Laufe der Diskussion kristallisierte sich der folgende Streitpunkt heraus: Auf der einen Seite wurde das zynische, die Pflegekraft empörende Verhalten des Teams verteidigt als eine Art Schutzmechanismus, der zur psychischen Bewältigung dieser belastenden Situation notwendig und auch gerechtfertigt sei. Die persönliche Betroffenheit müsse in solchen Situationen ausgeblendet werden. Dagegen wurde von anderer Seite eingewendet, ein solches Verhalten verletze die Würde des Menschen. Dafür müsse die persönliche Betroffenheit und Sensibilität erhalten werden, die dazu motiviere, etwas an diesem Verhalten zu ändern. Wie in diesem Fall wird auch z. B. in dem Film und gleichnamigen Buch »Ich pflege tote Patienten« diese Betroffenheit aus der Sicht von Pflegenden artikuliert.

Umstritten war auch, ob in Bezug auf Verstorbene oder Hirntote überhaupt von »Würde« oder vielleicht nur von »Pietät« die Rede sein könne. Zu fragen ist in diesem Zusammenhang auch, inwiefern eine Praxis der Organentnahme, die den Eindruck des »Ausschlachtens« erweckt, die Würde der an der Operation beteiligten Personen verletzt.

Von mehreren Diskussionsteilnehmern wurde die Problematik der Aufklärung besonders hervorgehoben. Sowohl die Angehörigen als auch die Organspender selbst seien gewöhnlich unzureichend über das Ausmaß und vor allem auch über das Wie, den Ablauf, von Organexplantationen informiert. Es sei fraglich, ob sie der Explantation zustimmen würden, wenn sie sie einmal selbst in der üblichen Form erlebt hätten.

Der Fall war zudem ein Anlass, die in Krankenhäusern allgemeine Praxis des Verhaltens bei Operationen oder des Umgangs mit Verstorbenen kritisch zu reflektieren. In diesem Zusammenhang wurde auf die Pflicht von Pflegenden wie von Mitgliedern medizinischer Organisationen verwiesen, ihre Verantwortung für die allgemeine Praxis in diesen Organisationen wahrzunehmen, z. B. durch ein Öffentlichmachen von Missständen.

## Material

Gestrich, Ch. (Hrsg.): Gehirntod und Organtransplantation als Anfrage an unser Menschenbild. Beiheft zur Berliner Theologischen Zeitschrift (BThZ) 12/1995. Wichern, Berlin.
*Das Heft beinhaltet zur Thematik Beiträge verschiedener Autoren aus Medizin, Rechtswissenschaft, Philosophie und Theologie.*

Hoff, J., in der Schmitten, J. (Hrsg.): Wann ist der Mensch tot? Organverpflanzung und »Hirntod«-Kriterium. Rowohlt, Hamburg/Reinbek 1995.
Der Band enthält eine Vielzahl von Beiträgen zu verschiedenen repräsentativen Positionen und ethischen, juristischen, psychologischen, theologischen usw. Aspekten der Problematik.

Holthaus, G.: Die Pflege von Hirntoten aus der Sicht eines Intensivpflegers. In: Ethik in der Medizin 12/2000: 247–256.

Jonas, H.: Gehirntod und menschliche Organbank: Zur pragmatischen Umdefinierung des Todes. In: Ders.: Technik, Medizin und Ethik. Praxis des Prinzips Verantwortung. Suhrkamp, Frankfurt am Main 1987: 219–241.

Klein, K.: Intensivmedizinische Betreuung eines Organspenders. In: Intensiv Heft 12/2004: 61–67.

Körtner, U. H. J.: Ganz tot oder halbtot? Anthropologische und medizinethische Aspekte der gegenwärtigen Hirntodkontroverse. In: Ders.: Bedenken, daß wir sterben müssen. Sterben und Tod in Theologie und medizinischer Ethik. Beck, München 1996: 32–47.

Kuhlmann, A.: Der Mensch als Ressource. Organersatz und Lebensschutz. In: Ders.: Politik des Lebens, Politik des Sterbens. Alexander Fest, Berlin 2001: 147–171.

Manzei, A.: Hirntod, Herztod, ganz tot? Von der Macht der Medizin und der Bedeutung der Sterblichkeit für das Leben. Eine soziologische Kritik des Hirntodkonzeptes. Mabuse, Frankfurt am Main 1997.

Osterhage, J.: Der Hirntod – Definition, Ursachen, Diagnostik. In: Intensiv Heft 12/2004: 111–119.

Striebel, H.-W., Link, J. (Hrsg.): Ich pflege tote Patienten. Die andere Seite der Transplantationsmedizin. RECOM, Basel; Baunatal 1991.

# 6 PEG-Sonde

## 6.1 Die Fallgeschichte

Frau Miele (93 Jahre) wurde im Dezember 1994 notfallmäßig wegen einer Unterzuckerung (hypoglykämischer Schock) stationär eingewiesen. Bei der Aufnahme war Frau Miele durch vorherige intravenöse Glukosegabe bereits wieder wach und ansprechbar und der Zuckerwert lag im Normbereich (normoglykämisch). Die klinische Untersuchung zeigte eine 93-jährige abgemagerte (kachektische) Patientin in deutlich reduziertem Allgemein- und Kräftezustand. Die Lunge war nur unzureichend beurteilbar wegen fehlender Mitarbeit der Patientin. Mund und Rachenraum waren nicht einsehbar, da Frau Miele sich weigerte, den Mund zu öffnen. Ihre Sprache war verwaschen und unverständlich. Frau Miele war gut ansprechbar, jedoch zu Ort, Zeit, zur eigenen Person und zur aktuellen Situation völlig desorientiert. Bis auf einen Rundrücken (BWS-Kyphose) zeigte sowohl der übrige Körper- und Organstatus als auch die neurologische Untersuchung keine Auffälligkeiten.

Aus der Fremdanamnese von Frau Miele ging hervor, dass sie seit Jahren an einem langsam progredienten dementiellen Syndrom (zunehmende Vergesslichkeit und Abnahme der geistigen Fähigkeiten) litt. Sie wurde bisher durch soziale Dienste sowie Familienangehörige in ihrer eigenen Wohnung versorgt. Es bestand eine völlige Pflegeabhängigkeit in allen ATLs (Aktivitäten des täglichen Lebens). Frau Miele konnte stundenweise im Rollstuhl sitzen, lag ansonsten aber viel. Aufgrund wechselhafter Nahrungsaufnahme – die Patientin aß zum Teil sehr gut, lehnte andererseits die Nahrungsaufnahme komplett ab – kam es in den letzten Wochen wiederholt zu starken Blutzuckerentgleisungen und zu vermehrtem Flüssigkeitsmangel im Körper (Exsikkosezuständen), die von den Angehörigen gemeinsam mit dem sozialen Dienst und dem Hausarzt ambulant immer schwerer zu beherrschen waren.

Neben dem seit Jahren insulinpflichtigen Diabetes mellitus fand sich an Vorerkrankungen zusätzlich ein Bluthochdruck. Im Rahmen der weiteren laborchemischen und apparativen Untersuchungen ergaben sich eine eingeschränkte Nierenfunktion (kompensierte Niereninsuffizienz) sowie computertomographisch der Verdacht auf ältere kleine Hirninfarkte (Schlaganfälle). Die logopädische Untersuchung ergab keinen Hinweis auf Schluckstörungen (Dysphagie). Frau Miele konnte einwandfrei schlucken, lehnte aber die Nahrungsaufgabe nach zwei bis drei Löffeln ab, da sie nicht mehr mochte. Laut Angehörigen wurden süße Speisen bevorzugt. Beim Trinken zeigte sich die gleiche Problematik wie beim Essen. Die Sprache war zum Teil unverständlich mit Konfabulationen, aber auch situationsadäquaten Phrasen, die korrekt und verständlich waren.

Im Rahmen der krankengymnastischen Therapie zeigten sich keine Kontrakturen, jedoch ein stark reduzierter Kräftezustand, der sich im Laufe des stationären Aufenthaltes deutlich verbesserte (Zunahme der Muskelkraft). Frau Miele konnte prinzipiell kurz stehen und mit Hilfe auch wenige Schritte gehen, jedoch nur, wenn sie wollte.

Nach stationärer Aufnahme erhielt Frau Miele bei ausgeprägter Blutzucker- und Elektrolytentgleisung sowie erhöhten Nierenwerten (bedingt durch Flüssigkeitsmangel) zunächst ein entsprechendes Infusionsprogramm. Wegen ständigen Ziehens und Manipulationen an den Venenzugängen waren periphere Zugänge nach vier Tagen nicht mehr möglich, sodass ein zentralvenöser Katheter nötig wurde, zumal Frau Miele komplizierend eine Lungenentzündung (Pneumonie) entwickelte. Bei anhaltender Inkontinenz, drohendem Dekubitus und zur besseren Bilanzierung der Flüssigkeit wurde zusätzlich ein Dauerkatheter gelegt, der von der Patientin im weiteren Verlauf jedoch mehrmals geblockt gezogen wurde, was einen Harnwegsinfekt nach sich zog. Auch der zentralvenöse Katheter hielt nur wenige Tage, da auch er von Frau Miele selbst entfernt wurde, sodass wieder auf periphere Zugänge übergegangen werden musste. Das Legen einer Magensonde über die Nase war nicht möglich, da sich die Patientin heftig dagegen wehrte.

Dennoch gelang es unter antibiotischer Therapie rasch, die oben genannten Infektionen zu beherrschen. Auch kam es unter anhaltender Infusionstherapie zu einer deutlichen Verbesserung des Allgemeinzustandes und der Vigilanz (Wachheitszustand) von Frau Miele sowie zu einer zufrieden stellenden Blutzuckereinstellung, jedoch zu keiner Verbesserung der cerebralen Situation. Die orale Nahrungsaufnahme war weiterhin wechselhaft und nicht adäquat.

Aufgrund der kognitiven Defizite wurde während des stationären Aufenthaltes eine Betreuung eingeleitet, zumal eine weitere Versorgung im häuslichen Milieu nicht möglich und die Unterbringung in einem Pflegeheim geplant war. Als Betreuerin wurde die Enkeltochter von Frau Miele, die diese bereits in den letzten Monaten intensiv gepflegt hatte, vorgeschlagen. Im Rahmen der weiteren Versorgung wurde im therapeutischen Team die Anlage einer Magensonde durch die Bauchdecke (PEG) diskutiert. Aus Sicht der Pflege war eine kontinuierliche ausreichende orale Nahrungs-, insbesondere jedoch Flüssigkeitsaufnahme wegen ständig wechselnder »Launen« von Frau Miele nicht möglich.

Ihre Angehörigen wollten sie nicht verhungern lassen. Aus medizinischer Sicht konnte eine adäquate Blutzuckereinstellung sowie ein adäquater Flüssigkeits- und Elektrolythaushalt ohne zwischenzeitliche zusätzliche Zufuhr von Nahrung bzw. Flüssigkeit nicht gewährleistet werden. Insgesamt schien die Entlassung von Frau Miele in ein Heim ohne PEG-Anlage umstritten.

Seitens der Patientin existierte weder eine Patientenverfügung noch eine Vorsorgevollmacht. Ebenso hatte sie sich früher (als noch keine geistigen Einschränkungen bestanden) nie gegenüber ihr vertrauten Personen dazu geäußert, was sie wünschen würde, wie in einer solchen Situation entschieden werden soll.

## 6.2 Matrix

### Art der Geschichte

a) Erzählperspektive
   In der dritten Person; die berufliche Rolle der Person wird nicht deutlich.
b) Ausführlichkeit
   Sehr ausführliche Geschichte mit den wesentlichen ethischen Elementen und weiteren außerethischen Details.
c) Ethisches Problem
   Das ethische Problem scheint explizit: Fürsorge versus Patientenwille. Moralische Aspekte institutionellen Handelns müssen herausgearbeitet werden.
d) Beteiligte
   Patientin Frau Miele, Enkelin, Pflegende, Angehörige, Arzt (»medizinische Sichtweise«).

### Ethischer Problemgegenstand

Umgang mit dementen und chronisch kranken Menschen im Krankenhaus.
- Was bedeutet eine Krankenhauseinweisung für einen hoch betagten und dementen Menschen?
- Welche Maßnahmen führen zu mehr Wohlbefinden der Patientin, welche fügen ihr Schaden zu?

### Didaktische Verwendbarkeit

- Sensibilisierung für die Ohnmacht dementer und kranker Menschen gegenüber Institutionen.
- Reflexion institutioneller Routinen.

Zielgruppen
- Pflegekräfte.
- Ärzte.

### Hinweise zur Bearbeitung

Diskutieren, wogegen die Patientin sich wehrte: Gegen jede einzelne Maßnahme oder gegen die Krankenhauseinweisung und die damit verbundene massive Veränderung ihrer Lebensumstände und Gewohnheiten?
Die Sprache des Fallberichts ist vorwiegend unpersönlich und fachlich distanziert. Das kann in erfahrenen Gruppen veranlassen zu überdenken, welchen Einfluss die Sprache eines Fallberichtes auf die ethische Diskussion hat.

## 6.3 Gedanken und Anregungen aus der Falldiskussion in der AG Moderationstechnik bei der Bearbeitung des Falls

Der Moderator stellte zu jedem Schritt der Bearbeitung eine Impulsfrage. Die Diskussionsbeiträge wurden von ihm auf Kärtchen festgehalten und aufgehängt. Dies trug wesentlich zur Visualisierung und Strukturierung der wichtigsten Argumente bei. Die Kärtchen sind flexibel, können umgruppiert werden und erlauben auch eine Fortsetzung der Diskussion, wenn es mehrere Kernfragen geben sollte.

### Gedanken aus der Falldiskussion

Die Diskussion des ethischen Problems befasste sich mit den Themen Fürsorge und Autonomie. Wie lässt sich die Abwehrhaltung der Patientin interpretieren? Ist das Verhalten der Patientin krankheitsbedingt oder Ausdruck ihres Willens? Gegen was lehnt sich die Patientin auf? Im Krankenhaus wird sie Objekt verschiedener therapeutischer und diagnostischer Maßnahmen. Welche Folgen hätte eine PEG-Sonde für die Patientin? Einerseits könnte sie ernährt werden, der Blutzucker ließe sich regulieren. Andererseits gäbe es vermutlich Komplikationen, wenn sich die Patientin die Sonde zieht. Das Gebot, nicht zu schaden, würde verletzt, wenn man der Patientin immer wieder Gewalt antun muss.

Im Mittelpunkt der Diskussion stand die Frage, welche Schritte nötig sind, um eine gut begründete Empfehlung zu erarbeiten. Neben der Reflexion des ethischen Problemgegenstandes nahmen deshalb auch die Reflexion des Moderationsstils und der Weg der Entscheidungsfindung einen breiten Raum ein.

Kritisch wurde angemerkt, dass dieser Fallbericht zu wenig persönliche, dafür umso mehr medizinische Informationen über die Patientin enthält. Auch die Beziehung der Patientin zu ihren Angehörigen wird nicht deutlich. Stehen die Angehörigen an der Grenze ihrer Belastbarkeit? Die Angehörigen sollten gut informiert und in die Entscheidungsfindung mit einbezogen werden.

**Material**

Arbeitskreis für Medizinische Ethik des Konvents der Krankenhausseelsorgerinnen und Krankenhausseelsorger der Ev. Kirche im Rheinland: Künstliche Ernährung durch »percutane endoskopische Gastrostomie« (PEG-Sonden)? – Eine ethische Orientierung. www.nahrungsverweigerung.de/seelsorgerbroschuere.htm

Borker, S.: Nahrungsverweigerung in der Pflege. Eine deskriptiv-analytische Studie. Huber, Bern; Göttingen; Toronto; Seattle 2002.

Großklaus-Seidel, M.: Ethik im Pflegealltag. Wie Pflegende ihr Handeln reflektieren und begründen können. Kohlhammer, Stuttgart 2002: 141–154.
*Die Autorin thematisiert in Kapitel 4.1: Autonomie des Patienten und Fürsorgeprinzip der Pflege.*

Jury, M., Jury, D.: Gramp. Ein Mann altert und stirbt. Die Begegnung einer Familie mit der Wirklichkeit des Todes. J. H. W. Dietz, Bonn 1991.
Zum Buch gibt es einen empfehlenswerten Kurzfilm von 1988 (ca. 20 Min.), der am Beispiel eines alten Mannes (»Gramp«) den Verlauf des Lebens mit einer Demenz skizziert. Gramp lebt bei seiner Familie, die den Großvater bis zu dessen Tod liebevoll pflegt und u. a. sehr einfühlsam mit seiner Verweigerung zu essen umgeht.
Der Film kann z. Zt. noch bezogen werden beim: Institut für Film und Bild in Wissenschaft und Unterricht gemeinnützige GmbH, Bavaria-Film-Platz 3, 82031 Grünwald, Telefon: 089-6497-1.

Kojer, M. (Hrsg.): Alt, krank und verwirrt. Einführung in die Praxis der Palliativen Geriatrie. Lambertus, Freiburg 2003.

Kolb, C.: Nahrungsverweigerung bei Demenzkranken. PEG-Sonde – ja oder nein? Mabuse, Frankfurt am Main 2003.

Müller, A. W.: Lebens- oder Sterbeverlängerung? In: Bonelli, J., Prat, E. H. (Hrsg.): Leben – Sterben – Euthanasie? Springer, Wien; New York 2000: 73–87.

Rehbock, T.: Autonomie – Fürsorge – Paternalismus. Zur Kritik (medizin)-ethischer Grundbegriffe. In: Ethik in der Medizin 14/2002: 131–150.

Soltau, B., Müller-Laupert, J., Koß, A., Schmidt, K.: Die Einstellung der künstlichen Ernährung – Ein pflegeethisches Problem? In: Wiesemann, C. et al.: Pflege und Ethik. Kohlhammer, Stuttgart 2003: 155–161.

Waldhäusl, W.: Natürliches Sterben, künstliche Lebensverlängerung und Euthanasie. In: Bonelli, J., Prat, E. H. (Hrsg.): Leben – Sterben – Euthanasie? Springer, Wien; New York 2000: 113–123.

Wilhelm, H.-J.: Gefangene ihrer Wahrheit. Wahrheit, Wirklichkeit und Normalität in der stationären Altenpflege. Reihe: Altern-Bildung-Gesellschaft Bd. 2, Athena, Oberhausen 1998.

# 7 Tödliche Dosis auf telefonische Anordnung

## 7.1 Die Fallgeschichte

Der 21-jährige Markus Nando wurde in die Chirurgische Klinik zur Schmerztherapie eingewiesen. Er hatte ein bekanntes und operiertes Ewing-Sarkom am Bein. Der Grund der Klinikeinweisung waren immer stärker werdende Schmerzen. Die angesetzte Medikation: PCA-Pumpe (Morphium), die Markus auf Grund seines Allgemeinzustandes nur eingeschränkt selbst bedienen konnte, ein Durogesic-Pflaster und Novasulf-Tropfen.
Markus war sehr gut in sein familiäres Umfeld eingebettet. Seine allein erziehende Mutter, die schon ein Kind verloren hat, der jüngere Bruder und die Freundin des Patienten waren viele Stunden am Tag zu Besuch.
Am zweiten Tag klagte Markus über sehr starke Luftnot. Aus diesem Grund wurde ein Lungenröntgen angesetzt. Der Lungenbefund zeigte ausgedehnte pleurale Metastasen, daraufhin wurde nur noch eine Schmerzmedikation angesetzt. Im Verlauf dieses Tages verschlechterte sich sein Zustand zunehmend. Markus klagte über immer stärkere Schmerzen und zunehmende Luftnot. Im Verlauf des Tages wurde er in ein Einzelzimmer verlegt. Um die Schmerzen und die Luftnot abzumildern, wurden folgende Medikamente angeordnet: Weiterhin Durogesic-Pflaster, Tavor, Euphylong, Tegretal, Sauerstoff bei Bedarf, Novasulf wurde abgesetzt. Die angesetzten Medikamente halfen dem Patienten. Die Schmerzen ließen deutlich nach und Markus konnte in der Nacht gut schlafen.
Am Vormittag des dritten Tages führte der behandelnde Oberarzt Dr. Lunke mit der Mutter ein Gespräch, dessen Inhalt nicht dokumentiert wurde.
Am Nachmittag verschlechterte sich die Atemsituation von Markus dramatisch. Beim Abhören der Lunge wurde ein weitgehender Verschluss der linken Lunge festgestellt. Der Patient reagierte auf seine schlechte Atemsituation mit zunehmenden Angstzuständen. Der Schmerztherapeut war am Nachmittag nicht mehr im Dienst. Der Dienst habende Assistenzarzt der Anästhesieabteilung, Dr. Rohr, war mit der sich ständig verschlechternden Situation von Markus überfordert. Er mied den Kontakt mit dem unter starker Luftnot leidenden Patienten und seiner Familie. Die von ihm verordneten Medikamente halfen Markus nicht, die Luftnot war weiterhin dramatisch. Dr. Rohr wurde im

Verlauf des Tages mehrmals angefunkt und kam nach dem dritten Stationsbesuch auch auf weitere Anforderungen nicht mehr zu Markus.
Daraufhin rief Schwester Renate den Oberarzt und Schmerztherapeuten Dr. Lunke zu Hause an. Dieser verordnete in den nächsten Stunden – stets über Telefon – folgende Medikamentendosierungen zusätzlich zu den regulär angeordneten Dosen:
- 5 mg Diazepam i. v. und als Bedarfsmedikation 5 mg Diazepam in die Infusion.
- 16.00 h Telefonat mit Dr. Lunke wegen zunehmender Luftnot und Angst; Anordnung: wieder 20 mg Morphin i. v. und 5 mg Diazepam i. v. Die Wirkung hielt nur 15 Minuten an.
- 17.30 h erneuter Telefonkontakt mit Dr. Lunke: Anordnung: wieder 20 mg Morphin i. v. und 5 mg Diazepam i. v.
- 18.30 h der Dienst habende Assistenzarzt spritzte 20 mg Morphin i. v. und gab 5 mg Diazepam in die Infusion

Alle telefonischen Anordnungen von Dr. Lunke führt Schwester Renate an diesem Nachmittag und frühen Abend selbst aus. Um 19.30 h gab Markus an, »*nicht mehr kämpfen zu können*« (Zitat). Er war vollkommen luftnötig und hatte starke Angst. Daraufhin nochmaliger Telefonkontakt mit Dr. Lunke Anordnung: 10 mg Diazepam i. v., 20 mg Morphium i. v. und 12,5 mg Atosil i. v.
Schwester Renate war sich sicher, dass diese verordnete Dosierung für Markus tödlich wirken wird. Sie zog die verordneten Medikamente auf und besprach mit Markus und seiner Familie die von ihr vermutete Wirkung der Medikamente. Am Ende des Gespräches sagte Markus, dass er die Medikamentengabe wünsche und hielt ihr den ausgestreckten Arm hin. Auch die Mutter und der Bruder stimmten der Medikamentengabe zu. Nach der Verabreichung wurde Markus langsam ruhiger und starb um 20 Uhr.
Zwei Tage nachdem Markus verstorben war, kam seine Familie nochmals in die Klinik, um mit Dr. Lunke ein abschließendes Gespräch zu führen. Schwester Renate nahm an diesem Gespräch auch teil. Dabei wurden die letzten Röntgenaufnahmen mit der Familie besprochen, auf denen ein Lungenvolumen von der Größe einer Faust erkennbar wird.
Die Familie hatte sich insbesondere bei Schwester Renate für die Pflege, den fortwährenden Beistand und auch für die Medikamentengabe bedankt.
Nachträglich hat Dr. Lunke die telefonisch angesetzten Medikamentendosen in der Kurve abgezeichnet. Die Stationsschwester Marina hatte es abgelehnt, diesen Vorgang mit ihrer vorgesetzten Pflegedienstleitung zu besprechen.

## 7.2 Matrix

### Art der Geschichte

1) Erzählperspektive
   Von der beschriebenen Krankenschwester der Fallgeberin selbst erzählte und von der Fallgeberin verschriftlichte Geschichte.
2) Ausführlichkeit
   Ausführliche Geschichte, die die wesentlichen ethischen Elemente aufzeigt.
3) Ethisches Problem
   Das Betroffenheitserleben ist offensichtlich, die ethische Problematik ist herauszuarbeiten.
4) Beteiligte
   Markus und Familie, Schwester Renate, Assistenzarzt Dr. Rohr, Oberarzt Dr. Lunke.

### Ethischer Problemgegenstand

- Aufklärungspflicht.
- Ärztliche Fürsorge und Verantwortung.
- Sterbehilfe.
- Autonomie der Schwester.
- Fürsorge.
- Pflichten.

### Didaktische Verwendbarkeit

Sensibilisierung für pflegerische Pflichten angesichts von Versagen im ärztlichen Dienst.

### Zielgruppen

- Pflegekräfte
- Gemischte Gruppen von Pflegenden und Ärzten
- Leitende Pflegekräfte
- Leitende Ärzte

## Hinweise zur Bearbeitung

Eine fraktionierte, sequenzielle Bearbeitung ist möglich. Dadurch wird eine starke Identifizierung mit der Krankenschwester erreicht. Es ist darauf zu achten, dass die ethischen Fragestellungen auf Grund der psychischen Problematik nicht in den Hintergrund geraten.

## 7.3 Gedanken und Anregungen aus der Falldiskussion in der AG Moderationstechnik bei der Bearbeitung des Falls

Der Fall wurde sequenziell bearbeitet. Dabei wurde er abschnittsweise gemäß dem zeitlichen Verlauf der tatsächlichen Ereignisse berichtet oder schriftlich vorgelegt. Bei den Entscheidungsschritten wurde in der Gruppe die Situation mit den anstehenden Fragen und Problemen erörtert. Die jeweilige Einschätzung bezog sich damit immer nur auf die bis dahin abgelaufenen Handlungen und wurde nicht durch die Kenntnis über den Ausgang des Falls gefärbt. Damit wurde eine möglichst echte Entscheidungssituation simuliert. Diese Moderationsform war vorher zwischen Moderator und Fallgeberin abgestimmt worden.

### Gedanken aus der Falldiskussion

Zentrale Themen in der Diskussion waren die Verletzung der ärztlichen Fürsorge- und Verantwortungspflicht und die daraus folgenden Pflichten und Konsequenzen für die Krankenschwester.
Der Arzt ist rechtlich für die Behandlung und die Medikamentengabe zuständig. Dieser Aufgabe kamen weder der Assistenz- noch der Oberarzt nach. Die Schwester befand sich durch den wiederholten Kontakt mit dem stark leidenden Patienten in einer emotional sehr belastenden Situation. Sie fühlte sich für den Patienten verantwortlich und führte die telefonischen Anordnungen des Arztes aus.
Damit überschritt sie deutlich ihren juristischen Kompetenz- und Verantwortungsbereich. Das Nichtwahrnehmen der ärztlichen Verantwortung und die Medikamentengabe führten bei ihr zu einer starken psychischen Belastung.
Bedingt durch die sequenzielle Bearbeitungsmethode wurden im Laufe der Diskussion alternative Handlungsmöglichkeiten für die Krankenschwester entwickelt (z. B. den zuständigen Chefarzt benachrichtigen oder den Notarzt

alarmieren). Dagegen wurde von anderer Seite eingewandt, dass für diese mutige Handlung die Rückendeckung der pflegerischen Dienstvorgesetzten notwendig ist.

Strittig war in der Gruppe die Ansicht, ob der Patient unter starker Medikation und extremer Atemnot wirkliche Entscheidungsfreiheit hatte.

Der Arzt erteilt der Schwester die Anordnung, obwohl er rechtlich zuständig ist. In der Gruppe wurde kontrovers diskutiert, ob Widerstand gegen diese ärztliche Anordnung eine berechtigte moralische Forderung an die Schwester sein kann.

Darüber hinaus wurde festgestellt, dass Nichthandeln in dieser Situation die Entscheidung für den schlechteren Verlauf bedeutet. Ob es hier eine ethische Pflicht zur mutigen und außergewöhnlichen Handlung gibt, wurde kontrovers diskutiert.

**Material**

BIOSKOP – AutorInnenkollektiv: »Sterbehilfe.« Die neue Zivilkultur des Tötens? Mabuse, Frankfurt am Main 2002.

Bonelli, J., Prat, E. H. (Hrsg.): Leben – Sterben – Euthanasie? Springer, Wien; New York 2000.

Bundesärztekammer: Grundsätze der Bundesärztekammer zur ärztlichen Sterbebegleitung. In: Deutsches Ärzteblatt 101/2004: 1076 f. Siehe auch unter www.bundesaerztekammer.de.

Eibach, U.: Sterbehilfe – Tötung aus Mitleid? 2. völlig neu bearbeitet Auflage R. Brockhaus, Wuppertal 1998.

Frewer, A., Eickhoff, C.: Euthanasie und die aktuelle Sterbehilfe-Debatte. Campus, Frankfurt am Main; New York 2000.

Schumpelick, V. (Hrsg.): Klinische Sterbehilfe und Menschenwürde. Ein deutsch-niederländischer Dialog. Herder, Freiburg; Basel; Wien 2003.

Schweizerische Akademie der Medizinischen Wissenschaften (2004): Betreuung von Patienten am Lebensende. Medizin-ethische Richtlinien der SAMW. www.samw.ch

Wettreck, R.: »Am Bett ist alles anders« – Perspektiven einer professionellen Pflegeethik. LIT, Münster 2001.

Wolfslast, G., Conrads, Ch. (Hrsg.): Textsammlung Sterbehilfe. Springer, Berlin; Heidelberg 2001.

# 8 »Bald bist Du wieder zu Hause«

## 8.1 Die Fallgeschichte

Nach einer mehrtägigen Pause informierte sich die Krankenschwester Gerda an jenem Morgen um Viertel vor sieben über ihre Aufgaben für den Tag auf einer medizinischen Privatstation. Dem Stationsplan entnahm sie, dass sie neben anderen Patienten für die Pflege von Herrn Krenn eingeplant worden war. Für ihn würde sie die nächsten vier Tage zuständig sein (Bezugspflege). In der Akte von Herrn Krenn las sie, dass der 56-jährige Patient an einem Pankreaskopf-Karzinom erkrankt war. Zunächst hatte man versucht, Herrn Krenn chirurgisch zu helfen. Das Karzinom hatte sich jedoch schon derart ausgebreitet, dass die Operation abgebrochen werden musste. Vor zwei Tagen war Herr Krenn zur Abklärung einer palliativen Chemotherapie und zur palliativen Pflege in die medizinische Klinik verlegt worden. Ein medizinisches Konsilium hatte bisher noch nicht stattgefunden und würde vermutlich vor dem Wochenende auch nicht mehr stattfinden.

Die Kollegin hatte notiert, dass Herr Krenn Hilfe bei der Körperpflege benötigt, da er sehr geschwächt war. Beim Essen halfen seine Ehefrau und seine Tochter. Herr Krenn würde den Tag über im Lehnstuhl am Fenster sitzen und dort auch die Mahlzeiten einnehmen. Er hatte bisher keine Schmerzen. Auf der ersten Seite der Krankenakte stand neben der Diagnose fett und rot geschrieben ein Vermerk: Die Angehörigen wünschen nicht, dass der Patient über seine Diagnose und seine Prognose informiert werde.

Herr Krenn lag allein in einem Zweibettzimmer. Als Schwester Gerda sein Zimmer betrat, war er wach. Sie begrüßte ihn und stellte sich vor. Herr Krenn gab nur ganz knappe Antworten. Er wollte das Frühstück im Bett einnehmen. Nach dem Frühstück bot Schwester Gerda dem Patienten an, ihm bei der Körperpflege zu helfen. Er wollte sich im Bett waschen und erst später aufstehen. Die Krankenschwester wusch ihm die Beine und den Rücken. Herr Krenn war sehr wortkarg. Die Anwesenheit der Krankenschwester schien ihm eher unangenehm. Nach der Körperpflege half sie ihm in den Lehnstuhl, um mit einer Kollegin das Bett zu machen. Danach wollte er sich wieder hinlegen.

Vor dem Mittagessen bot Schwester Gerda Herrn Krenn an, ihm beim Aufstehen zu helfen. Er aber wollte auf seine Frau warten und sich dann melden. Schwester Gerda ging zunächst selbst zum Mittagessen. Als sie zurückkam, saß der Patient im Lehnstuhl am Tisch. Seine Frau und seine etwa 15-jährige

Tochter Caroline waren bei ihm. Er hatte kaum etwas gegessen. Frau Krenn versuchte ihn zum Essen zu bewegen. Er solle essen, damit er wieder zu Kräften komme. Bald sei er wieder zu Hause. Herr Krenn sagte nichts dazu und nahm mehr seiner Frau zuliebe noch einen Bissen.

Im anschließenden Teamgespräch erfuhr Schwester Gerda mehr über die Vorgeschichte von Herrn Krenn. Seit einem Jahr sei er zusehends schwächer geworden. Trotz Arztbesuche habe man die Ursache nicht gefunden. Vor einigen Wochen war die Familie in Urlaub gefahren, in der Hoffnung, dass er sich erholen würde. Im Urlaub sei seine Hautfarbe plötzlich so auffällig gelb geworden, dass die besorgte Familie den Urlaub abbrach.

Auch die Kolleginnen konnten nur schwer nachvollziehen, weshalb Frau Krenn nicht wollte, dass man ihren Mann über seinen Zustand informierte. Sie war der Überzeugung, dass ihr Mann die Wahrheit nicht aushalten und verzweifeln würde. Das wollte sie ihm ersparen.

Frau Krenn hielt sich den ganzen Mittag bis zum Abendessen bei ihrem Mann auf. Während dieser Zeit saß ihr Mann im Lehnstuhl. Auch beim Abendessen versuchte sie, ihren Mann zu überreden, mehr zu sich zu nehmen und stellte ihm wieder in Aussicht, dass er dann vielleicht viel schneller entlassen werden könnte. Bevor Schwester Gerda selbst nach Hause ging, bot sie Herrn Krenn noch einmal an, ihm ins Bett zu helfen, da er ihr völlig erschöpft schien. Seine Frau lehnte ab. So krank sei ihr Mann nicht, dass er den ganzen Tag im Bett liegen müsse.

Den nächsten Arbeitstag begann Schwester Gerda in der Überzeugung, dass diese Situation für alle Beteiligten unerträglich sei. Frau Krenn kam an diesem Samstagmorgen schon um neun Uhr zu ihrem Mann. Während der pflegerischen Handlungen verließ sie jedoch das Zimmer. Auf das Angebot der Krankenschwester, ihrem Mann bei der Körperpflege zu helfen, wollte sie nicht eingehen. Auch an diesem Morgen zeigte sich Herr Krenn wortkarg und abweisend.

In der Teamsitzung wurde der Fall ausführlich diskutiert. Man kam überein, dass Schwester Gerda in einem Gespräch versuchen sollte, Frau Krenn deutlich zu machen, dass sie ihrem Mann so jede Möglichkeit nahm, mit seinen nächsten Angehörigen über seine Krankheit zu sprechen. Außerdem wurde ihr angeboten, bei ihrem Mann zu übernachten. Im Gespräch verhielt sich Frau Krenn skeptisch, nahm aber das Angebot an, bei ihrem Mann zu bleiben.

Als Schwester Gerda am nächsten Morgen das Zimmer betrat, war sofort spürbar, dass die beiden miteinander gesprochen hatten. Im Verlauf der nächsten drei Wochen übernahm Frau Krenn – unterstützt von der jeweils zuständigen Krankenschwester – mehr und mehr die Pflege ihres Mannes. Gegenüber dem Pflegeteam verhielten sich beide weiterhin distanziert und förmlich. Herr Krenn starb im Beisein seiner Frau.

## 8.2 Matrix

### Art der Geschichte

- a) Erzählperspektive
  Dritte Person; Bericht aus der Perspektive einer Krankenschwester.
- b) Ausführlichkeit
  Die Krankenschwester beschreibt ausführlich die von ihr vorgefundene Situation. Um die ihr relevant erscheinenden Zusatzinformationen muss sie sich selbst bemühen. Insofern entsprechen die im Text gegebenen Informationen der Wahrnehmung der Krankenschwester. Der Leser erfährt nicht, weshalb der Patient nach der Operation nicht selbst aufgeklärt worden ist.
- c) Ethisches Problem
  Die expliziten ethischen Probleme sind: Aufklärungspflicht, Patientenautonomie, Wahrheit am Krankenbett. Das Thema Fürsorge (der Ehefrau, der Krankenschwester) muss herausgearbeitet werden.
- d) Beteiligte
  Der Patient Herr Krenn, seine Frau, die Krankenschwester Gerda, das Pflegeteam der medizinischen Klinik, der ärztliche Dienst.

### Ethischer Problemgegenstand

- Wie verhält man sich, wenn nächste Angehörige die Szenerie bestimmen wollen?
- Wie lässt sich der Wille eines Patienten herausfinden, wenn dieser sich nicht äußern will?
- In welcher Form darf sich das medizinische Personal in die Beziehung des Patienten und seiner Frau einmischen?
- Der Aufbau einer pflegerischen und ärztlichen Beziehung zu diesem Patienten wurde durch den Klinikwechsel und häufigen Personalwechsel innerhalb weniger Tage erschwert. Die berichtende Krankenschwester musste die Entwicklung aufwändig rekonstruieren. Wer hätte den Überblick haben müssen? (Institutioneller Aspekt)

### Didaktische Verwendbarkeit

- Eine Fallgeschichte zu den Themen Wahrheit am Krankenbett und Patientenautonomie.
- Weitere mögliche Themen sind Sterbebegleitung und Begleitung trauernder Angehöriger im Krankenhaus.

### Zielgruppen

- Ärzte
- Pflegende in der Praxis und in Aus- und Weiterbildung

### Hinweise zur Bearbeitung

Für diese Fallgeschichte hat sich eine sequenzielle Bearbeitung bewährt. Am ersten Teil der Geschichte lässt sich die Problematik aufarbeiten. Bei weniger erfahrenen Gruppen ist es sicherlich erforderlich, der Erarbeitung des ethischen Problems ausreichend Zeit einzuräumen und bei fehlenden Sachinformationen (hier zum Thema Aufklärung) auch als Lehrende und nicht ausschließlich als Moderatorin zu agieren. Die im zweiten Teil beschriebene sehr individuelle Lösung ist nicht die einzig richtige und je nach Situation auf einer Station nicht unbedingt möglich.
Der institutionelle Aspekt des Problems ist nicht angegangen worden.

## 8.3 Gedanken und Anregungen aus der Falldiskussion in der AG Moderationstechnik bei der Bearbeitung des Falls

Die beiden Teile des Fallberichtes legen eine sequenzielle Bearbeitung nahe. Die Diskussion der Arbeitsgruppe richtete sich nach dem Reflexionsmodell von *Marianne Rabe*.[7] Die Moderation beschränkte sich auf eine zusammenfassende Ergebnissicherung am Ende jedes Erarbeitungsschrittes und die Überleitung zu weiterführenden Fragestellungen. Die Themen Verantwortung und Kommunikation standen im Mittelpunkt der Diskussion der ersten Sequenz. Im zweiten Teil wurde darüber diskutiert, inwieweit die beschriebene Inter-

---

[7] S. 131–144

vention des Pflegeteams dem ethischen Problem »Wahrheit am Krankenbett« gerecht wird.

## Gedanken aus der Falldiskussion

I. Die Krankenschwester sieht sich in einer Situation, in der der Wille der Ehefrau das Geschehen zu dominieren scheint. Möglich, dass hier ein seit Jahren gelebtes Beziehungsmuster deutlich wird. Inwieweit darf sich das Personal einer Institution darüber hinwegsetzen? Auch möglich, dass sich der Patient und seine Frau im Krankenhaus derart befangen fühlten, dass sie deshalb nicht offen miteinander sprechen konnten. In ihrer Rolle als Bezugspflegende möchte die Krankenschwester auf die Bedürfnisse des Patienten eingehen. Dieser verschließt sich jedoch ihren Gesprächsangeboten. Zeigt er auf diese Weise seinen Willen?
In der Diskussion wurde die Wahrheitsmitteilung als begleitender Prozess verstanden, der in diesem Fall eine problematische Richtung genommen hat. Ist es die Pflicht der Krankenschwester, diesen Prozess zu verändern?
II. Die Intervention des Pflegeteams gibt den Ehepartnern die Chance, ihren eigenen Umgang mit der Krankheit des Mannes zu finden. Innerhalb der Institution Krankenhaus wurde dem Paar eine Privatsphäre ermöglicht, die – wie das weitere Geschehen zeigt – von beiden gerne in Anspruch genommen wurde.
Das Versäumnis der Aufklärung des Patienten – so die kritische Anmerkung aus der Arbeitsgruppe – ist nicht angegangen worden. Dazu hätte zumindest ein klärendes Gespräch zwischen den ärztlichen und pflegerischen Diensten stattfinden müssen.

**Material**
Bundesärztekammer: Richtlinie zur Aufklärung. www.bundesaerztekammer.de
Dallmann, H.-U.: Fürsorge als Prinzip? Überlegungen zur Grundlegung einer Pflegeethik. In: Zeitschrift für evangelische Ethik 47/2003: 6–20.
Hofmann, I.: Wahrheit im Umgang mit kranken Menschen. In: Pflege Heft 4/1995: 333–338.
Salomon, F.: Wahrheit vermitteln am Krankenbett. In: Deutsche Medizinische Wochenschrift 128/2003: 1307–1310.
Schmidt, K. W., Wolfslast, G.: Patientenaufklärung. Ethische und rechtliche Aspekte. In: Deutsche Medizinische Wochenschrift 127/2002: 634–637.

Rehbock, T.: Autonomie – Fürsorge – Paternalismus. Zur Kritik (medizin)-ethischer Grundbegriffe. In: Ethik in der Medizin 14/2002: 131–150.

# 9 Gesichtstumor

## 9.1 Die Fallgeschichte

Die 88-jährige Frau Bohle, die bei ihrem Sohn lebt, wird dreimal täglich vom ambulanten Pflegedienst versorgt. Sie ist bettlägerig und wird zweistündlich gelagert. Dabei hat sie einen intakten Hautzustand ohne Dekubituszeichen. Sie wird über eine PEG-Sonde ernährt und hat einen Blasendauerkatheter. Sie ist an allen Extremitäten stark kontraktiert, nicht orientiert, kaum kontaktfähig und spricht gar nicht. Der Thorax ist deformiert. Ihre beiden Augen sind verklebt und die Bulbi nicht erkennbar. Ein elf mal zehn cm großer Tumor vom Nasenrücken aus überwuchert beide Augen. Der Tumor blutet leicht, ist zerklüftet, eitrig und stinkt Ekel erregend. Sie bekommt regelmäßig Schmerzmittel über die PEG und scheint dabei wenig Schmerzen zu empfinden. Bei Manipulationen am Tumor reagiert sie nicht. Herr Bohle, der Sohn, ist Betreuer. Der Hausarzt weist Frau Bohle in die Klinik ein, um den exulzerierenden Tumor operieren zu lassen. Der Sohn hat unterschrieben, dass er sich mit »allen notwendigen diagnostischen und allen therapeutischen Maßnahmen (auch radikaler Operation)« einverstanden erklärt.
Frau Bohle liegt in einem speziellen Lagerungsbett und wird intensiv betreut. Sie muss bei allen Verrichtungen von zwei Pflegenden versorgt werden. Nachts kommt die Hauptnachtwache dazu. Sie alle müssen sich überwinden, weil der Gestank außerordentlich unangenehm ist. Ein Kontakt mit Frau Bohle ist nicht möglich. Bei den Pflegemaßnahmen spürt man nur eine noch stärkere Verspannung der kontrakten Gelenke.
Die Ärzte setzen Frau Bohle zur Tumoroperation auf den OP-Plan. Damit kommt eine Assistentin der Anästhesie zur Prämedikationsvisite. Sie wird von den Pflegenden der Station angesprochen, dass man die Operation für unsinnig hält. Man solle Frau Bohle das nicht noch antun. Der Tumor könne sowieso nicht geheilt werden. Man solle sie schleunigst wieder nach Hause verlegen. In das Zimmer könne man auch keine andere Patientin legen, weil der Geruch niemandem zuzumuten sei. Den Ärzten der Abteilung habe man das schon gesagt. Doch sie wollen die Operation durchführen, weil Frau Bohle zu diesem Zweck eingewiesen wurde und auch der Sohn wolle das. Die Meinung der Schwestern werde nicht ernst genommen.
Die Anästhesieassistentin, Dr. Jahn, schon Fachärztin, schätzt das Narkoserisiko als sehr hoch ein, möchte aber angesichts der problematischen Interaktion

auf der Station die Entscheidung nicht selbst fällen. Sie hält die OP für »ethisch nicht gerechtfertigt« und benachrichtigt den Oberarzt, der den Chefarzt Prof. Lehner bittet, sich darum zu kümmern, weil der für die Patientin zuständige Chef erfahrungsgemäß eher von einem Gleichgestellten eine Aussage akzeptiert.

Prof. Lehner geht zur Station, erfährt von den Pflegenden die schon genannte Einschätzung. Auch einer der operativen Oberärzte gibt zu, dass er wenig Sinn in dem Eingriff sehe. Bei der Untersuchung von Frau Bohle ergibt sich die schon dargestellte Situation. Es ist kein Kontakt mit ihr möglich. Aus dem tief zerklüfteten Tumor kriechen bereits Maden. Das Narkoserisiko ist als erhöht anzusehen, eine Narkose aber möglich.

In dem anschließenden Gespräch mit dem Chefarzt der Abteilung stellt der Anästhesie-Chefarzt die Fragen:
1. Was bringt die OP für den Tumor?
2. Was bringt die OP für die Patientin und deren Lebensqualität?
3. Was bringt die OP pflegerisch?

Die Antwort: »*Es ist höchstens eine Verkleinerung und Glättung möglich, auf keinen Fall eine Entfernung.*« Der Tumor reiche bis in die Stirnhöhle und die Siebbeinzellen. Dadurch könne aber eine Erleichterung für die Pflege geschaffen werden. Es würde nicht mehr so Ekel erregend riechen. Das Risiko sei allerdings eine heftige Blutung, die eventuell eine weiter gehende Operation zwingend erforderlich mache.

Prof. Lehner betont, dass er den Eingriff für ethisch nicht gerechtfertigt hält. Da das nicht zur Meinungsänderung beim Operateur führt, weist er auf das Narkoserisiko hin, das er höher darstellt als er es selbst einschätzt. Im Konsilbogen schreibt er: »*Höchstes Risiko für Atemwege und Narkose. Dringend von OP abgeraten!*« Er schlägt vor, den Tumor antiseptisch lokal zu reinigen und damit die beabsichtigte Pflegeentlastung zu erzielen. Der Operateur sagt daraufhin, er sei erleichtert, wenn der Anästhesist dies entscheide.

Die OP wird abgesetzt. Die Schwestern und Pfleger sind über diese Entscheidung ebenfalls erleichtert. Der Tumor wird über sechs Tage lokal behandelt. Der Geruch wird deutlich geringer. Danach wird Frau Bohle wieder zurück nach Hause verlegt. Im Arztbrief heißt es: »*Nach interdisziplinärer Beratung wurde bei höchstem gegebenen Narkoserisiko nach Nutzen-Risiko-Abwägung von einer palliativen, ggf. tumorreduzierenden Operation des ausgedehnten Gesichtstumors Abstand genommen.*«

## 9.2 Matrix

### Art der Geschichte

a) Erzählperspektive
   Erzähler ist der Anästhesie-Chefarzt, Bericht jedoch in der dritten Person.
b) Ausführlichkeit
   Ausführliche Darstellung des Befundes und des Ablaufs der Ereignisse sowie der Interaktionsprobleme.
c) Ethisches Problem
   Ethische Probleme zum Teil explizit genannt, aber auch noch herauszuarbeiten.
d) Beteiligte
   Nicht ansprechbare Patientin, Pflegende, Operateure und Anästhesisten unterschiedlicher Hierarchiestufen.

### Ethischer Problemgegenstand

Entscheidung über Therapiebegrenzung, mutmaßlicher Wille bei Nicht-Einwilligungsfähigen, ethische Konflikte im Hierarchiesystem Klinik, Weiterreichen von Verantwortung.

- Werden Entscheidungen anderer deshalb nicht hinterfragt, weil sie als Auftrag verstanden werden?
- War die Lüge des Anästhesiechefarztes gerechtfertigt oder wäre ein anderer Weg besser gewesen?

### Didaktische Verwendbarkeit

- Zum Erkennen von Entscheidungskonflikten bei Nicht-Einwilligungsfähigen.
- Bewusst machen, welche Einflüsse das Miteinander verschiedener Berufsgruppen (Pflege, ärztlicher Dienst) und unterschiedlicher Hierarchiestufen auf ethische Konflikte und deren Lösung hat.
- Zwischen psychischen Belastungen, Problemen von Kommunikation und Interaktion sowie ethischen Konflikten differenzieren lernen.
- Das Prinzip »Wahrheit sagen« und die nutzenorientierte Lüge als Problem erkennen, Prinzipienethik.
- Die Notwendigkeit klarer Absprachen und Einigungen erkennen lernen.

## Zielgruppen

- Interprofessionelle Gruppe von Pflegenden und Ärzten
- leitende Ärzte
- praktisch tätige Pflegende

## Hinweise zur Bearbeitung

- Sequenzielle Bearbeitung möglich.
- Es sollte von Gruppen bearbeitet werden, die praktische Erfahrung im klinischen Bereich haben, nur bedingt für Schülerinnen und Studierende geeignet
- Wichtig, bei allen zu erwartenden Vorwürfen der jeweils anderen Berufsgruppe oder Hierarchieebene gegenüber das Augenmerk auf den ethischen Konflikt zu lenken.

## 9.3 Gedanken und Anregungen aus der Falldiskussion in der AG Moderationstechnik bei der Bearbeitung des Falls

Das Moderationskonzept setzt – mäeutisch[8] – auf die moralische Urteilskraft der Diskussionsteilnehmer: Danach fordert der Moderator dazu auf, die in der Fallgeschichte enthaltene(n) Handlung(en) zunächst subjektiv zu beurteilen und dann Gründe für diese Beurteilung zu benennen. Im Übrigen beschränkt er sich auf ein spiegelndes Präzisieren und Kontrastieren der verschiedenen Statements im Hinblick auf die im engeren Sinne moralischen Argumente und achtet auf einen fairen Diskussionsstil. Am Schluss versucht er Konsense und Dissense zusammenzufassen.[9]

### Gedanken aus der Falldiskussion

Die Situation zuhause scheint schwer erträglich geworden zu sein. Die erste Entscheidung im Fallablauf, die Einweisung, trifft der Hausarzt. Die Einweisung in eine weit entfernt liegende Spezialklinik deutet darauf hin, dass Sohn

---

[8] Mäeutik: [griechisch »Hebammenkunst«] die, von *Sokrates* geübtes Verfahren, durch Fragen den Schüler zur Erkenntnis zu führen. (c) Bibliographisches Institut & F. A. Brockhaus AG, 2001.

und Hausarzt dadurch eine Verbesserung des Zustandes erhoffen. Worin sie bestehen soll, bleibt offen. Eine Beseitigung des Ekel erregenden Gestanks wäre bereits eine Verbesserung auch im Interesse der Patientin. Denn der Gestank bewirkt, dass andere Menschen sich der Frau nur ungern nähern oder annehmen. Es mag aber auch die Erwartung bestehen, den Tumor zu entfernen.

Eine unzureichende Kommunikation zwischen Hausarzt und Klinik verstärken die Konfliktsituation. Es hätte neben der schriftlichen Einweisung über Erwartungen und Möglichkeiten gesprochen werden sollen.

Die operativ tätigen Ärzte haben ihre eigene Kompetenz zurückgestellt und nur als Auftragnehmer von Hausarzt und Sohn handeln wollen. Die Begründung, mit der die Pflegenden die Operation in Frage stellen, ist fragwürdig, weil sie die palliativen Möglichkeiten gar nicht in den Blick nehmen. Sie lassen sich in die Gruppe derer einbinden, die wegen des Gestanks einer Annäherung an die Frau aus dem Wege gehen, wenn sie die Patientin deswegen rasch wieder nach Hause schicken wollen. Die Spannungen zwischen Ärzten und Pflegenden auf der Station beruhen zum Teil darauf, dass zwei Extremlösungen gegeneinander stehen, große Operation oder rasches Entlassen.

Letztlich entscheidet der Anästhesiefacharzt mit Hilfe einer Lüge. Er stuft den Operateuren gegenüber das Anästhesierisiko höher ein als er es selbst sieht, um den Chefarztkollegen dazu zu bringen, den Eingriff nicht vorzunehmen. Das ethische Argument hat kein Gewicht. Der Operateur beruft sich im Arztbrief auf das medizinische Risikoargument.

In dem Ablauf des Falls spielen die hierarchischen Strukturen eines Krankenhauses eine wesentliche Rolle.

### Fragen:

- Unwahrheit ist ein Übel, aber war die Lüge gerechtfertigt?
- Ist unter utilitaristischen Gesichtspunkten die Wahrheit in dieser Situation nachrangig gegenüber dem erhofften Nutzen für die Patientin, wenn die Operation nicht stattfindet?
- Wird eine falsche Handlung durch das positive Ergebnis zur guten Handlung?

---

[9] Vgl. hierzu den Beitrag in diesem Buch: *Friedrich Heubel*: Ein sokratischer Weg bei der Arbeit mit Falldiskussionen (S. 145–154).

**Material**

Salomon, F.: Therapiereduktion in der Intensivmedizin. In: Medizin im Dialog Sonderausgabe Intensivpflege Heft 11/1998: 29–33.

Schweizerische Akademie der Medizinischen Wissenschaften: Behandlung und Betreuung von zerebral schwerst geschädigten Langzeitpatienten. Medizinisch-ethische Richtlinien der SAMW, 2003. www.samw.ch

Hofmann, I.: Schwierigkeiten im interprofessionellen Dialog zwischen ärztlichem und pflegerischem Kollegium. In: Pflege 14/2001: 207–213.

# 10 Operation in Regionalanästhesie

## 10.1 Die Fallgeschichte

Vor einigen Wochen war ich als Prüferin bei der praktischen Abschlussprüfung eines OP-Weiterbildungsteilnehmers anwesend. Bei der Prüfung handelte es sich um die Instrumentierung einer abdominalen Hysterektomie (Gebärmutterentfernung durch Bauchschnitt).
Diese Operation findet normalerweise in Vollnarkose statt und die Patientin schläft bereits, wenn sie auf dem Operationstisch in den Operationssaal gefahren wird. Deshalb erleben narkotisierte Patienten die direkten OP-Vorbereitungen, wie z. B. Lagerungen oder Richten von Instrumenten und Gerätschaften nicht mehr mit. Sie sehen weder die an der Operation beteiligten Personen, noch hören sie Stimmen oder andere Nebengeräusche. Wenn die Patienten aufwachen, liegen sie meistens schon wieder im Bett und die Operation ist vorbei.
Im folgenden Fall sollte dieser Eingriff aber nicht in Vollnarkose, sondern in Spinalanästhesie durchgeführt werden. Dabei handelt es sich um eine Form der Lokalanästhesie, die rückenmarksnah injiziert wird und damit bestimmte Nervensegmente blockiert. Diese Anästhesieform kann bei Eingriffen im Abdomen unterhalb des Nabels angewendet werden. Die Patientinnen sind dann vom Bauchnabel an bis zu den Füßen schmerzfrei. Dieser Bereich wird nicht nur gefühllos, sondern die Bewegung ist auch ausgeschaltet. Die Patientinnen sind während der Operation wach und ansprechbar.
Am Tag der Prüfung: Der Weiterbildungsteilnehmer, Herr Hagen, hatte bereits alles für die bevorstehende Operation vorbereitet und wir – der Prüfling, zwei Prüferinnen, ein zur Prüfungskommission gehörender Praxisanleiter (in diesem Fall: die stellvertretende OP-Leitung, Herr Lage), eine Springerin (OP-Pflegende, die für alle pflegerischen Arbeiten außerhalb des sterilen Bereiches zuständig ist) und zwei Operateure – warteten im Saal auf die Patientin Frau Hilke zur abdominalen Hysterektomie. Zu diesem Zeitpunkt war mir noch nicht klar, dass die Operation **nicht** in Vollnarkose durchgeführt werden soll.
Die Tür öffnete sich und der Anästhesiepfleger schob den OP-Tisch mit der wachen Patientin herein. Ich war überrascht, als ich merkte, dass Frau Hilke eine Spinalanästhesie bekommen hat, stellte mich dann aber auf die veränderte Situation ein. Ohne dass sich jemand der Patientin vorstellte oder vorgestellt

wurde, begann die zuständige Springerin, Schwester Ursula, mit den präoperativen Patientenvorbereitungen.

Aus verschiedenen Gründen musste die Patientin für diesen Eingriff gynäkologisch gelagert werden, d. h. ihre Beine wurden wie bei einer gynäkologischen Untersuchung gespreizt in Beinschalen gelagert. Dazu musste der OP-Tisch etwas umgebaut werden. Bevor Schwester Ursula mit der Lagerung begann, hängte sie ein Tuch über den Narkosebügel, der sich am Kopfende der Patientin befand. Nun konnte Frau Hilke weder sehen, was mit ihr gemacht werden würde, noch welche oder wie viele Personen sich im Saal aufhielten. Ich stand während dieser Vorbereitungen etwas abseits, mit Blick auf das Fußende der Patientin. Da ich mich in einer Prüfungssituation befand, und gewissermaßen »Gast« in diesem OP war, hielt ich mich im Hintergrund.

Schwester Ursula begann nun damit, die Beinschalen an den OP-Tisch anzuschrauben. Da Frau Hilke ihre Beine nicht mehr bewegen konnte, wurden sie von der Pflegenden in die Schalen gehoben und dort mit Klettgurten fixiert. Nach Umbau des OP-Tisches lag die Patientin wie auf einem gynäkologischen Stuhl. Die Handgriffe der Schwester waren typisch und nicht anders, als bei der Lagerung narkotisierter Patienten. Drei Moltexunterlagen wurden mit Schwung und Nachdruck auf den Bauch der Patientin abgelegt, bevor zwei davon ebenfalls mit Schwung und Nachdruck seitlich unter den Körper und die dritte unter das Gesäß der Patientin »gestopft« wurden. Die OP-Schwester stellte sich dann zwischen die Beine der Patientin, um deren Gesäß noch etwas an die untere Kante des OP-Tisches zu ziehen. Eine Klebeelektrode zur Ableitung des Hochfrequenzstroms wurde am Oberschenkel von Frau Hilke befestigt und mit einem Kabel verbunden. Beide Arme (einer mit Infusion) wurden vom Körper abgespreizt gelagert und auf den Armschienen mit Klettbändern fixiert. Während dieser Arbeitsabläufe fand an keiner Stelle Kommunikation mit der Patientin statt. Die pflegerischen Handlungen wurden weder erklärt noch begründet.

Der Operateur, Dr. Mack, begann mit der Desinfektion des OP-Feldes. »*Ich desinfiziere jetzt das OP-Gebiet, aber davon dürften Sie schon nichts mehr spüren …*«, sagte er zu der Patientin und wusch ihren Bauch mit Alkohol ab. Danach folgte die Abdeckung mit sterilen Tüchern. Instrumente und Gerätschaften wurden entsprechend positioniert und die OP begann. Obwohl ich mich nun auf die Prüfung konzentrierte, nahm ich doch wahr, was um mich herum vorging.

Der Anästhesist, Dr. Reijo, und Herr Nube (Anästhesiepfleger) saßen am Kopfende der Patientin und fragten sie weder nach eventuellen Schmerzen noch ob sie genug Luft bekam. Sie erkundigten sich nicht danach, ob die Patientin einigermaßen bequem lag, ob sie fror, Angst hatte o. ä. In Anbetracht der Prüfung widmete Schwester Ursula ihre ganze Aufmerksamkeit ausschließlich dem instrumentierenden Kollegen Herrn Hagen.

Nach einer Weile verließen Dr. Reijo und Herr Nube nacheinander den Saal. Als ich nun laut meine Bedenken äußerte, ging Schwester Ursula ans Kopfende und sprach mit Frau Hilke. Kurz darauf kehrte Dr. Reijo zurück und forderte die OP-Schwester auf, ihm ein Antibiotikum von draußen zu besorgen, da der Anästhesiepfleger noch nicht zurückgekehrt war. Dies verbot nun aber der Praxisanleiter Herr Lage mit der Begründung, die Kollegin solle während der Prüfung im Saal bleiben und holte selber das Antibiotikum. Inzwischen wurde die Gebärmutter der Patientin entfernt und musste für die histologische Untersuchung vorbereitet werden. Der instrumentierende Herr Hagen rief laut »Präparat!« und gab es der Springerin.

Frau Hilke war nach wie vor wach. Bedingt durch den Zug am Peritoneum (Bauchfell) hatte sie beim Zunähen des Unterbauchs offensichtlich Schmerzen und klagte über Übelkeit. Obwohl dieses Phänomen hinreichend bekannt ist, schien hier niemand auf die Reaktion der Patientin einzugehen bzw. darauf vorbereitet zu sein. Ich schaute nun selbst nach der Patientin. Sie war wach und hatte einen Mundschutz auf dem Gesicht, der ihr immer wieder über die Augen rutschte. Ich rückte ihr den Mundschutz zurecht, strich über ihre Hand und versuchte, sie etwas zu beruhigen. Das fiel dem Anästhesisten auf und schien ihn peinlich zu berühren. Er fragte Frau Hilke endlich, ob alles in Ordnung sei und redete auf sie ein. Leider sprach er nur gebrochen deutsch, erzählte ihr etwas von Sectio (Kaiserschnitt), benutzte noch andere Fachtermini und erklärt ihr dann, dass diese Schmerzen durchaus normal seien. *»Sie merken eben was. Dafür sind Sie aber hinterher schneller wieder fit.«*

Kurze Zeit später betrat der Chef der Anästhesieabteilung, Prof. Schal, den Saal. Ausführlich und laut besprach er in Anwesenheit der Patientin mit dem Anästhesisten und dem Anästhesiepfleger die weitere OP-Organisation. Das ärgerte auch Herrn Lage und er sagte zu mir: *»Mensch, können die das nicht draußen regeln?«* Er unternahm allerdings nichts dagegen.

Es dauerte nun nicht mehr lange, bis die Operation beendet war. Am Ende der OP herrschte geschäftiges Treiben wie immer. Lärm, ständiges Klappern bei der Entsorgung der Instrumente und Materialien, Stimmengewirr, Lachen – Gott sei Dank, die Prüfung war vorbei. Die Patientin wurde von der OP-Schwester wieder in die normale Position zurückgelagert. Restliche blutige Tücher werden entfernt und die Haut um den Verband herum noch etwas gesäubert. Die Anästhesie befreite die Patientin von Kabeln und Schnüren. Gebrauchtes Material wurde beiseite geräumt und der OP-Tisch hochgefahren. Alles musste schnell gehen, denn im Einleitungsraum wartete schon die nächste Patientin. In diesem Moment vergaßen alle, dass Frau Hilke wach war. Auch ich redete laut mit Herrn Hagen und wir besprachen den weiteren Verlauf des Vormittags.

Als ich einige Zeit später das Haus verließ, fiel mir auf, dass im Flur des Eingangsbereichs das Pflegeleitbild der Klinik ausgehängt ist.

## 10.2 Matrix

### Art der Geschichte

- a) Erzählperspektive
  Eine Prüferin erzählt eine selbst erlebte Geschichte.
- b) Ausführlichkeit
  Detaillierte Schilderung.
- c) Ethisches Problem
  Muss herausgearbeitet werden.
- d) Beteiligte
  Patientin, Operationsteam, zwei Prüferinnen, Prüfling, Chef der Anästhesieabteilung.

### Ethischer Problemgegenstand

Würde, Selbstbestimmung, Fürsorge, Verantwortung, interprofessionelle Kommunikation und Kooperation

- Wie sollte sich ein Operationsteam gegenüber Patienten während einer Operation unter Lokal- oder Regionalanästhesie verhalten?
- Wer ist dabei für die persönliche Betreuung des Patienten verantwortlich?

### Didaktische Verwendbarkeit

- Ethische Reflexion »routinierter« Verhaltensweisen bei Operationen.
- Als Beispiel für die praktische Bedeutung ethischer Prinzipien in konkreten Situationen.

## Zielgruppen

- Pflegekräfte
- Operateure
- Anästhesisten
- OP-Lehrkräfte und OP-Prüfer
- Gemischte Gruppe an OP beteiligter Berufsgruppen

### Hinweise zur Bearbeitung

Eine Strukturierung der Diskussion mit gezielten Fragen ist empfehlenswert. Der Fall ist auch als Szene spielbar.

## 10.3 Gedanken und Anregungen aus der Falldiskussion in der AG
## Moderationstechnik bei der Bearbeitung des Falls

Zur Strukturierung der Diskussion dieses relativ komplexen Falles wurde für die Moderation mit leichten Abwandlungen das »Modell zur ethischen Reflexion« von *Marianne Rabe* verwendet.[10] Für die Situationsanalyse wurde insbesondere noch die Reflexion auf die sprachliche Darstellung des Falles einbezogen, die sich als für die Diskussion fruchtbar erwies. Wir machten bei der Verwendung dieses Modells aber auch die Erfahrung, dass es nur vorsichtig als Hilfsmittel verwendet werden sollte, damit die Diskussion nicht zu sehr durch ein Korsett von Fragen eingeengt wird.

### Gedanken aus der Falldiskussion

Zur Perspektive und Sprache der Fallerzählerin wurde bemerkt, dass sie einerseits sehr sachlich und geradezu »kühl« berichtet, durch ihre detaillierte Beobachtung und Beschreibung aber zugleich Empathie zu erkennen gibt.
Im Mittelpunkt der Diskussion stand die Patientin: ihre Ohnmacht (»Ausgeliefertsein«) und der im Verhalten des OP-Teams sich äußernde Mangel an Achtung, Fürsorge, Zuwendung und Sensibilität für ihre Person und ihre Be-

---

[10] S. 131–144

dürfnisse. Die Ursache dieser ethischen Problematik wurde insbesondere auf der organisatorischen Ebene gesehen. Jeder einzelne macht in routinierter Weise »funktional« seine Arbeit. Aber Kooperation und Kommunikation laufen nicht gut. Es ist auch nicht klar, wer die Verantwortung für die Gesamtkoordination trägt. Der OP-Pfleger erfüllt seine Leitungsaufgabe nicht. Es wird aber auch hervorgehoben, dass jeder Einzelne – über die Konzentration auf die eigene, spezielle Aufgabe hinaus – Mitverantwortung »für das Ganze« trägt. Insgesamt fehlt in dem Fall das Bewusstsein einer gemeinsamen Verantwortung **für die Patientin**. Festgestellt wird auch, dass der Fall typisch für eine übliche, weit verbreitete Praxis ist.

Die Fallgeberin berichtet am Ende über eine Besprechung des Falls in einem Seminar zur Würde des Menschen. Hier wurde besonders deutlich, dass die Würde verletzt wird, sofern die Patientin lediglich **als Objekt** des medizinisch-technischen Handelns gesehen und behandelt, und nicht **als Person** geachtet wird. Das Tuch über dem Narkosebügel wird als Symbol für die zweifache Existenz des Menschen als »Bürger zweier Welten« (*Kant*) gesehen: Auf der einen Seite am Fußende als biologischer Organismus und Objekt medizinischen Handelns, auf der anderen Seite am Kopfende als in ihrer Würde zu achtende Person. Der Fall gibt Gelegenheit, sich klar zu machen, wie sich ganz konkret, hier im Verhalten des OP-Teams, die Verletzung bzw. Achtung der Würde äußert. Zu fragen ist in diesem Zusammenhang auch, ob es auch gegenüber Patienten in Vollnarkose mögliche Formen der Missachtung ihrer Würde gibt, ohne dass diese Missachtung von ihnen erlebt wird.

# 11 »Ich bin Anästhesiepfleger«

## 11.1 Die Fallgeschichte

Ich bin seit fünf Jahren Anästhesiepfleger. Immer mehr stellt sich für mich die Frage, nein, es ist ein Konflikt, den ich immer weniger aushalten kann. Wenn Patientinnen zur Abruptio kommen, fällt es mir sehr schwer, sie prä- und postoperativ zu betreuen, das heißt, ich werde mehr oder weniger aggressiv.
Dabei habe ich für die Situation der Patientin häufig durchaus Verständnis (z. B. junge Mädchen etc.), aber für mich oder in meiner Partnerschaft wäre ein Abbruch undenkbar. Ich kann Äußerungen, wie z. B. *»Wir bauen gerade (ein Haus)«*, oder wenn es schon vorbei ist: *»Was wäre es denn geworden ... Junge oder Mädchen?«*, nur sehr schwer verarbeiten.
Solchen Patientinnen kann ich nur berufsmäßige Freundlichkeit und Vorgehensweise bieten. Da ich weiß, dass ich dieses Problem nicht lösen kann, weil es zum größten Teil an meiner Moral liegt, es aber immer schlimmer wird, versuche ich den Kontakt zu diesen Patientinnen immer weiter zu vermeiden und bei der eigentlichen Tat »Abbruch« nicht anwesend zu sein.

*(Bericht eines Teilnehmer in der Weiterbildung »Staatlich anerkannte Pflegefachkraft mittlerer Leitungsebene«).*

## 11.2 Matrix

### Art der Geschichte

a) Erzählperspektive
   Anästhesiepfleger berichtet über seine Abwehrhaltung, wenn Patientinnen zur Abruptio kommen. Der Pfleger hat den Fall im Rahmen einer Weiterbildung zur Stationsleitung verfasst.
b) Ausführlichkeit
   Keine komplette Geschichte. Zusammenfassung eines Konfliktes.
c) Ethisches Problem
   Das Betroffenheitserleben wird als subjektives Problem erlebt. Die ethisch-moralische Problematik muss expliziert werden.
d) Beteiligte
   In der Vorstellung des Erzählers: Patientinnen.

### Ethischer Problemgegenstand

- Umgang mit Patientinnen, die zur Abruptio kommen.
- Distanz zu eigenen Moralvorstellungen.
- Berufliche Pflicht versus Selbstfürsorge.

### Didaktische Verwendbarkeit

- Geeignet zur Reflexion persönlicher Moralvorstellungen: Selbstevaluation.
- Grenzen der beruflichen Fürsorge und Selbstfürsorge.

### Zielgruppe

Beruflich Pflegende in der Aus- und Fortbildung.

### Hinweise zur Bearbeitung

Der Fall kann bei einer Diskussion zu »moralischen Anklagen« führen. Es könnte deshalb notwendig sein, zu Beginn enge Fragen zu stellen und eine Sortierung der Gedanken und Gefühle im ersten Schritt schriftlich vorzunehmen.

## 11.3 Gedanken und Anregungen aus der Falldiskussion in der AG Moderationstechnik bei der Bearbeitung des Falls

Die Moderation basierte nicht auf einem bestimmten Modell.

### Gedanken aus der Falldiskussion

Einleitend ging es um Verständnisfragen und um spontane Ideen. Impulsgebende Fragen waren u. a.:
- Welche Fragen wirft der Fall auf?
- Welche Fragen stellen wir dem Pfleger?
- Gibt es noch andere Personen, die für diesen Fall Bedeutung haben?
- Welche Fragen lassen sich aus Sicht der Pflegedienstleitung/des Operationsteams stellen?

- In welchen Bereichen ist der Pfleger persönlich und als Leitung verantwortlich?
- Welche ethischen Prinzipien und Werte werden angesprochen?
- Wie kann der Anästhesiepfleger zu einer Entscheidung kommen?
- Welche Handlungsmöglichkeiten gibt es?

Der Fall zeigt, dass eigene persönliche Moralvorstellungen mit beruflichen Anforderungen kollidieren können. Es stellt sich die Frage, welche beruflichen Pflichten der Pfleger zu erfüllen hat oder wann er ggf. den Arbeitsplatz wechseln sollte.

- Kann er seine Gewissenskonflikte aushalten?
- Inwiefern kann sein Dilemma durch Gespräche mit Kolleginnen, Kollegen und Vorgesetzten angegangen werden?
- Wie sieht seine Identifikation mit dem Leitbild des Hauses aus?

**Material**

van der Arend, A., Gastmans, Ch.: Ethik für Pflegende. Huber, Bern; Göttingen; Toronto; Seattle 1996.
*In diesem Buch findet sich auf Seite 141 ein ähnliches Beispiel mit eventuell noch hilfreichen Kommentaren.*
Berliner Ärztekammer: § 218: Zum Urteil des Bundesverfassungsgerichts. In: Mabuse Heft 85/1993: 38–42.
*Angehängt sind auf Seite 43 f. Kommentare von Pro Familia.*
Hoerster, N.: Abtreibung im säkularen Staat. Argumente gegen den § 218. Suhrkamp, Frankfurt am Main 1991.

# 12 Protokoll der Abendtour einer Krankenschwester im ambulanten Dienst

## 12.1 Die Fallgeschichten

Frau Arnold, in den Siebzigern
Diagnose: Glatte Fersenbeinfraktur
Behandlungspflege: Thromboseprophylaxe mittels Mono-Embolex-Injektion s.c.
Zeitvorgabe: 10 Minuten
Kommentar: Zeit kann eingehalten werden, es sei denn, Patientin benötigt ein Gespräch. Dies kommt hin und wieder vor, da die Patientin aus einem aktiven Leben herausgerissen wurde und nun aufgrund der Fraktur zur Ruhe gezwungen ist. Hin und wieder hat sie einfach das Bedürfnis, über die mit der Erkrankung einhergehende Lebensumstellung zu sprechen.

Frau Birke, in den Siebzigern
Diagnose: Stammhirnblutung, Diabetes mellitus, Z. n. Amputation des 2. Zehs li. Patientin liegt seit ca. 9 Monaten im Wachkoma, hat eine linksseitige Hemiparese sowie erhebliche Kontrakturen.
Behandlungspflege: Verabreichung der Sondenkost
Zeitvorgabe: 15 Minuten
Kommentar: Es werden zusätzlich weitere pflegerisch notwendige Arbeiten erledigt: Hilfe bei der Ausscheidung, d. h. evtl. Windelwechsel mit kleiner Toilette, Leeren des Urinbeutels und Lagern der Patientin. Das Umlagern der Patientin findet häufig nicht statt, da der Ehemann dies nicht wünscht! Hilfe bei der Ausscheidung: Entleerung des DK-Beutels immer, Windelwechsel b. Bed. müssen diese Arbeiten stattfinden, genügt die vorgeschriebene Zeit nicht; geht es ohne kl. Toilette und Windelwechsel, ist man eher fertig. Es ist nicht nötig, die Sondenkostgabe zu überwachen, da dies der Ehemann macht. Wäre es nötig, wären die 15 Minuten in jedem Fall zu wenig Zeit für 300 ml Fresubin und 250 ml Tee.

Frau Crasny, 91 Jahre
Diagnose: chir. Eingriff an der li. Großzehe (es gibt ein Wortmonster für einen eingewachsenen, eitrigen Zehennagel)

Behandlungspflege: 1 x tgl. Verbandwechsel mit Betaisodona, davor Kamillosanbad
Grundpflege: 1 x wöchentl. Baden (Do)
Zeitvorgabe: 10 Minuten für die Behandlungspflege, 30 Minuten für das Vollbad
Kommentar: Die vorgegebenen 10 Minuten für den Verbandwechsel reichen nicht. Schon allein das Fußbad und der VW benötigen etwas mehr Zeit. Hinzu kommt, dass Frau Crasny. z. Zt. an beiden Unterschenkeln Hautverletzungen aufweist, die gleichfalls versorgt werden müssen. Nach eigenen Angaben schwankt sie stark beim Gehen und verletzt sich dadurch häufig. Eine ärztliche Aussage hierzu liegt nicht vor. Da die Patientin eine Pergamenthaut hat, wird jeden 2. Tag an beiden Beinen Hautpflege durchgeführt. Patientin ist für ihr Alter relativ mobil, geht selbstständig, indem sie an Möbeln Halt sucht. Braucht allerdings geraume Zeit beim Auskleiden. Unterstützung nimmt sie teilweise an, vieles will sie (und sollte sie auch) allein machen (können). Patientin gleicht ihre »Langsamkeit« durch Vorbereitung des Arbeitsplatzes und der nötigen Arbeitsutensilien aus. Für das wöchentliche Bad stehen 30 Minuten zur Verfügung. Frau Crasny erwartet die Pflegekraft im Morgenmantel und bereitet das Bad und frische Wäsche vor. Anschließend kleidet sie sich allein an. Aufgrund der Fähigkeit zur Kooperation von Seiten der Patientin kann die Zeit eingehalten werden. Kommt Dokumentationsarbeit hinzu, die über das tägliche Abzeichnen der Durchführungskontrolle hinausgeht, muss noch zusätzliche Zeit veranschlagt werden.

Herr Dahl, Mitte-Ende Siebzig
Diagnose: Diabetes mellitus, Cerebrale Durchblutungsstörungen, Herzinsuffizienz
Grundpflege: 1 x wöchentl. Baden (Mi)
Zeitvorgabe: 30 Minuten
Kommentar: Der Patient ist relativ langsam, die 30 Minuten genügen, wenn er sich anschließend selbstständig anzieht und man schnell arbeitet. Allerdings braucht er genügend Zeit, sich selbstständig zu waschen. Herr Dahl lebt allein, die Mitarbeiter des Pflegedienstes zählen zu seinen wenigen Sozialkontakten. Somit empfängt er einen immer mit einem hohen Mitteilungsbedürfnis. Dieses Kontaktbedürfnis muss in der Regel gesteuert werden, d. h. man muss den Patienten darauf hinweisen, dass man kommt, um ihm beim Baden zu helfen. Damit wird das Bedürfnis sich mitzuteilen letztlich abgewiesen, da dann das Bad den Verlauf bestimmt. Nach dem Bad wird er, bekleidet mit Unterwäsche,

ins Wohnzimmer begleitet. Dort zieht er sich selbst an. Seine cerebralen Durchblutungsstörungen machen sich phasenweise verstärkt bemerkbar, sodass es manchmal unverantwortlich ist, ihn gleich nach dem Bad sich selbst zu überlassen.

Herr Eid, 92 Jahre
Diagnose: Prostatahypertrophie; Patient hat einen Cystofix
Behandlungspflege: 3 x wöchentl. VW Cystofix (Mo+ Mi+ Fr), 2 x wöchentl. Blasenspülung
Zeitvorgabe: 10 Minuten
Kommentar: In der Regel genügen die 10 Minuten. Vergisst der Patient jedoch vor der Blasenspülung seine Blase zu entleeren, dann wird es schon knapp. Herr Eid legt sich zum Verbandswechsel auf sein Bett, muss er dann nochmals aufstehen und zur Toilette, dauert das fast weitere 5 Minuten. Liegt er noch nicht auf dem Bett, dauert es auch länger, da er langsam ist. Er lebt allein, bekommt selten Besuch von Angehörigen und ist von daher auch immer zu einem Gespräch aufgelegt. Dies muss von Seiten des Pflegepersonals immer kurz gehalten werden. Also auch hier kann nicht entspannt einem grundlegenden Bedürfnis nachgekommen werden.

Frau Franz, Mitte 80
Diagnose: Diabetes mellitus (weitere Diagnosen?)
Grundpflege: Hilfe bei Ausscheidungen
Zeitvorgabe: 10 Minuten
Kommentar: Patientin bekommt den Katheterbeutel gewechselt und braucht Hilfestellung beim Umkleiden zur Nacht. Die 10 Minuten reichen knapp. Frau Franz spricht wenig, es ist ein konzentriertes und schnelles Hand-in-Hand-Arbeiten.

Frau Gahl, Mitte 80
Diagnose: Diabetes mellitus, Retinopathie, Hypertonie
Behandlungspflege: Blutzuckerkontrolle, Insulininjektion
Zeitvorgabe: 10 Minuten
Kommentar: Zeit genügt gut, man kann die Zeit auch gut zum Gespräch mit der Patientin nützen. Frau Gahl ist sehr mitteilungsbedürftig, die 10 Minuten sind für sie auch Mitteilungszeit. Nicht alle Pflegepersonen geben diesem Bedürfnis Raum, viele gehen nach 5 Minuten wieder, um Zeit hereinzuarbeiten oder zu gewinnen.

Herr Hoch, etwa 80 Jahre
Diagnose: Diabetes mellitus, Arthrose
Behandlungspflege: Blutzuckerkontrolle, Insulininjektion
Zeitvorgabe: 10 Minuten
Kommentar: Zeit genügt gut (vergleichbar mit Frau Gahl). Immer ist seine Ehefrau mit im Zimmer. Sie ist schwer herzkrank und braucht gleichfalls Zuwendung.
Besuche wie jene von Herrn Hoch und Frau Gahl werden erst dann zeitlich problematisch, wenn Besonderheiten vorliegen. Beispielsweise ungewöhnliche Blutzuckerwerte, die eine ärztliche Rücksprache verlangen oder persönliche Krisensituationen, die ein Gespräch erforderlich machen.

Frau Insel, Ende siebzig
Diagnose: Diabetes mellitus, Depression (weitere Diagnosen?)
Behandlungspflege: Blutzuckerkontrolle, Insulininjektion
Zeitvorgabe: 10 Minuten
Kommentar: Abwärts gerichteter Krankheitsverlauf, in der letzten Zeit wiederholte Krankenhausaufenthalte, zunehmend eingeschränkte Mobilität. Die 10 Minuten genügen mit dem Wissen, dass anschließend eine pflegerische Hilfskraft zur Grundpflege und Zubereitung der Mahlzeit kommt. Patientin ist stark depressiv, spricht kaum. Austausch mit der Kollegin via Übergabebuch oder Pflegedienstleitung, selten persönlich (es sei denn, der Zufall will es, dass man sich begegnet).

Frau John, 90 Jahre
Diagnose: Arthrose, Z. n. Apoplex, akute Rippenprellung nach Sturz; Pat. ist blind
Behandlungspflege: Medikamente richten, Augentropfen verabreichen, Antithrombosestrümpfe ausziehen
Zeitvorgabe: 10 Minuten.
Kommentar: Es sind mindestens 20 Minuten nötig! Abwärts gerichteter Krankheitsverlauf. Schon vor dem Schlaganfall haben 10 Minuten nicht genügt. Bezahlt wird von der Krankenkasse für Behandlungspflege, gemacht werden auch grundpflegerische Tätigkeiten. Medikamente richten, Antithrombosestrümpfe ausziehen, umkleiden zur Nacht, evtl. Bett machen, Getränk ans Bett stellen, Augentropfen verabreichen und was bei Bedarf anfällt. Frau John lebt allein, befindet sich in einer Krisensituation.

Besonderheit: Es gehen dort zwei Pflegedienste hin. Ein Pflegedienst rechnet mit der Pflegekasse ab, der andere mit der Krankenkasse. Zwischen den Pflegediensten kommt es zu keinem Austausch! Beide PDLs sehen keine Notwendigkeit hierzu, in Krisensituationen sind sie unfähig zur Kontaktaufnahme. *(Hierzu könnte ich Geschichten erzählen!)*

Frau Karg, in den Siebzigern
Diagnose: Diabetes mellitus, altersbedingte Verwirrtheit
Behandlungspflege: Insulininjektion
Zeitvorgabe: 10 Minuten
Kommentar: Bis vor kurzem wurde abends zusätzlich der BZ-Wert kontrolliert. Der Arzt hält dies nicht mehr für nötig, obgleich die Patientin sehr hohe Blutzuckerwerte hat. Andererseits ordnet derselbe Arzt bei anderen Patienten, die seit Jahren beständige Werte haben, eine BZ-Kontrolle morgens und abends an. Zeitvorgabe ist ausreichend.

Frau Lange, Ende 70
Diagnose: Diabetes mellitus, Basaliom li. Stirn, gutartiger Hirntumor
Behandlungspflege: BZ-Kontrolle, Insulininjektion, Medikamenteneinnahme überprüfen
Zeitvorgabe: 10 Minuten
Kommentar: Frau Lange hat Sprachstörungen und spricht stark verlangsamt. Sie wird seit einer Woche von einem ambulanten Pflegedienst betreut. Zeitvorgabe war bislang nicht ausreichend, da Neuaufnahme, d. h. Pflegeplanung, Aufnahmeprotokoll u. a. schriftliche Arbeiten gemacht werden mussten. Auch beanspruchte das Kennenlernen der Patientin mehr Zeit als zur Verfügung stand.

Herr Michl, Mitte-Ende Siebzig
Diagnose: Diabetes mellitus, Cerebrale Durchblutungsstörungen, Herzinsuffizienz
Behandlungspflege: Blutzuckerkontrolle, Insulininjektion, Augentropfen
Zeitvorgabe: 10 Minuten
Kommentar: Zeit genügt in der Regel, Herr Michl ist sehr gesprächig. Diesem Bedürfnis kann im Rahmen der vorgegebenen Zeit nachgegangen werden.

Herr Nestor, Mitte 80
Diagnose: HOPS (Hirnorganisches Psychosyndrom)
Behandlungspflege: Augentropfen verabreichen

Zeitvorgabe: 10 Minuten
Kommentar: Habe Herrn Nestor seit drei Monaten nicht mehr gesehen, da er nie öffnet. Obwohl dies sowohl durch mich, als auch durch Kollegen an die PDL weitergeleitet wird, zeitigt dies keine Konsequenzen. Vor ca. einem Jahr hatte Herr Nestor eine Bindehautentzündung, seither bekommen wir vom Arzt eine Verordnung für Augentropfenverabreichung. Der Sohn wünscht, dass einmal am Tag jemand zu seinem Vater geht und nach ihm sieht.

Herr Otto, Mitte 80
Diagnosen: Diabetes mellitus, HOPS, Patient ist fast taub
Behandlungspflege: Insulininjektion
Zeitvorgabe: 10 Minuten
Kommentar: Herr Otto und seine Ehefrau bekommen von mir immer 15 Minuten. Da Herr Otto kaum hört, kommuniziere ich mit ihm schriftlich, er antwortet mir dann. Seine Ehefrau braucht Gelegenheit zum Gespräch. Ich weiß, dass lediglich eine Kollegin und ich für diese Situation Verständnis haben und von daher Zeit für den Patienten und Bereitschaft zur Begleitung der Ehefrau zeigen.

Frau Prien, 78 Jahre
Diagnose: Hüftgelenksarthrose re., Ulcus cruris li. US
Behandlungspflege: VW
Zeitvorgabe: 10 Minuten
Kommentar: Ulcerierte Stellen sind fast abgeheilt, von daher ist dies ein zeitlich unproblematischer Einsatz, bei dem ein Salbenverband gewechselt wird. Dies war nicht immer so. Als der Unterschenkel vom Knie bis zum Knöchel fast durchweg offen war, dauerte der Wechsel länger, da der alte Verband mit Kochsalz gelöst werden musste. Auch war eine Zeit lang ein Fußbad angeordnet. Werden Ulcera mit TenderWet behandelt, brauchen allein die Kolloidpolster schon 10 Minuten, um die Ringerlösung aufzusaugen. Es gab Zeiten, da dauerte dieser Einsatz bis zu 50 Minuten.

## Grundsätzliches zur Zeit

Ob die anberaumte Zeit genügt oder nicht, misst sich in den Schilderungen zunächst allein an den zu erledigenden Aufgaben. Implizite Arbeit, Dokumentationsarbeit und kommunikative Arbeit fließen mit ein. Manchmal wird die Zeit dann durch Erledigung solcher Arbeiten knapp, in manchen Fällen genügt sie vorab nicht aufgrund eines reduzierten Allgemeinzustandes hoch betagter Menschen oder auch, weil Leistungen zusätzlich erbracht werden müssen. Zudem gibt es Fälle, bei denen die Zeit aufgrund des Gesundheitszustandes des Patienten nicht genügt.

## 12.2 Matrix

### Art der Geschichte

a) Erzählperspektive
Protokoll der Abendtour einer Krankenschwester im ambulanten Dienst.
b) Ausführlichkeit
Die Krankenschwester stellt die Patienten, die sie während ihrer Tour aufsucht, kurz vor: Diagnose, Alter, Pflegebedarf, Zeitvorgabe, Bemerkungen über den Zeitrahmen und Besonderheiten
c) Ethisches Problem
Die ethischen Probleme müssen herausgearbeitet werden. Es geht hier weniger um das moralisch richtige Handeln der im Bericht genannten Akteure, als vielmehr um system-ethische Fragen in der ambulanten Pflege.
d) Beteiligte
Krankenschwester, Patienten, ambulanter Dienst.

### Ethischer Problemgegenstand

- Würde und Autonomie des Menschen.
- Kommunikative Bedürfnisse und Sicherheit in der Organisation eines ambulanten Dienstes.
- Persönliche, institutionelle und politische Verantwortung.
- Professionelle Autonomie.

### Didaktische Verwendbarkeit

Dieser Bericht eignet sich, um ethische Aspekte in der Organisation ambulanter Dienste zu veranschaulichen. Anregung zur Diskussion der Rahmenbedingungen und Reflexion des Berufsbildes in der ambulanten Pflege.

## Zielgruppen

- Pflegende und Ärzte in Weiterbildung oder entsprechenden Studiengängen
- Auch geeignet für die Bereiche Pflegemanagement oder Gesundheitsökonomie

## Hinweise zur Bearbeitung

Da hier systemethische Fragen im Vordergrund stehen, eignet sich das Fallbeispiel weniger für Berufsanfänger. Die Diskussion sollte nicht in der Resignation über die vorgegebenen Rahmenbedingungen hängen bleiben. Professionalisierung heißt auch, trotz schwieriger Bedingungen ein Profil des Pflegeberufes in ambulanten Diensten zu entwickeln und anzubieten.

## 12.3 Gedanken und Anregungen aus der Falldiskussion in der AG Moderationstechnik bei der Bearbeitung des Falls

Es wurde keine besondere Moderationstechnik eingesetzt. Nach dem Sammeln der ersten Eindrücke wurden die folgenden Gedanken zusammengetragen.

### Gedanken aus der Falldiskussion

Im Mittelpunkt der Diskussion stand zunächst die Frage, ob ein solcher Bericht für die Fallsammlung geeignet ist. Welche ethischen Probleme lassen sich herausarbeiten? Die emotionale Betroffenheit der an der Diskussion Beteiligten zeigte jedoch deutlich, dass der Bericht etliche ethische Aspekte enthält, sowohl auf persönlicher, institutioneller als auch auf politischer Ebene.
Die Gruppe war sich einig, dass dieser Bericht die tägliche Arbeitsroutine in ambulanten Diensten abbildet. Die resignative Stimmung der Berichterstatterin übertrug sich zunächst auch auf die Diskutierenden.

- Wie kann man auf die geschilderte Situation reagieren?
- Muss ich mich abgrenzen?
- Die professionelle Pflege bleibt auf der Strecke.
- Es besteht die Gefahr, dass die Pflege sich daran gewöhnt, solchen Vorgaben zu genügen.

- Die Pflege kann ihren Auftrag nicht erfüllen. Anspruch und Wirklichkeit fallen hier weit auseinander.

Im Verlauf der weiteren Diskussion erhob sich die Frage, inwieweit das Pflegeversicherungsgesetz die Pflegenden auf eine solche Rolle festlegt. Es erscheint deshalb sinnvoll, sich mit dem Anspruch dieses Gesetzes zu befassen und sich zu fragen, welchen professionellen Umgang die Pflege mit den dort formulierten Vorgaben erarbeiten könnte.

Die Sicherung der Pflege bedürftiger Menschen versteht der Gesetzgeber als gesamt-gesellschaftliche Aufgabe. Der staatliche Beitrag wird dabei als begrenzt interpretiert.[11] Die Leistungen der Pflegeversicherung sollen familiäre, ehrenamtliche und nachbarschaftliche Pflege und Betreuung ergänzen und unterstützen[12].

An die professionelle Pflege sind im elften Buch des Sozialgesetzes hohe Ansprüche formuliert worden. Sie betreffen einerseits den Stil der Pflege[13] und andererseits Führungs- und Beratungsaufgaben[14], die von der Berufsgruppe übernommen werden sollen. Dem gegenüber steht der eingeschränkte Leistungskatalog im Gesetzestext und den daran anschließenden Rahmenverträgen, denn die kassengedeckten Leistungen beziehen sich fast ausschließlich auf die körperlichen Aspekte der Hilfsbedürftigkeit.[15] Damit ist das Leistungsspektrum der professionellen Pflege nicht ausgeschöpft. In welcher Form kann die Berufsgruppe nicht kassengedeckte Leistungen anbieten? Solche oder ähnliche Überlegungen könnten die professionelle Autonomie der Berufsgruppe stärken.

**Material**

Blinkert, B., Klie, Th.: Pflege im sozialen Wandel: Eine Untersuchung über die Situation von häuslich versorgten Pflegebedürftigen nach Einführung der Pflegeversicherung. Vincentz, Hannover 1999.

Klie, Th.: Pflegeversicherung. Einführung, Lexikon, Gesetzestexte, Nebengesetze, Materialien. Vincentz, Hannover 1999.

---

[11] Dazu: Blinkert/Klie (1999) S. 39.
[12] Dazu: SGB XI § 4 Absatz 2; § 8 Absätze 1+2.
[13] Dazu: SGB XI § 2 Absatz 1; § 11 Absatz 1; § 28 Absatz 4.
[14] Beratung: § 37 Absatz 3 SGB XI.
Führung: § 71 Absatz 1–3.
[15] Dazu: Klie (1999) S. 45 und S. 531.

Schweizerische Akademie der Medizinischen Wissenschaften: Behandlung und Betreuung von älteren und pflegebedürftigen Menschen. Medizinisch-ethische Richtlinien und Empfehlungen, 2004. www.samw.ch

Schwerdt, R.: Eine Ethik für die Altenpflege. Ein transdiziplinärer Versuch in der Auseinandersetzung mit Peter Singer, Hans Jonas und Martin Buber. Huber, Bern; Göttingen; Toronto; Seattle 1998.

## Auszüge aus dem SGB XI:

*»Die pflegerische Versorgung der Bevölkerung ist eine gesamtgesellschaftliche Aufgabe«* (§ 8 Absatz 1).
Die Länder, die Kommunen, die Pflegeeinrichtungen und die Pflegekassen sollen unter Beteiligung des Medizinischen Dienstes auch darauf hinwirken, dass sich *»eine neue Kultur des Helfens und der mitmenschlichen Zuwendung«* entwickelt, indem sie *»die Bereitschaft zu einer humanen Pflege und Betreuung durch hauptberufliche und ehrenamtliche Pflegekräfte, sowie durch Angehörige, Nachbarn und Selbsthilfegruppen«* unterstützen und fördern (§ 8 Absatz 2).
*»Bei häuslicher und teilstationärer Pflege ergänzen die Leistungen der Pflegeversicherung die familiäre, nachbarschaftliche oder sonstige ehrenamtliche Pflege und Betreuung. […]«* (§ 4 Absatz 2).
*»Die Leistungen der Pflegeversicherung sollen den Pflegebedürftigen helfen, trotz ihres Hilfsbedarfs ein möglichst selbständiges und selbstbestimmtes Leben zu führen, das der Würde des Menschen entspricht. Die Hilfen sind darauf auszurichten, die körperlichen, geistigen und seelischen Kräfte der Pflegebedürftigen wiederzugewinnen oder zu erhalten«* (§ 2 Absatz 1).
*»Die Pflegeeinrichtungen pflegen, versorgen und betreuen die Pflegebedürftigen, die ihre Leistungen in Anspruch nehmen, entsprechend dem allgemein anerkannten Stand medizinisch-pflegerischer Erkenntnisse. Inhalt und Organisation der Leistungen haben eine humane und aktivierende Pflege unter Achtung der Menschenwürde zu gewährleisten«* (§ 11 Absatz 1).
*»Die Pflege soll auch die Aktivierung des Pflegebedürftigen zum Ziel haben, um vorhandene Fähigkeiten zu erhalten und, soweit dies möglich ist, verlorene Fähigkeiten zurückzugewinnen. Um der Gefahr einer Vereinsamung des Pflegebedürftigen entgegenzuwirken, sollen bei der Leistungserbringung auch die Bedürfnisse des Pflegebedürftigen nach Kommunikation berücksichtigt werden«* (§ 28 Absatz 4).
*»Verrichtungen im Sinne der Pflegeversicherung: Das SGB XI definiert in § 14 Abs. 4 die Verrichtungen des täglichen Lebens, die bei der Bestimmung der Pflegebedürftigkeit zu berücksichtigen sind. Die Verrichtungen sind in vier Bereiche unterteilt:*

*Körperpflege, Ernährung, Mobilität und hauswirtschaftliche Versorgung. Andere Aktivitäten des täglichen Lebens, z. B. Maßnahmen zur Förderung der Kommunikation, finden nach dem Gesetz keine Berücksichtigung«* (*Klie* 1999: 531).

*»Aktivierende Pflege: Die Pflegeeinrichtungen sind verpflichtet, ihre Pflegeleistungen an dem Prinzip der aktivierenden Pflege zu orientieren. Allerdings wird bei der Feststellung des Pflegebedarfs der besondere Zeitbedarf für bestimmte »aktivierende« Pflegehandlungen nicht berücksichtigt. Die aktivierende Pflege wird somit nicht als eine zusätzliche Pflegeleistung gewährt. Vielmehr hat sich die Pflege generell am Prinzip der aktivierenden Pflege zu orientieren. [...]«* (*Klie* 1999 S. 45).

# 13 Begrenzte Intensivressourcen

## 13.1 Die Station

Intensivstation mit 9 Planbetten in vier Zimmern. Zusätzlich ein Einzelzimmer, das nur zur Entlastung der anderen Räume dient. 17 Pflegestellen in verschiedenen Schichten, die nach Kern- und Randarbeitsbelastungen unterschiedlich stark besetzt sind. Planmäßige Nachtdienstbesetzung: zwei Pflegende.

## 13.2 Die aktuelle Situation

Angespannte Personalsituation wegen Krankheit. Von der Pflegedirektion sind deshalb seit 2 Tagen in Absprache mit dem Chefarzt 2 Betten gesperrt. Die Nachtbesetzung ist gewährleistet: eine erfahrene Fachkrankenschwester (Schwester Betty) und ein Fachpfleger für Anästhesie und Intensivmedizin (Herr Brehme). Es ist 2 Uhr nachts. Die geöffneten 7 Betten sind folgendermaßen belegt:

### Raum 1 (Zweibettzimmer), 1 Patient:

Herr Geest, 76-jähriger Patient, Zustand nach intracerebraler Blutung, tracheotomiert, weitgehend spontan atmend. Nachts erhält er zur Entlastung eine Unterstützung über das Atemgerät, so auch jetzt. Er ist beginnend kontaktfähig. Er liegt wegen einer MRSA-Infektion isoliert. Er muss mindestens ein- bis zweistündlich pflegerisch versorgt werden. Dabei ist wegen der Isolation ein besonderer Aufwand nötig.

### Raum 2 (Zweibettzimmer), 2 Patienten:

Herr Holbe, 46 Jahre alt, Zustand nach intracerebraler Blutung, tracheotomiert, fast spontan atmend mit geringer maschineller Unterstützung. Eine Kontaktaufnahme zu ihm ist nicht sicher möglich. Seine Frau hilft tagsüber bei der Pflege mit. Sie ist jetzt zu Hause. Er wird vierstündlich gelagert. Regelmäßiges Absaugen.
Frau Winter, 69 Jahre, 4. Tag nach Sigmaperforation mit Peritonitis, wach, ansprechbar. Sie hat über einen Periduralkatheter eine kontinuierliche Analgesie, die sie schmerzfrei sein lässt. Sie hat wiederholt plötzlich auftretende Herz-

rhythmusstörungen, die mit Blutdruckabfällen einhergehen. Seit dem Abend konnte auf kreislaufstützende Medikamente verzichtet werden, allerdings ist eine aufmerksame Beobachtung nötig.

### Raum 3 (Zweibettzimmer), 2 Patienten:

Herr Mielich, 54 Jahre, alkoholtoxische Pankreatitis, über eine Trachealkanüle beatmet. Als zusätzliche Komplikation trat eine Hirnstammschädigung mit sehr schlechter Prognose ein. Die Pankreassituation hat sich verschlechtert. Es besteht der Beschluss, keine Therapiesteigerung, z. B. Reanimation, mehr vorzunehmen, wenn weitere Komplikationen auftauchen. Regelmäßige Lagerung, absaugen.

Herr Stein, 73 Jahre, Pankreatitis, beatmet. Als Komplikation hat er ein akutes Nierenversagen, weshalb eine kontinuierliche venovenöse Hämofiltration (CVVHF) läuft. Das Gerät funktioniert problemlos. Die Kreislaufsituation ist stabil. Er wird 4-stündlich gelagert. Die Atemwege müssen häufig abgesaugt werden.

### Raum 4 (Dreibettzimmer), 2 Patienten:

Frau Wolfson, 76 Jahre alt, wurde vor zwei Tagen wegen einer Sigmadivertikulitis operiert. In der letzten Nacht Durchgangssyndrom mit starken Orientierungsstörungen und ausgeprägter Unruhe. Ihre Arme mussten fixiert werden. Tagsüber war sie wieder klar und orientiert, doch traten in den späten Abendstunden erneut dieselben Symptome auf. Nachdem sie sich dabei ihre Magensonde herausgezogen hatte, wurde sie erneut fixiert, weil sie am Zentralvenenkatheter nestelte und man fürchtete, dass sie ihn auch herausziehen könnte. Sie braucht viel Zuwendung und Aufmerksamkeit. Solange sich jemand mit ihr beschäftigt, ist sie ruhig.

Herr Mirko, 28 Jahre, der tags zuvor einen Motorradunfall erlitten hatte. Es zeigte sich im Abdomen um die Milz herum ein wenig freie Flüssigkeit. Um eine zweizeitige Milzruptur rechtzeitig zu erkennen, liegt er auf der Intensivstation. Er ist wach und orientiert. Sein rechtes Bein liegt in einer Extension. Er braucht gelegentlich Hilfe und Schmerzmittel.

Das dritte Bett und das Einzelzimmer sind leer.

## 13.3 Der nächtliche Fall

Die Chirurgen melden beim Dienst habenden Anästhesisten eine 82-jährige Patientin an, Frau Waldinger, die seit vier Tagen mit Pneumonie und Herzinsuffizienz in der internistischen Abteilung des Hauses liegt und seit den Abendstunden zunehmende Beschwerden hat. Ein akutes Abdomen mit starken Schmerzen erfordert eine rasche Operation. Der Anästhesist informiert Oberarzt Dr. Mohn und teilt den Pflegenden der Intensivstation mit, dass die Frau nach der Operation auf jeden Fall auf die Intensivstation muss.

Die beiden Pflegenden weisen darauf hin, dass die Station zwei gesperrte Betten hat und damit voll ist. Es müsse erst jemand verlegt werden, ehe die Frau aufgenommen wird. Der Oberarzt argumentiert, die Betten seien ja da und die Nachtschicht habe ihre reguläre Stärke. Die Pflegenden (Schwester Betty und Pfleger Brehme) betonen, dass in der konkreten Situation die Arbeit tagsüber schon jetzt kaum zu schaffen sei. Da man nicht weiß, was bei der Operation herauskomme, könnte es ja auch sein, dass die Frau nachbeatmet werden muss und pflegerisch aufwändig ist. Das sei dann absolut zu viel. Außerdem gebe es noch die internistische Intensivstation. Dort könne die Frau nach der OP hin. Der Oberarzt argumentiert, eine nächtliche Verlegung sei für alle unzumutbar und eine operierte Patientin werde auf der internistischen Intensivstation nicht qualifiziert genug versorgt.

Die Operation ergibt bei Frau Waldinger einen Gefäßverschluss am Darm. Eine Dünndarmteilresektion wird vorgenommen. Nach der OP kann Frau Waldinger extubiert werden. Die Kreislaufsituation ist stabil. Dr. Mohn nimmt sie auf die Intensivstation auf und verlegt keinen der anderen Patienten. Herr Brehme beschwert sich am nächsten Morgen beim Chefarzt über den Oberarzt.

## 13.4 Matrix

### Art der Geschichte

a) Erzählperspektive
   Berichtartige Situationsbeschreibung, die aus den Informationen aller Beteiligten und den aktuellen Belegungsdaten der Station vom Chefarzt zusammengestellt wurde.

b) Ausführlichkeit
Situation mit Einzelheiten, die nur teilweise zum ethischen Problem gehören. Der ethische Konfliktfall ist mit den wesentlichen Fakten und Argumenten knapp skizziert.
c) Ethisches Problem
Neben dem vordergründigen Problem begrenzter Ressourcen sind implizit weitere Probleme vorhanden und erst herauszuarbeiten.
d) Beteiligte
Mehrere Patientinnen/Patienten, 2 Pflegende und 2 Ärzte, 1 Chefarzt.

## Ethischer Problemgegenstand

- Begrenzte Ressourcen und Verteilungsgerechtigkeit.
- Personelle Überlastung und Patientengefährdung.
- Austragen von berufspolitischen Konflikten und Kommunikationsproblemen auf Kosten von Patienten.

## Didaktische Verwendbarkeit

Der Fall kann verwendet werden, um die Verflechtung organisatorischer Vorgaben und begrenzter Ressourcen mit Interaktionskonflikten und Machtkonflikten in hierarchischen Strukturen zu verdeutlichen, die bei ungenügender Klärung Patienten gefährden und Stress steigern können.

## Zielgruppen

- Für gemeinsame Gruppen von Pflegenden und Ärzten, aber auch zur Bearbeitung in jeder Berufsgruppe.
- Für Pflegeschülerinnen sowie Medizinstudierende.
- Für Verantwortliche in pflegerischen und ärztlichen Leitungsfunktionen.

## Hinweise zur Bearbeitung

Der Fall ist besonders geeignet für Gruppen, die den Klinikalltag kennen. Hier besteht aber die Gefahr, dass der jeweils anderen Berufsgruppe Vorwürfe gemacht werden, die zur Verhärtung der Fronten aus dem Fallbeispiel führen und eine Problemlösung eher verhindern. Das ist bei der Moderation zu beachten. Die Situation ist aber auch für Lernende und Berufsanfänger verstehbar, sodass sie auch für Unterrichtszwecke einsetzbar ist. Die Fülle von nicht ethischen Details verleitet wie in der täglichen Routine einer Intensivstation dazu, die ethischen Probleme in den Hintergrund zu schieben.

## 13.5 Gedanken und Anregungen aus der Falldiskussion in der AG Moderationstechnik bei der Bearbeitung des Falls

Die Moderation erfolgte nicht nach einem bestimmten Modell. Die Moderatorin begann das Gespräch mit einer Frage nach Informationsbedarf und griff dann im Laufe der Besprechung mehrmals ein, um wichtige Aussagen und Aspekte zusammenzufassen und weiterführende Fragen zu stellen.

### Gedanken aus der Falldiskussion

Die Diskussion drehte sich um vier miteinander zusammenhängende Schwerpunkte:

1. Dilemma zwischen Berufspolitik und Ethik
Einerseits wollen Pflegende es berufspolitisch nicht länger hinnehmen, dass sie Einschränkungen, Überbelastung und das Aufkündigen von Abmachungen (Bettensperrung) hinnehmen sollen, wenn sie von ärztlicher Seite mit »Notfällen« konfrontiert werden. Im gegebenen Fall nutzen die Pflegenden auch die Gelegenheit, auf die andauernd hohen Belastungen hinzuweisen. Andererseits ist es im Einzelfall ethisch gesehen inhuman, berufspolitischen Streit auf dem Rücken von Patienten auszutragen, etwa indem sie trotz (wegen Bettensperrung) freier Intensivbetten auf die Normalstation verlegt und damit in Gefahr gebracht werden.

2. Macht oder Kommunikation?
Der Umgang und die Kommunikation zwischen den Berufsgruppen ist offensichtlich auf beiden Seiten mehr von der Frage geprägt: »*Wer hat hier die größere Macht, seine Entscheidungen, Anordnungen und Interessen durchzusetzen?*« und weniger von der Frage: »*Wie gelangen wir zu einer gemeinsamen Verständigung, Entscheidung und Lösung des Problems im Interesse der Patienten?*« Wir diskutierten die Frage, in welcher Weise beide Seiten hierfür jeweils die konkrete Verantwortung tragen.

3. Handlungsalternativen

Im Zusammenhang mit dem Wunsch nach anderen Umgangsformen wurde konkret vor allem vorgeschlagen, in der Nacht zunächst ein gesperrtes Bett zu belegen, dann aber für den Tag eine andere Lösung zu finden und das allgemeine Problem auf politischer und institutioneller Ebene anzugehen.

4. Wo liegt das ethische Problem?

Wir identifizierten die folgenden ethischen Probleme:
- Die Frage der Zuverlässigkeit von Absprachen (Bettensperrung).
- Die mangelnde Achtung und Anerkennung zwischen den Berufsgruppen.
- Die Gefährdung des Wohls der Patienten durch Bettenknappheit und berufspolitische Interessenkonflikte.
- Die Gerechtigkeitsfrage: Wie wird man allen betroffenen Patienten und beteiligten Parteien gleichermaßen gerecht?

**Material**

Grond, E.: Altenpflege als Beziehungs- oder Bezugspersonenpflege. Ein interaktionelles Pflegekonzept. 2. überarbeitete Auflage Brigitte Kunz, Hagen 2000.

Hofmann, I.: Ärzte und Pflegende – Dialogkultur mangelhaft. In: intensiv 10/2002: 72–77.

Lorenz, A.: Abgrenzen oder zusammen arbeiten? Krankenpflege und ärztliche Profession. Mabuse, Frankfurt/Main 2000.

Salomon, F.: Intensivstation als Spannungsfeld zwischen Betroffenen und Therapeuten. In: Intensiv Heft 5/1997: 39–43.

Städtler-Mach, B.: Ethische Aspekte zum Pflegemanagement. In: Wiesemann, C. et al.: Pflege und Ethik. Kohlhammer, Stuttgart 2003: 169–176.

# 14 Aufwachen lassen

## 14.1 Die Fallgeschichten

Auf einer kardiologischen Intensivstation wird nachmittags die 65-jährige Patientin, Frau Crohn, aufgenommen. Der Erstbefund lautet: Unklares Abdomen mit massiven Bauchschmerzen. Sie soll noch am selben Tag operiert werden und dann wieder auf die Station zurückkommen, da auf der chirurgischen Intensivstation kein Bett frei ist.

Auf der kardiologischen Intensivstation sind in dieser Nacht, neben den anderen Patientinnen und einer Kollegin (die nicht weiter in den Fall involviert ist), der erfahrene Intensivpfleger Herr Brand und der Dienstarzt Dr. Arndt anwesend. Letzterer absolviert einen seiner ersten selbstständigen Nachtdienste und hat erst drei Wochen Erfahrung auf der Intensivstation. Er gilt als perfektionistisch, möchte tunlichst keinen Fehler machen, aber auch keine Hilfe annehmen. Dabei erweckt er gelegentlich noch den Eindruck, von der Situation, aber auch von den eigenen Ansprüchen überfordert zu sein.

Frau Crohn wird um 21.30 Uhr in den OP gefahren und kommt nach einer Stunde schon wieder auf die Station zurück. Die Chirurgen haben den Bauch nur eröffnet und wieder verschlossen. Aufgrund der ausgeprägten krebsartigen Wucherungen im gesamten Bauchraum schien ihnen keine Operation mehr sinnvoll. Sie halten eine Lebenserwartung von längstens vier Wochen für realistisch.

Frau Crohn kommt in sehr schlechtem Zustand aus dem OP zurück, sie wird nachbeatmet, die Nierenfunktion ist zunehmend eingeschränkt und sie braucht Katecholamine. Dr. Arndt beschließt, die Patientin aufwachen zu lassen, sie über ihre Situation aufzuklären und ihr die Möglichkeit zu geben, sich von ihrer Tochter zu verabschieden. Die Tochter, Frau Zeiler, wird verständigt und kommt auf die Station.

Herr Brand, der für die Pflege von Frau Crohn zuständig ist, hält die Prognose und das Vorgehen von Dr. Arndt nicht für richtig. Die Prognose scheint ihm zu optimistisch, die Planung blauäugig. Nach seiner Einschätzung würde Frau Crohn einen langen und unangenehmen Aufwachprozess (Extubation!) erleben müssen, bei dem unklar ist, ob sie nicht währenddessen oder davor stirbt. Er weist auf die schlechte Nierenfunktion und den Katecholaminbedarf der Patientin hin. Dr. Arndt beharrt auf seiner Position. Herr Brand insistiert weiter, dass Frau Crohn nicht zwangsläufig der unangenehmen Prozedur des Aufwachenlassens unterzogen werden müsste. Ihre Prognose sei viel schlechter, als Dr. Arndt behaupte. Es kommt keine Annäherung der beiden Positionen zustande.

Dr. Arndt nimmt keinen Rat an und verfährt wie geplant. Frau Zeiler wird von ihm über das geplante Vorgehen informiert und verlässt im Laufe der Nacht die Station. Sie kommt erst am nächsten Tag wieder, an dem ihre Mutter verstirbt, ohne nochmals erwacht zu sein.

*(Quelle: Müller, M. (2003) Aufwachen lassen. Unveröffentlichtes Fallbeispiel.)*

## 14.2 Matrix

### Art der Geschichte

a) Erzählperspektive
Vom beteiligten Pfleger selbst erzählte und in der schriftlichen Form autorisierte Geschichte.

b) Ausführlichkeit
In dem Bericht sind alle wesentlichen Elemente zur Beurteilung der Geschichte enthalten; zusätzlich wird die Person des Arztes ausführlicher dargestellt.

c) Ethisches Problem
Einige Probleme sind explizit angesprochen: Patientenaufklärung (Arzt); nicht schaden (Pfleger); das Nicht-Miteinander-Kommunizieren-Können der beiden Kontrahenten Arzt-Pfleger. Ihr Machtkampf muss in seiner ethischen Bedeutung erst herausgearbeitet werden.

d) Beteiligte
Die Patientin Frau Crohn, ihre Tochter Frau Zeiler, Dr. Arndt – Dienstarzt der Intensivstation, Herr Brand – Fachpfleger für Intensiv.

### Ethischer Problemgegenstand

- Machtkampf auf dem Rücken der Patientin, ohne sie selbst bzw. ihre Tochter als die Vertreterin ihres mutmaßlichen Willens einzubeziehen.
- Mangelhafte gegenseitige Wertschätzung bzw. Abwertung der Berufsvertreter.
- Strukturelles Problem, wenn jemand aus Hierarchiegründen gegen seine Überzeugung handeln soll.

- Macht, Ohnmacht, berufliche Autonomie in der Kooperation verschiedener Berufsgruppen.
- Gefühl von Ohnmacht beim »Verlierer« in einer Wertediskussion.

### Didaktische Verwendbarkeit

Eine Fallgeschichte zu den Themen:
- Ethische Probleme, die sich aus Kommunikationsschwierigkeiten zwischen unterschiedlichen Berufsgruppen, hier Pflege und Medizin, ergeben.
- Aufklärung kurz vor Eintritt des Todes: »Bewusst verabschieden« versus »unnötiges Leid vermeiden«.

### Zielgruppen

Pflegende und Ärzte in der Praxis sowie in der Aus-, Fort- und Weiterbildung

### Hinweise zur Bearbeitung

Die Fallgeschichte wirkt durch die Art der Darstellung emotionalisierend und auch polarisierend, das führt leicht zur »Stellvertreter« – Diskussion. Es bietet sich u. U. an, die gleiche Geschichte noch einmal aus der Sicht des Arztes aufzuzeigen[16]. Hilfreich ist es, die Situation der Patientin und der Tochter dauerhaft im Blick zu behalten.[17]

## 14.3 Gedanken und Anregungen aus der Falldiskussion in der AG
## Moderationstechnik bei der Bearbeitung des Falls

Die Diskussion des Falles erfolgte nach der sokratischen Methode[18], es wurde seitens des Moderators keine Vorstrukturierung in einzelne inhaltliche oder

---

[16] Vgl. hierzu den Beitrag in diesem Buch: *Christine Schulze Kruschke, Fred Salomon:* Die Bedeutung des Perspektivenwechsels in Fallgeschichten. Hier werden die anderen denkbaren Perspektiven dargestellt. Vgl. S. 189 ff.
[17] ebd.
[18] Vgl. *Friedrich Heubel* im selben Buch: Ein sokratischer Weg bei der Arbeit mit Falldiskussionen (S. 145–154).

formale Arbeitsschritte vorgegeben. Der Fall erwies sich im Diskussionsverlauf als mehrdeutig und interpretationsoffen. So konnte die ethische Problematik nicht einfach erhoben und diskutiert werden, vielmehr mussten die verschiedenen ethischen und ethisch relevanten Gesichtspunkte erst in einem zum Teil kontroversen Prozess herausgearbeitet werden.

## Gedanken aus der Falldiskussion

Zunächst schien die Frage nach einer in dieser Situation angemessenen Sterbebegleitung für die Patientin und einer korrekten und einfühlsamen Information der Tochter (und deren mögliche Rolle und Einbeziehung in die Entscheidungsfindung für ihre Mutter) zentral zu sein. Schnell stand auch die Klärung der ethischen Relevanz der gestörten Kommunikation von Pfleger und Arzt im Raum. Es wurde deutlich, dass der Fall – mit seiner eindeutigen und wertenden Erzählperspektive – zur Identifikation mit den Akteuren aus der je eigenen Berufsgruppe verleitet. Auf Nachfrage des Moderators stellte sich heraus, dass die Diskussionsteilnehmerinnen und -teilnehmer ihre Positionen auf Grund ihrer Assoziationen zu ähnlichen Erfahrungen mit Angehörigen der jeweils anderen Berufsgruppe entwickelten und dementsprechend unterschiedliche Aspekte des Falles fokussierten: Aus Sicht der Pflege wurden die Fragen von Macht und Ohnmacht, von Gewissen und begrenzter beruflicher Autonomie als konflikthaft angesehen, aus Sicht der Ärztinnen und Ärzte wurde primär die gestörte Kommunikation problematisiert. Es wurden ritualisierte Verhaltensweisen und gegenseitige Vorurteile in der Interaktion von Pflegenden und Medizinern diskutiert.

Die Interaktion von Pflegenden und Ärzten kann dazu anregen, ihre jeweiligen Werthaltungen und handlungsleitenden Prinzipien und Idealvorstellungen zu rekonstruieren. Es zeigt sich dann, dass beide es »gut« mit der Patientin meinen, dass sie vermutlich sogar ganz ähnliche Vorstellungen von einer adäquaten Sterbebegleitung haben und dass beide auf ihre je eigene Weise – gut paternalistisch – wissen, was für Frau Crohn richtig ist, ohne auf die Idee zu kommen, sich hierüber mit deren Tochter auszutauschen.

Symptomatisch für kommunikatives Handeln in der Medizin ist das Ausblenden der eigenen Unsicherheit (hier: der Prognose) und die Unmöglichkeit, diese zu thematisieren. Mit diesem Fall lassen sich die Konsequenzen eines solchen Kommunikationsverhaltens thematisieren und die Frage nach der Chance einer aufrichtigeren, selbstkritischeren Kommunikation im Klinikalltag aufwerfen.

Neben Stereotypen, die den Erwartungshorizont gegenüber anderen Berufsgruppen beeinflussen, können in diesem Fall auch die Geschlechterrollenstereotypen und ihr Einfluss auf das Kommunikationsverhalten überdacht werden. Als ethisch problematisch und in der Konsequenz für die angemessene Versorgung der Patientin negativ wurde die mangelnde Wertschätzung der beiden – männlichen – Akteure füreinander und für die fachliche Qualifikation und Expertise des jeweils anderen erachtet:

- Wie hätte sich die Situation entwickelt, wenn Dr. Arndt sich mit einer hübschen jungen oder einer erfahrenen und älteren Krankenschwester hätte auseinander setzen müssen?
- Darf ein ethisch legitimierbares Konfliktlösungsverhalten von solchen Zufälligkeiten abhängen und:
- Welche Mindestanforderungen an die Selbstreflexion und Selbstkritik der professionellen Mitarbeiterinnen im Gesundheitswesen können wir stellen?

**Material**

Bobbert, M.: Patientenautonomie und Pflege. Campus, Frankfurt am Main 2002: 334–339.
*Im Teil III, Kapitel 5: Pflegende in Interaktion mit Dritten und das Patientenrecht auf Achtung der Autonomie, thematisiert die Autorin die Frage der Entscheidungsfindung für nicht entscheidungsfähige Patientinnen.*

Brown, C., Reimer, Ch. (Hrsg.): Psychohygiene im Krankenhaus. Belastungen bei Pflegenden und Medizinern. Focus, Gießen 1995.

Dlubis-Dach, J., Glogner, P.: Durch welche Faktoren werden Therapiebegrenzungen auf internistischen Intensivstationen beeinflusst? In: Ethik in der Medizin 13/2001: 76–86.

Großklaus-Seidel, M.: Ethik im Pflegealltag. Wie Pflegende ihr Handeln reflektieren und begründen können. Kohlhammer, Stuttgart 2002: 155–168.
*Die Autorin thematisiert in Kapitel 4.2: Rechte und Pflichten in der interdisziplinären Zusammenarbeit.*

Hofmann, I.: Partnerschaftlicher Dialog ist gefordert. In: Deutsches Ärzteblatt 96/1999: 3291–3294.

Körtner, U.: Grundkurs Pflegeethik. facultas, Wien 2004: 80–82.
*In Kapitel 5.2: Strukturprobleme des Pflegeberufs thematisiert der Autor die Frage von Macht und Ohnmacht.*

Lorenz, A.: Abgrenzen oder zusammen arbeiten? Krankenpflege und ärztliche Profession. Mabuse, Frankfurt/Main 2000.

Neitzke, G.: Motivation und Identitätsbildung in den verschiedenen Professionen. In: v. Engelhardt, D., v. Loewenich, V., Simon, A. (Hrsg.): Die Heilberufe auf der Suche nach ihrer Identität. LIT, Münster 2000: 48–61.

Schellong, S.: Künstliche Beatmung. Strukturgeschichte eines ethischen Dilemmas. Gustav Fischer, Stuttgart; New York 1990.

Siegrist, J.: Medizinische Soziologie. Urban & Schwarzenberg, München 1995: 227–263, v. a. 238 ff.

*Im Kapitel 7 thematisiert der Autor die Soziologie des Arztes und die Arzt-Patienten-Beziehung.*

Steinkamp, N., Gordijn, B.: Ethik in der Klinik. Wolters Kluwer, München u. a. 2003: 86 f.

*In Kapitel 3.2.3 thematisieren die Autoren Veränderungen im Berufsbild von Ärzten und Pflegenden.*

Wettreck, R.: »Am Bett ist alles anders« – Perspektiven professioneller Pflegeethik. LIT, Münster 2001: 36–69 und 120–146.

*Im Teil A Kapitel II und III behandelt der Autor die Frage von Macht und Ohnmacht.*

# 15 Verletzt im Dienst

## 15.1 Die Fallgeschichte

Die Krankenschwester Ulrike hatte Nachtdienst auf einer fakultativ[19] geschlossenen Station einer kinder- und jugendpsychiatrischen Klinik. Es handelte sich um eine noch sehr junge Klinik, die erst seit zwei Jahren die Pflichtversorgung im Bereich der Kinder- und Jugendpsychiatrie übernommen hatte. An diesem Abend kam der 15-jährige Patient Patrick aus dem Ausgang zurück auf die Station. Patrick war wegen einer bestehenden Dissozialität und autoaggressiven Tendenzen aufgenommen worden und seit ca. vier Wochen in der Klinik. Er war schon mehrmals im Ausgang gewesen.

An diesem Abend war er völlig betrunken und rastete gleich aus, als er auf die Station kam. Neben dem Vordergrunddienst Herrn Mehlig (Assistenzarzt) wurde der Dienst habende Oberarzt Dr. Neuner hinzugezogen. Der Patient sollte in die Abstandsbeurlaubung[20] bzw. aufgrund seines Alkoholkonsums ganz entlassen werden, da er damit die Regeln übertreten hatte. Dies schien Patrick auch in dieser Situation noch verstanden zu haben. Daraufhin bestand die Gefahr, dass er sich selbst bzw. andere Personen verletzte. Es wurde eine Time-out-Maßnahme[21] angeordnet, wobei Patrick im Time-out-Raum so stark mit dem Kopf gegen die Wand stieß, dass dies nicht zu tolerieren war. Daraufhin wurde beschlossen, ihn zu fixieren, da aufgrund des massiven Alkoholkonsums eine Medikamentengabe nicht möglich war. Beim Versuch der Fixierung trat er der vor ihm stehenden Ulrike ins Gesicht, sodass diese zunächst den Eindruck hatte, ihr Nasenbein sei gebrochen. Der Dienst habende Arzt, Herr Mehlig, versuchte in der Zeit den Patienten festzuhalten.

Schwester Ulrike musste in der Situation bleiben, da aufgrund der Nachtzeit kein weiteres Personal zur Verfügung stand. Beim erneuten Versuch der Fixierung wurde der Patient an vier Seiten von den beiden Ärzten festgehalten.

---

[19] Bei Bedarf.
[20] Abstandsbeurlaubung dient dazu, dass Patienten im Bereich der Psychiatrie ihre Therapiemotivation überprüfen können, da die Therapie in der Klinik an die Einhaltung bestimmter Regeln gebunden ist.
[21] Time-out-Maßnahme bedeutet, dass der Patient in einen separaten reizarm gehaltenen Raum gebracht wird, um die Situation zu entschärfen. Diese Maßnahme wird in der Regel nur bei Selbst- oder Fremdgefährdung angeordnet.

Daraufhin biss er Schwester Ulrike so massiv in die Hüfte, dass sie selbst nach einem halben Jahr noch eine Narbe hatte. Trotzdem musste sie den Nachtdienst zu Ende bringen und auch noch drei weitere Nachtdienste in Anwesenheit des Patienten durchhalten. Im Nachhinein stellte sich heraus, dass das Alkoholproblem von Patrick schon länger bestand und auch in der Familie diverse Mitglieder Alkoholprobleme hatten.

## 15.2 Matrix

### Art der Geschichte

a) Erzählgeschichte
   Von der beschriebenen Krankenschwester selbst erzählt und von der Fallgeberin niedergeschriebene Geschichte.
b) Ausführlichkeit
   Kurze Schilderung der Situation.
c) Ethisches Problem
   Das ethische Problem muss herausgearbeitet werden.
d) Beteiligte
   Krankenschwester, Patient, 2 Ärzte.

### Ethischer Problemgegenstand

- Fürsorge gegenüber dem Patienten und dem Personal.
- Professionalität als ethische Forderung.
- Verantwortung der Krankenschwester.

### Didaktische Verwertbarkeit

Sensibilisierung für die Bedeutung der strukturellen Bedingungen.

### Zielgruppen

- Pflegemanagement,
- Stationsleitungen, Fachweiterbildung Psychiatrie,
- Pflegekräfte.

## Hinweise zur Bearbeitung

Nicht für Berufsanfänger geeignet, weil strukturelle Probleme im Vordergrund stehen. Es handelt sich nicht um einen reinen Psychiatriefall.

## 15.3 Gedanken und Anregungen aus der Falldiskussion in der AG Moderationstechnik bei der Bearbeitung des Falls

Die Moderation zu diesem Fall orientierte sich nicht an einem konkreten Konzept, sondern wurde offen gestaltet. Die Struktur bestand in der konsequenten Reihenfolge der Wortmeldungen, eine partikulare Diskussion zwischen einzelnen AG-Mitgliedern konnte sich nicht durchsetzen. Für Spontanreaktionen und emotionale Betroffenheit war somit ein Forum geschaffen.

Im Diskussionsverlauf war es schwierig, die Ebenen der Besprechung klar voneinander zu trennen. Die Fallbesprechung wurde ungewohnt häufig mit Anmerkungen aus der Metaebene durchzogen. Umgekehrt drückte sich die Ratlosigkeit der Gesprächsbeteiligten in erneuten Inhaltsfragen in der Metadiskussion aus, eine sich anschließende Reflexionsrunde über den Verlauf der Fallbesprechung.

### Hintergrundinformationen zu diesem Fall

Krankenschwester Ulrike hat diesen Fall einem Mitglied aus der AG geschildert. Trotz ihrer persönlichen Beteiligung und Betroffenheit hat sie das Erlebte in der dritten Person dargestellt. Diese ungewöhnlich distanzierte Erzählperspektive hat in der Diskussion zu diversen Interpretationsfragen geführt:
Was sind die Gründe für ihren Schutzwall:
- Gekränkte Ehre?
- Das Erlebte noch nicht verarbeitet?
- Emotional abgestumpft?
- Selbstpflegedefizit?

### Gedanken aus der Falldiskussion

Dieses Fallbeispiel warf viele Verständnisfragen und Unklarheiten auf.
- Aus dem Bereich der Dienstorganisation blieb unklar, ob ein Bereitschaftspfleger Nachtdienst hatte.

- Fraglich war, warum Schwester Ulrike den Nachtdienst fortführen und auch weitere Nachtdienste absolvieren »musste«?
- Wie ist die personelle Situation der Pflegenden in der Abteilung?
- Warum ist der *Time-out-Raum* nicht stärker gepolstert, um vor Selbstverletzungen zu schützen?
- Warum konnte es zu körperlichen Verletzungen der Krankenschwester kommen, war die Fixierung unprofessionell?
- Warum wurde dem alkoholisierten Patienten hier durch den Arzt mit einer hohen Strafe gedroht?
- Hätte der Patient vielleicht doch sediert werden können?

Auf verschiedenen Ebenen wurden Defizite und unprofessionelles Handeln benannt. Aus der Desorganisation der Institution, die zur mangelnden Fürsorge für die Patienten und das Personal führt, resultierte strukturelle Gewalt. Das ärztliche Handeln in diesem Beispiel ist unprofessionell, denn die Mediziner hätten deeskalierend intervenieren müssen (Deeskalation ist in der Psychiatrie unerlässlich!).

Als ethische Begriffe wurden die Verantwortung der beteiligten Personen und der Institution benannt, ebenso die Fürsorgepflicht der Institution zu der Schwester und zum Patienten und die Fürsorge der Beteiligten als Selbstpflege.

**Material**
Hartdegen, K.: Aggression und Gewalt in der Pflege. G. Fischer, Stuttgart, Jena, Lübeck, Ulm, 1996.
Sauter, D., Richter, D. (Hrsg): Gewalt in der psychiatrischen Pflege. Huber, Bern, Göttingen, Toronto, Seattle, 1998.
Tress, W., Langenbach, M. (Hrsg.): Ethik in der Psychotherapie. Vandenhoeck & Ruprecht, Göttingen 1999.

## 16 Der Kemptener Fall

Frau Stein kam mit 70 Jahren im März 1990 in ein Pflegeheim. Ihr Sohn war zu ihrem Betreuer bestellt worden, da sie unter einem hirnorganischen Psychosyndrom im Rahmen einer präsenilen Demenz litt.
Im September 1990 erlitt sie einen Herzstillstand. Nach einer Spätreanimation (nach 15 Minuten) war sie schwerst cerebral geschädigt. Sie war nicht mehr ansprechbar und reagierte auf äußere Reize nur mit Gesichtszuckungen oder Knurren. Aufgrund einer Schluckunfähigkeit musste sie über eine Sonde ernährt werden. Weil eine normale Magensonde Komplikationen mit sich brachte (welcher Art wird nicht erwähnt), wurde ihr Ende 1992 eine PEG-Sonde eingesetzt. Trotz Krankengymnastik kam es zu Kontrakturen. Frau Stein wurde in dem Pflegeheim von Dr. Terhagen behandelt, der sie einmal wöchentlich besuchte. Ihr Zustand blieb unverändert.
Anfang 1993 wandte sich Dr. Terhagen an den Sohn von Frau Stein, der diese fast täglich besuchte. Er besprach mit ihm, dass sich der Zustand der Patientin wahrscheinlich nicht mehr bessern würde und schlug ihm vor, die Sondenernährung einzustellen und nur noch Tee zu verabreichen. Dadurch würde innerhalb von drei Wochen der Tod von Frau Stein eintreten, ohne dass sie leiden müsse. Der Sohn fragte nach, ob dieses Vorgehen rechtlich in Ordnung sei. Dies wurde ihm von Dr. Terhagen versichert. Herr Stein beriet sich mit Freunden und Verwandten und erklärte sich schließlich mit dem Vorschlag einverstanden.
Bei der Entscheidung des Sohnes spielte eine Rolle, dass er sich an ein acht bis zehn Jahre zurück liegendes Gespräch mit seiner Mutter erinnerte. Sie hatten im Fernsehen einen schwer pflegebedürftigen Menschen mit Kontrakturen und Dekubitus gesehen, worauf Frau Stein geäußert hatte, so wolle sie nicht enden.
Daraufhin schrieb Dr. Terhagen ohne Absprache mit dem Pflegepersonal in das Verordnungsblatt: »*Im Einvernehmen mit Dr. Terhagen möchte ich, dass meine Mutter nur noch mit Tee ernährt wird, sobald die vorhandene Flaschennahrung zu Ende ist oder aber ab 15.3.1993.*« Diese Eintragung wurde von Arzt und vom Sohn unterschrieben.
Der Pflegedienstleiter hatte jedoch Bedenken gegen die rechtliche Zulässigkeit dieser Maßnahme und rief am 17.3. das Vormundschaftsgericht an. Dieses verbot noch am gleichen Tag das geplante Vorgehen durch eine einstweilige Anordnung. Daraufhin beantragte Herr Stein beim Amtsgericht die Umstellung der Ernährung für seine Mutter auf Tee. Nach Anhörung eines Sachver-

ständigen und der Beteiligten sowie nach einem Besuch bei der Kranken wurde dies untersagt. Dr. Terhagen stellte die Behandlung der Patientin ein und die medizinische Betreuung von Frau Stein wurde von einem anderen Arzt übernommen.

Frau Stein verstarb Ende Dezember 1993 infolge eines Lungenödems.

*(Quelle: Opderbecke, H. W. und Weissauer, W. (1996): Grenzen der ärztlichen Behandlungspflicht bei irreversibler Bewusstlosigkeit. In: Zeitschrift für Anästhesiologie und Intensivmedizin 37, 1996: 42–49)*

## 16.1 Matrix

### Art der Geschichte

a) Erzählperspektive
   Bericht aus einer Außenperspektive, nach einem Artikel in der Zeitschrift für Anästhesie und Intensivmedizin (37,1996: 42–49) zusammengefasst.
b) Ausführlichkeit
   Der Fall ist ziemlich faktenreich und wird chronologisch erzählt. Die wesentlichen ethischen Elemente sind enthalten. Zusätzlich erheben sich hier jedoch juristische Fragen, auf die die eigentliche Fallbeschreibung nicht eingeht. Je nach Bearbeitung kann der Teil 2 hinzugenommen werden, der die juristische Aufarbeitung beschreibt[22].
c) Ethisches Problem
   Ein Teil der ethischen Problematik wird aus der Beschreibung unmittelbar deutlich; einige Aspekte müssen aber herausgearbeitet werden.
d) Beteiligte
   Die Patientin Frau Stein, ihr Sohn Herr Stein, der Hausarzt Dr. Terhagen, der Pflegedienstleiter

### Ethischer Problemgegenstand

Sterbehilfe bei nicht Einwilligungsfähigen, Autonomie, mutmaßlicher Wille, Entscheidungsfindung.
- Ist eine Beendigung der Ernährung ethisch zu vertreten?

---

[22] Siehe 16.4.

- Wie kann das Pflegepersonal auf Entscheidungen reagieren, gegen deren Ausführung moralische Einwände bestehen?
- Welche Anforderungen sind an die Hinweise zu stellen, auf deren Grundlage der mutmaßliche Wille ermittelt wird?

## Didaktische Verwendbarkeit

Ein »klassischer« Fall zum Thema Sterbehilfe, für die Pflege deshalb bedeutsam, weil es hier Pflegende sind, die eine Initiative ergreifen.

## Zielgruppen

Zum Thema Sterbehilfe sowohl für die Grundausbildung, als auch im Rahmen von Fortbildungen für Pflegekräfte aus dem Altenpflegebereich oder aus der ambulanten Pflege gut einsetzbar; aber auch für andere Berufsgruppen wie Ärzte, Krankenhausseelsorger.

## Hinweise zur Bearbeitung

Eine sequenzielle Bearbeitung ist hier gut möglich. Man teilt die Fallbeschreibung dann nach der Unterschrift des Arztes und Sohnes und lässt die Teilnehmer diskutieren, ob deren Verhalten moralisch akzeptabel sei. Später bringt man den Rest der Fallbeschreibung. Damit kommen dann die juristischen Fragen ins Spiel, die mit Hilfe der Richtlinien der Bundesärztekammer zur Sterbebegleitung und mit den Leitsätzen des Bundesgerichtshofs beleuchtet werden können. Dabei ist zu beachten, dass die juristischen Fragen nicht die ethischen überdecken.

## 16.2 Gedanken und Anregungen aus der Falldiskussion in der AG

Als die Arbeitsgruppe diese Fallgeschichte diskutierte, waren die folgenden Gerichtsentscheidungen (vgl. S. 103 ff.) noch nicht bekannt.

### Moderationstechnik bei der Bearbeitung des Falls

Gegen den Vorschlag, Einzelthemen (*»Gibt es ein Recht zum Sterben/eine Pflicht zum Leben?«*, *»Wer hat welche Entscheidungskompetenzen?«*, *»Gibt es andere Lö-*

*sungen?«, »Wie kann man den Fall im Ethikunterricht einsetzen?«)* in Kleingruppen zu diskutieren, wurde eine Plenardiskussion vorgezogen. Es wurde keine spezielle Moderationstechnik eingesetzt.

## Gedanken aus der Falldiskussion

In der Gruppe herrschte Einigkeit darüber, dass dem Willen des aufgeklärten und entscheidungsfähigen Patienten auch dann entsprochen werden muss, wenn sich der Patient gegen die Aufnahme oder Weiterführung lebenserhaltender Maßnahmen entscheidet, und dass das grundsätzlich auch dann gilt, wenn dieser Wille nur ein mutmaßlicher ist. Das Selbstbestimmungsrecht des Patienten stehe hierbei nicht im Widerspruch zum Lebensrecht, da aus dem Recht auf Leben keine Pflicht zum Leben abgeleitet werden könne. Kriterien der Lebensqualität dürften nur vom Betroffenen selbst – nicht aber von anderen – für die Entscheidung über einen Behandlungsabbruch oder -verzicht herangezogen werden. Der Fall biete aber auch zwei Probleme: Erstens gibt es kaum Anhaltspunkte für den mutmaßlichen Willen der Patientin. Zweitens ordnen der Sohn und der behandelnde Arzt den Nahrungsentzug an, ohne vorher mit den Pflegekräften darüber gesprochen zu haben.

**Material**

Bundesärztekammer: Richtlinie zur ärztlichen Sterbebegleitung und die Handreichungen für Ärzte im Umgang mit Patientenverfügungen. www.bundesaerztekammer.de

DBfK-Standpunkt: »Die Würde von Menschen im Wachkoma ist unantastbar.« In: Pflege aktuell Heft 7 und 8/1996: 504 f.

Eibach, U.: Tötung durch Verhungern lassen? Ethischer Kommentar zum Fallbericht. In: Zeitschrift für medizinische Ethik 41/1995: 53–57.

Kuhlmann, A.: Entscheidungen für den Tod. Behandlungsverzicht und Sterbehilfe. In: Ders.: Politik des Lebens, Politik des Sterbens. Alexander Fest, Berlin 2001: 173–196.

Opderbecke, H.W., Weißauer, W.: Grenzen der ärztlichen Behandlungspflicht bei irreversibler Bewusstlosigkeit. In: Anästhesiologie und Intensivmedizin 37/1996: 42–49.

Plenter, Ch.: Ethische Aspekte in der Pflege von Wachkoma-Patienten. Orientierungshilfen für eine Pflegeethik. Schlütersche, Hannover 2001.

Rabe, M.: Therapiebegrenzung und Sterbehilfe bei nicht einwilligungsfähigen Patienten. Ein Beitrag aus pflegerischer Perspektive. In: Frewer, A., Winau,

R. (Hrsg.): Ethische Kontroversen am Ende des menschlichen Lebens. Palm und Enke, Erlangen; Jena 2002: 113–131.

## 16.3 Rechtliche Beurteilung der Fallgeschichte mit Anmerkungen von Friedrich Heubel[23]

### Gesamtverlauf des Rechtsstreits

Nachdem das Vormundschaftsgericht die Genehmigung der vorgesehenen Maßnahme – Umstellung von Sondennahrung auf Tee bzw. Einstellung der künstlichen Ernährung – abgelehnt hatte, wurden Arzt und Betreuer von der Staatsanwaltschaft wegen gemeinschaftlichen versuchten Totschlags angeklagt und vom Landgericht Kempten verurteilt, der Betreuer zu 60 Tagessätzen von 80 DM, der Arzt zu 80 Tagessätzen von 80 DM. Die Verurteilten wehrten sich gegen das Urteil durch Revision beim Bundesgerichtshof. Der Bundesgerichtshof hob es durch Urteil vom 13.09.1994 – 1 StR 357/94 (veröffentlicht in NStZ 1995/Seite 80 ff. und NJW 1995/Seite 204 ff.) auf und verwies die Sache an eine andere Strafkammer des Landgerichts zurück. Die Kammer sprach die Angeklagten frei (Az.: 2 Ks 13 Js 13155/93).

### Weitere Details der Fallgeschichte

In dem abschließenden Urteil des Landgerichts Kempten finden sich a) weitere Details der Krankengeschichte von Frau S. und b) Ermittlungsergebnisse zu ihrem mutmaßlichen Willen:

### a) Zur Krankheitsgeschichte von Frau S.

»*Anfang September 1990 erlitt Frau S. einen Herz- und Kreislaufstillstand und wurde nach 12 bis 15 Minuten reanimiert und ins Krankenhaus verbracht. Nach 6-wöchigem Krankenhausaufenthalt wurde sie als 100 %iger Pflegefall in das Heim zurückverlegt. Durch den Herzstillstand war sie irreversibel schwerst geschädigt, nicht ansprechbar, geh- und stehunfähig. Sie befand sich in einem so genannten Koma vigile mit Resten von Schlaf/Wach-Rhythmus. Anfangs reagierte sie noch auf optische und akustische Reize, sowie bei der Mundpflege mit Knurren oder Gesichts-*

---

[23] Die Namenskürzel entsprechen den Abkürzungen der in der Fallgeschichte erfundenen Namen.

*bewegungen. Die Reaktion auf gezielte Schmerzreize (z. B. Druck auf das Brustbein) im März 1993 war eine leichte Lidbewegung. – Sie lag in einer Krampfstellung mit Kontrakturen an den Gliedmaßen im Bett. Seit dem Herzstillstand war sie schluckunfähig und auf künstliche Ernährung und Hydrierung angewiesen, die zunächst über eine Nasensonde erfolgte, welche einige Male replaciert werden musste und im Laufe der Zeit zu Entzündungen und Verwachsungen führte. Wegen dieser aufgetretenen Komplikationen wurde in der Zeit zwischen 18.12. und 24.12.1992 im Krankenhaus in Lokalanästhesie eine perkutane Magensonde (PEG-Sonde) gelegt. ... Die anfangs leicht übergewichtige Patientin magerte bis zum Frühjahr 1993 auf 35 bis 40 kg ab. ... In den 2 _ Jahren (der Behandlung durch Dr. T.) gab es keine Verbesserung des Gesundheitszustands von Frau S. ... In der Folgezeit (nach der Ablehnung der vorgesehenen Maßnahme durch das Vormundschaftsgericht) wurde die Patientin vom Zeugen Dr. N. betreut. Der Zustand von Frau S., die weiterhin künstlich ernährt und hydriert wurde, blieb bis November 1993 unverändert. Nachdem wegen Dislocierung der Sonde am 23.12.1993 im Krankenhaus Kempten eine neue Magensonde placiert wurde, verschlechterte sich der Allgemeinzustand von Frau S., die schließlich – nachdem noch ein Lungenödem aufgetreten war – am 29.12.1993 verstarb. – ... Den festgestellten Sachverhalt haben die Angeklagten in vollem Umfang eingeräumt.«*

## b) Zum mutmaßlichen Willen von Frau S.

Nachdem der Bundesgerichtshof das Landgericht Kempten angewiesen hatte, Tatsachenfeststellungen zur religiösen Überzeugung, den sonstigen persönlichen Wertvorstellungen, der altersbedingten Lebenserwartung, der Belastbarkeit durch Schmerzen und der individuellen Grundeinstellung von Frau S. zu treffen, hörte das Gericht insgesamt 21 Zeugen. Außerdem holte es ein Gutachten zu der Frage ein, ob die vorgesehene Maßnahme zu einem qualvollen Tod geführt haben würde (was der Gutachter verneinte). Das Ergebnis fasste das Gericht wie folgt zusammen:

*»Bei dieser Gesamtschau ergibt sich, dass sich die Äußerungen von Frau S. in den letzten 30 Jahren wie ein roter Faden durch ihr Leben ziehen. Daraus wird eine Grundeinstellung der Patientin deutlich, die sich bis zum Koma im Herbst 1990 nicht geändert hat. Stets hat Frau S. betont, dass sie nicht leiden möchte, nicht an Schläuchen hängen möchte und nicht völlig abhängig von fremder Hilfe sein möchte. Daraus ergibt sich jedenfalls die Grundeinstellung von Frau S., dass sie vor allem auch unter Berücksichtigung der folgenden weiteren Umstände mutmaßlich mit dem Vorgehen der Angeklagten einverstanden war. Aus den Äußerungen der Frau S.*

*gegenüber den Zeugen folgt, dass sie nicht bereit war, jedes Schicksal auf sich zu nehmen. Ihre religiöse Überzeugung war nicht so geprägt, dass dazu der Abbruch lebensverlängernder Maßnahmen in Widerspruch stehen würde. Weiterhin zeigt sich insbesondere aus den Aussagen der Zeugen Dr. B., S. und E. S., dass sie wenig belastbar war. Sie hatte Angst vor schweren Krankheiten und eine völlig unbegründete Tumorfurcht. Diskussionen über Krankheiten verdrängte sie. Schon seit jeher nahm sie viele Tabletten, um mögliche Krankheiten aus dem Weg zu gehen.« Die Zeugen bestätigten z. B. die Bekundung von Frau S. anlässlich einer Fernsehsendung, dass sie »so nicht enden«, »nicht leiden und in Frieden sterben« wolle, im gleichen Sinne habe sie sich beim Tod ihres Ehemannes geäußert, ihr Sohn gab an, er habe mit ihr über die Methoden von Dr. Hackethal diskutiert und sie habe diese unterstützt.«*

## Details der rechtlichen Bewertung

Aus dem Urteil des Bundesgerichtshofs zur Revision der beiden Angeklagten S. und Dr. T. gehen die für die Entscheidung wesentlichen rechtlichen Kriterien hervor:
*»1. a) Zu Recht ist das LG (Landgericht Kempten, F. H.) davon ausgegangen, daß ein Fall der sog. passiven Sterbehilfe nicht vorliegt. Sterbehilfe in diesem Sinne setzt voraus, daß das Grundleiden eines Kranken nach ärztlicher Überzeugung unumkehrbar (irreversibel) ist, einen tödlichen Verlauf angenommen hat und der Tod in kurzer Zeit eintreten wird (zum Begriff vgl. die von der Bundesärztekammer verabschiedeten »Richtlinien für die Sterbehilfe« sowie den Kommentar zu diesen Richtlinien, DtÄrzteBl 1979, 957 ff. = MedR 1985, 38 ff.; aktualisierte Fassung vom Juni 1993, DtÄrzteBl 90 (1993), B-1791, 1792; ähnlich Eser, In: Schönke, Schröder, StGB, 24. Aufl., Vorb. 27 §§ 211 ff.; Kutzer, NStZ 1994, 110 (113)). Ist eine derartige Prognose – insbesondere das Merkmal der unmittelbaren Todesnähe – gegeben, so hat der Sterbevorgang bereits eingesetzt. Erst in diesem Stadium ist es deshalb gerechtfertigt, von Hilfe für den Sterbenden und Hilfe beim Sterben, kurz: von Sterbehilfe zu sprechen. Sie erlaubt dem Arzt den Verzicht auf lebensverlängernde Maßnahmen wie Beatmung, Bluttransfusion oder künstliche Ernährung (vgl. z. B. Richtlinien-Kommentar der Bundesärztekammer, MedR 1985, 39 unter Nr. 2).*
*Im vorliegenden Fall hatte der Sterbevorgang noch nicht eingesetzt. Frau S., war – abgesehen von der Notwendigkeit künstlicher Ernährung – lebensfähig: tatsächlich hat sie nach dem Entschluß der Angekl., die künstliche Ernährung einzustellen, noch über neun Monate – bis 29. 12. 1993 – gelebt. Eine Sterbehilfe im eigentlichen Sinn lag deshalb nicht vor. Vielmehr handelte es sich um den Abbruch einer einzelnen lebenserhaltenden Maßnahme. Auch wenn dieser Vorgang in der Literatur bereits als*

*Sterbehilfe im weiteren Sinne (»Hilfe zum Sterben«; Eser, In: Schönke, Schröder, Vorb. 27 §§ 211 ff. Rdnr. 21 m.w.Nachw.) bezeichnet wird und ein solcher Behandlungsabbruch bei entsprechendem Patientenwillen als Ausdruck seiner allgemeinen Entscheidungsfreiheit und des Rechts auf körperliche Unversehrtheit (Art. 2 II 1 GG) grundsätzlich anzuerkennen ist (Laufs-Uhlenbruck, Hdb. des ArztR, § 132 Rdnr. 28), sind doch an die Annahme des mutmaßlichen Willens erhöhte Anforderungen insbesondere im Vergleich zur Sterbehilfe im eigentlichen Sinne zu stellen. Der Gefahr, daß Arzt, Angehörige oder Betreuer unabhängig vom Willen des entscheidungsunfähigen Kranken, nach eigenen Maßstäben und Vorstellungen das von ihnen als sinnlos, lebensunwert oder unnütz angesehene Dasein des Patienten beenden, muß von vornherein entgegengewirkt werden.*

*b) Hier kommt, da Frau S seit September 1990 infolge ihrer irreversiblen Hirnschädigung zu einer eigenen Entscheidung nicht mehr in der Lage war, nur die Annahme einer mutmaßlichen Einwilligung in Betracht. Sie scheidet jedoch auf der Grundlage der bisherigen Feststellungen aus, weil hinreichend sichere Anhaltspunkte fehlen und die Zustimmung des Pflegers, des Angekl. S., nicht wirksam war.*

*aa) Die acht oder zehn Jahre vor dem maßgebenden Zeitpunkt – März 1993 – unter dem unmittelbaren Eindruck einer Fernsehsendung erfolgte Äußerung der Frau S. »so wolle sie nicht enden«, bietet keine tragfähige Grundlage für eine mutmaßliche Einwilligung zum Behandlungsabbruch. Sie kann einer momentanen Stimmung entsprungen sein. Frau S. hat diese Erklärung den Feststellungen des G. (Landgerichts Kempten, F. H.) zufolge weder schriftlich noch mündlich wiederholt. Ihre eigene Situation im Jahre 1993 konnte sie nicht vorausahnen oder abschätzen. Zwar war ihr Dasein seit September 1990 auf die einfachsten Funktionen reduziert, sie bedurfte künstlicher Ernährung und war infolge ihrer Hirnschädigung zu einer zwischenmenschlichen Kontaktaufnahme nicht mehr in der Lage, so daß ihr Leben ihrer Umgebung als sinnlos erscheinen mochte. Dieser Umstand rechtfertigt jedoch für sich allein die Annahme einer mutmaßlichen Einwilligung der im übrigen lebensfähigen Patientin in den alsbald zum sicheren Tod führenden Behandlungsabbruch nicht.*

*bb) An diesem Ergebnis ändert auch die Tatsache nichts, daß der Angekl. S. als Sohn und zugleich als Pfleger der Kranken dem Behandlungsabbruch zugestimmt hat.*
*Nach § 1904 BGB i.d.F. des Betreuungsgesetzes vom 12. 9. 1990 (BGBl I, 2002) bedarf der Betreuer zur Wirksamkeit seiner Einwilligung in bestimmte ärztliche Maßnahmen der Genehmigung des VormG. Allerdings ist die Vorschrift auf den – tödlich verlaufenden – Behandlungsabbruch nicht unmittelbar anwendbar; denn nach ihrem Wortlaut umfaßt sie nur aktive ärztliche Maßnahmen wie Untersuchungen, Heilbehandlungen oder ärztliche Eingriffe. Nach ihrem Sinn und Zweck muß*

*sie jedoch in Fällen der Sterbehilfe jedenfalls dann – erst recht – entsprechend anzuwenden sein, wenn die ärztliche Maßnahme in der Beendigung einer bisher durchgeführten lebenserhaltenden Behandlung besteht und der Sterbevorgang noch nicht unmittelbar eingesetzt hat. Wenn schon bestimmte Heileingriffe wegen ihrer Gefährlichkeit der alleinigen Entscheidungsbefugnis des Betreuers entzogen sind, dann muß dies um so mehr für Maßnahmen gelten, die eine ärztliche Behandlung beenden sollen und mit Sicherheit binnen kurzem zum Tode des Kranken führen (ebenso Kutzer, NStZ 1994, 114).*
*Da der Angekl. S die danach notwendige Genehmigung des VormG nicht eingeholt hatte, war seine Anfang März 1993 gegenüber dem Angekl. Dr. T erklärte Zustimmung zur Einstellung der künstlichen Ernährung schon deshalb unwirksam.*
*2. ... Dabei geht sie (die Strafkammer des Landgerichts Kempten, F. H.) von der vom Senat (des Bundesgerichtshofs, F. H.) abgelehnten Rechtsansicht aus, daß zulässiges Sterbenlassen (auch) in einem Fall wie dem vorliegenden von vornherein ausscheide und es insofern auf eine mutmaßliche Einwilligung des entscheidungsunfähigen Patienten überhaupt nicht ankomme.*
*a) Der Senat ist der Auffassung, daß angesichts der besonderen Umstände des hier gegebenen Grenzfalles ausnahmsweise ein zulässiges Sterbenlassen durch Abbruch einer ärztlichen Behandlung oder Maßnahme nicht von vornherein ausgeschlossen ist, sofern der Patient mit dem Abbruch mutmaßlich einverstanden ist. Denn auch in dieser Situation ist das Selbstbestimmungsrecht des Patienten zu achten (vgl. BGHSt 32, 367 (379) = NJW 1984, 2639; BGHSt 35, 246 (249) = NJW 1988, 2310; BGHSt 37, 376 (378 f.) = NJW 1991, 2357), gegen dessen Willen eine ärztliche Behandlung grundsätzlich weder eingeleitet noch fortgesetzt werden darf.*
*Das LG ist diesem Gesichtspunkt nicht nachgegangen, weil es die Voraussetzungen einer – zulässigen – Sterbehilfe insgesamt verneint und ihm deshalb keine Bedeutung beigemessen hat. Diese Betrachtungsweise ist zu eng; sie wird den besonderen Gegebenheiten des vorliegenden Falles nicht hinreichend gerecht.*
*An die Voraussetzungen für die Annahme eines solchen mutmaßlichen Einverständnisses des entscheidungsunfähigen Patienten sind – im Interesse des Schutzes menschlichen Lebens – in tatsächlicher Hinsicht allerdings strenge Anforderungen zu stellen. Entscheidend ist der mutmaßliche Wille des Patienten im Tatzeitpunkt, wie er sich nach sorgfältiger Abwägung aller Umstände darstellt. Hierbei sind frühere mündliche oder schriftliche Äußerungen des Kranken ebenso zu berücksichtigen wie seine religiöse Überzeugung, seine sonstigen persönlichen Wertvorstellungen, seine altersbedingte Lebenserwartung oder das Erleiden von Schmerzen (vgl. BGHSt 35, 246 (249) = NJW 1988, 2310). Objektive Kriterien, insbesondere die Beurteilung einer Maßnahme als gemeinhin »vernünftig« oder »normal« sowie den Interessen eines*

*verständigen Patienten üblicherweise entsprechend, haben keine eigenständige Bedeutung; sie können lediglich Anhaltspunkte für die Ermittlung des individuellen hypothetischen Willens sein.*

*Lassen sich auch bei der gebotenen sorgfältigen Prüfung konkrete Umstände für die Feststellung des individuellen mutmaßlichen Willens des Kranken nicht finden, so kann und muß auf Kriterien zurückgegriffen werden, die allgemeinen Wertvorstellungen entsprechen. Dabei ist jedoch Zurückhaltung geboten; im Zweifel hat der Schutz menschlichen Lebens Vorrang vor persönlichen Überlegungen des Arztes, des Angehörigen oder einer anderen beteiligten Person. Im Einzelfall wird die Entscheidung naturgemäß auch davon abhängen, wie aussichtslos die ärztliche Prognose und wie nahe der Patient dem Tode ist: je weniger die Wiederherstellung eines nach allgemeinen Vorstellungen menschenwürdigen Lebens zu erwarten ist und je kürzer der Tod bevorsteht, um so eher wird ein Behandlungsabbruch vertretbar erscheinen (vgl. BGHSt 35, 246 (250) = NJW 1988, 2316).*

*Der Senat kann nicht ausschließen, daß weitere Feststellungen möglich sind, die eine andere Beurteilung ... zur mutmaßlichen Einwilligung der Patientin ... geboten erscheinen lassen. Das angefochtene Urteil war daher insgesamt aufzuheben und die Sache zu neuer Verhandlung und Entscheidung zurückzuverweisen. Der neu zur Entscheidung berufene Tatrichter wird dabei insbesondere zu prüfen haben, ob über die bisher bekannten, nicht ausreichenden Umstände hinaus – zumindest aus der Sicht der Angekl. – weitere Anhaltspunkte für eine mutmaßliche Einwilligung der Frau S. vorgelegen haben. Hierbei wird die StrK (Strafkammer, F. H.) vor allem, aber nicht nur auf die in den Richtlinien der Bundesärztekammer genannten Kriterien abzustellen haben.«*

## Die Leitsätze des Urteils des Bundesgerichtshofs:

*»1. Bei einem unheilbar erkrankten, nicht mehr entscheidungsfähigen Patienten kann der Abbruch einer ärztlichen Behandlung oder Maßnahme ausnahmsweise auch dann zulässig sein, wenn die Voraussetzungen der von der Bundesärztekammer verabschiedeten Richtlinien für die Sterbehilfe nicht vorliegen, weil der Sterbevorgang noch nicht eingesetzt hat. Entscheidend ist der mutmaßliche Wille des Kranken.*

*2. An die Voraussetzungen für die Annahme eines mutmaßlichen Einverständnisses sind strenge Anforderungen zu stellen. Hierbei kommt es vor allem auf frühere mündliche oder schriftliche Äußerungen des Patienten, seine religiöse Überzeugung, seine sonstigen persönlichen Wertvorstellungen, seine altersbedingte Lebenserwartung oder das Erleiden von Schmerzen an.*

*3. Lassen sich auch bei der gebotenen sorgfältigen Prüfung konkrete Umstände für die Feststellung des individuellen mutmaßlichen Willens des Kranken nicht finden, so kann und muß auf Kriterien zurückgegriffen werden, die allgemeinen Wertvorstellungen entsprechen. Dabei ist jedoch Zurückhaltung geboten; im Zweifel hat der Schutz menschlichen Lebens Vorrang vor persönlichen Überlegungen des Arztes, eines Angehörigen oder einer anderen beteiligten Person.«*

# 17 Der Klaps

## 17.1 Die Fallgeschichte

Die 76-jährige Frau Menge lebt seit zwei Jahren in einem Altenpflegeheim. (Seniorenresidenz, gehobenes Preisniveau). Sie leidet unter Parkinson und braucht viel pflegerische Hilfe. Frau Menge ist als schwierige Patientin bekannt, weil sie öfter unfreundlich und unzufrieden ist und gelegentlich beleidigende Bemerkungen macht.

Silvia, eine erfahrene und im Allgemeinen sorgfältig arbeitende Krankenpflegehelferin, badete Frau Menge am Morgen. Nachdem die Anstrengung des Badens vorbei war und Silvia Frau Menge half sich hinzustellen, damit sie ihr die Unterwäsche hochziehen konnte, sagte Frau Menge mit nörgeliger Stimme: »Natürlich tun mir wieder alle Knochen weh. Das kommt davon, wenn eine Hilfskraft eine so kranke Frau wie mich badet. Das dürfte gar nicht erlaubt sein. Und richtig abtrocknen kann man hier auch nicht, ich bin an den Beinen noch halb nass. Ein richtiges Pack arbeitet hier, nur verdienen an den alten Leuten und nichts Richtiges leisten.«

Bei Silvia brannte in diesem Moment eine Sicherung durch. Ohne zu überlegen gab sie Frau Menge einen Klaps hintendrauf und sagte empört: »Das ist doch nicht zu glauben, was ich mir hier anhören muss!«

Frau Menge verstummte verblüfft. Silvia wusste auch nichts mehr zu sagen und begleitete Frau Menge schweigend zurück in ihr Zimmer.

Danach suchte sie gleich die Stationsschwester auf und erzählte ihr, was geschehen war.

*Die Fallgeschichte steht als Skizze mit etwas anderem Focus in Tschudin, Verena (1988): Ethik in der Krankenpflege, S. 93, und wurde von M. Rabe überarbeitet und mit dem Titel versehen.*

## 17.2 Matrix

### Art der Geschichte

a) Erzählperspektive
   Bericht in der dritten Person.

b) Ausführlichkeit
Prägnant geschilderte Situation mit den wesentlichen ethischen Elementen.
c) Ethisches Problem
Das ethische Problem wird offen angesprochen; zusätzlich müssen einige ethische Aspekte herausgearbeitet werden.
d) Beteiligte
Patientin Frau Menge, Krankenpflegehelferin Silvia, Stationsleitung.

## Ethischer Problemgegenstand

Gewalt in der Pflege, Professionalität, Umgang mit Fehlern
- Wie sollen sich Pflegende gegenüber Patienten verhalten, die sie beleidigen?
- Wie soll sich die Leitung zum Fehlverhalten ihrer Mitarbeiterin und zu der Patientin stellen?
- Sollte Silvia bestraft werden?

## Didaktische Verwendbarkeit

Sensibilisierung für die Themen:
- Rechte und Pflichten.
- Gewalt in der Pflege.
- Umgang mit schwierigen Patienten.

## Zielgruppen

- Aus- und Fortbildung von Pflegenden
- Stations-, Pflegedienst- und Heimleitungen

## Hinweise zur Bearbeitung

Der Fall wird überwiegend als sehr praxisnah empfunden: fast alle Pflegenden haben schon einmal eine solche Situation erlebt, in der sie Mühe hatten, sich zu beherrschen. Bei entsprechender Zielgruppe kann die Diskussion auf die Frage ausgedehnt werden, wie sich die Leitung zu dieser Situation verhalten sollte. Unabhängig davon führt die Frage: »*Sollte S. bestraft werden?*« zur Dimension von Richtig und Falsch und damit in die moralische Dimension des Falls.

## 17.3 Gedanken und Anregungen aus der Falldiskussion in der AG Moderationstechnik bei der Bearbeitung des Falls

Die Falldiskussion erfolgte entlang des Reflexionsmodells von *Rabe*[24] mit folgenden Schritten:
- Spontane Reaktionen.
- Perspektive der an der Situation Beteiligten.
- Alternative Handlungsmöglichkeiten.
- Frage nach dem ethischen Problem, den betroffenen Werthaltungen und Verantwortungsebenen.
- Konsens und Dissens.

### Gedanken aus der Falldiskussion

Bei der Diskussion der Rolle von Silvia erhob sich die Frage nach dem professionellen Umgang mit Parkinson-Patienten und ob eine Krankenpflegehelferin aufgrund ihrer Ausbildung in der Lage ist, deren Situation richtig einzuschätzen.

Bei den alternativen Handlungsmöglichkeiten wurde der zunächst erheiternd wirkende Vorschlag einer paradoxen Intervention gemacht. Auf die Aussage von Frau Menge: »… *nur verdienen an den alten Leuten* …« könnte Silvia erwidern: »*Stimmt, ich bin ja auch eine von denen, die hier jeden Tag mit dem Porsche vorfahren.*« Dies könnte bei Frau Menge Verblüffung auslösen und entweder die Möglichkeit öffnen, dass man gemeinsam lacht und damit ihrem Angriff die Schärfe genommen ist oder dass sie erkennt, wie absurd zumindest die Anschuldigung des »Verdienens« in Bezug auf Silvia ist. Die moralische Stärke dieser Intervention könnte sein, dass ein Zurechtweisen der Patientin vermieden wird.

Allerdings gab es in unserer Gruppe unterschiedliche Einschätzungen darüber, ob nicht auch Frau Menge konfrontiert oder in ihre Grenzen gewiesen werden sollte.

---

[24] S. 131–144

**Material**

Elsbernd, A., Glane, A.: Ich bin doch nicht aus Holz. Wie Patienten verletzende und schädigende Pflege erleben. Ullstein Mosby, Berlin; Wiesbaden 1996.

Gröning, K.: Das zerbrochene Ideal – Über Ethik und Gewalt in der Pflege. In: Wiesemann, C. et al.: Pflege und Ethik. Kohlhammer, Stuttgart 2003: 139–152.

Gröning, K.: Entweihung und Scham. Grenzsituationen in der Pflege alter Menschen. Mabuse, Frankfurt am Main 2000.

Hirsch, R. D., Fussek, C. (Hrsg.): Gewalt gegen pflegebedürftige alte Menschen in Institutionen: Gegen das Schweigen. Berichte von Betroffenen. Bonner Schriftenreihe »Gewalt im Alter«. Band 4, 3. Auflage, 2001.

Köberich, St.: Darf man einen Patienten gegen seinen Willen mobilisieren? In: Intensiv 12, 2004: 134–138.

Meyer, M.: Gewalt gegen alte Menschen in Pflegeeinrichtungen. Huber, Bern, Göttingen, Toronto, Seattle, 1998.

Rabe, M.: Übergriffe, Zwang und Gewalt in der Pflege – eine Betrachtung aus ethischer und professioneller Perspektive. In: Wiesemann, C. et al.: Pflege und Ethik. Kohlhammer, Stuttgart 2003: 107–121.

# 18  Herr Kosting

## 18.1  Die Fallgeschichte

Herr Kosting hatte ein gutes Leben. Als 82-Jähriger ist er mittlerweile schon fast 20 Jahre pensioniert. Er galt als erfolgreicher Geschäftsmann. In den vergangenen Jahren hat er seine zahlreichen Hobbys und Kontakte genossen. Nun liegt er mit Prostatakrebs in fortgeschrittenem Stadium im Krankenhaus. Metastasen haben sein Knochengewebe befallen und infolge einer Wirbelverschiebung im Rücken sind seine Beine teilweise gelähmt. Von einer Zytostatika-Behandlung ist nichts mehr zu erwarten, die Behandlung ist insbesondere auf Schmerzlinderung und die Prophylaxe von Frakturen und Dekubiti gerichtet. Ärzte und Krankenschwestern gehen davon aus, dass er nicht mehr lange zu leben hat.

Herr Kosting selbst fühlt sich todmüde und leidet unter Übelkeit. Durch die Medikamente ist er oft schläfrig und verwirrt. Zwischendurch verhält er sich wiederholt »aufsässig«, will raus, lehnt die Nahrungsaufnahme ab und widersetzt sich der Pflege. Kommunikation mit ihm ist kaum möglich. Er scheint häufig Angst zu haben, schaut dann wild um sich und ruft nach seiner (vor vielen Jahren verstorbenen) Frau.

Während der Besuchszeit entdeckt der einzige Sohn von Herrn Kosting, dass sein Vater ans Bett fixiert wurde. Völlig entrüstet spricht er daraufhin die Krankenschwester Beate an, die ihm erklärt, dass dies notwendig sei, weil Herr Kosting immer wieder aufstehen will. »*Es wäre wirklich unverantwortlich, das zuzulassen. Er weiß nicht mehr, was er tut, er würde sicherlich hinfallen und sich etwas brechen und wir können auch nicht den ganzen Tag bei ihm sein! Nachts sichern wir auch sein Bett, zur Sicherheit, denn er ist so unruhig.*«

Der Sohn hat hierfür überhaupt kein Verständnis. »*Natürlich ist er unruhig, wenn ihr ihn fesselt! Das könnt ihr einem Menschen, der sein Leben lang aktiv war, doch nicht antun. Bis vor kurzem wohnte er noch selbstständig zu Hause. Abgesehen davon hat er Angst in engen Räumen, seitdem er in einem Aufzug eingeschlossen gewesen ist. Ich finde das alles unmenschlich und verlange, dass ihr euch etwas anderes einfallen lasst. Wenn er ab und zu aufstehen darf, wird er bestimmt ruhiger.*«

Schwester Beate erklärt noch einmal, dass der Bewusstseinszustand, die körperliche Schwäche und die Knochenmetastasen des Vaters es erforderlich machen, dass er im Bett bleibe. Schließlich verspricht sie, es erneut im Pflegeteam zur Sprache zu bringen.

*(Quelle: Veatch & Fry, Case Studies in Nursing Ethics. J.B.Lippincott, 1987. Bearbeitung durch Irmgard Hofmann)*

## 18.2 Matrix

### Art der Geschichte

a) Erzählperspektive
Fall aus der Literatur, in der dritten Person erzählt.
b) Ausführlichkeit
Kurze, übersichtliche Schilderung, die wesentliche ethische Elemente enthält.
c) Ethisches Problem
Das moralische Problem wird offen angesprochen.
d) Beteiligte
Patient Herr Kosting, dessen Sohn, Krankenschwester Beate

### Ethischer Problemgegenstand

Würde des Menschen, Autonomie und Fürsorge, Verantwortung.
- Welche Rolle spielt Autonomie im Falle von Verwirrtheit und Verletzungsrisiko?
- Unter welchen Bedingungen lassen sich Zwangsmaßnahmen ethisch rechtfertigen?

### Didaktische Verwendbarkeit

- Sensibilisierung für wichtige emotionale Aspekte ethischer Reflexion bei anscheinend korrekter pflegerischer/ärztlicher Arbeitsweise.
- Verantwortlicher Umgang mit verwirrten Menschen (und deren Angehörigen).
- Anstoß zum Nachdenken über Handlungsalternativen – Ziel professioneller Arbeit?

### Zielgruppen

- Pflegende und Ärzte in allen Bereichen mit direkten Patientenkontakten, insbesondere im stationären Bereich der Kranken- und Altenpflege.
- Pflegeschüler/innen ab dem 2. Ausbildungsjahr.

- Auch geeignet für interdisziplinäre Workshops, bei denen die Würde kranker/alter Menschen thematisiert werden soll.

## Hinweise zur Bearbeitung

Patientenfixierung gehört – trotz der rechtlichen Einschränkungen – zu einem weit verbreiteten Alltagshandeln in der Pflege (besonders Bettgitter). Das rechtliche Sicherheitsbedürfnis der Pflege, bei Stürzen nicht zur Rechenschaft gezogen zu werden, ist oft größer als die Einhaltung des Betreuungsrechts. Hinweise von Angehörigen werden leicht als unzulässige Einmischung verstanden und lösen nicht selten Aggressionen aus – auch im Rahmen einer Fallgeschichte.

## 18.3 Gedanken und Anregungen aus der Falldiskussion in der AG
### Moderationstechnik bei der Bearbeitung des Falls[25]

Das zugrunde gelegte Konzept zur Fallmoderation lässt sich skizzenartig wie folgt zusammenfassen:
1. Phase:
    Spontane Wahrnehmung und Reaktionen (ohne Wertung) auf den Fall sammeln.
2. Phase:
    Aufteilung der Gruppe in drei Untergruppen (etwa 10 Minuten), in denen die Sicht von Herrn Kosting selbst, seinem Sohn und der Krankenschwester/Team getrennt Gegenstand sein soll; anschließend Sammeln der Ergebnisse in der Gruppe, dabei sortieren, welche Wertvorstellungen die jeweiligen Betroffenen haben.
3. Phase:
    Die ethische Frage, den moralischen Konflikt herausarbeiten, Wertvorstellungen, Prinzipien besprechen und gewichten.

---

[25] Dieser Fall wurde im Rahmen einer Tagung an der Evangelischen Akademie Arnoldshain (»Ethik-Unterricht in der Krankenpflegeschule. Methoden – Theorien – Praxis« der AG Pflege und Ethik, April 2002) in Form von arbeitsgleicher Gruppenarbeit unter Moderationsleitung diskutiert.
Publiziert in: Akademie für Ethik in der Medizin e.V. (Hrsg.)/*Arbeitsgruppe »Pflege und Ethik«* (2002): Ethik-Theorie im Pflegeunterricht »Mein Wille geschehe …!?« Die Pflege im Spannungsfeld von Autonomie und Fürsorge.

4. Phase:
Klären, welches Pflegeziel verfolgt werden kann/soll und dazu möglichst konkrete Handlungsmöglichkeiten erarbeiten.
5. Phase:
Entscheidungsfindung, Votum herbeiführen.
Welche Begründungen gibt es für welche gedachte Vorgehensweise?
6. Metadiskussion (ca. 30 Minuten)
Gelegenheit für die Teilnehmenden, den tatsächlichen Diskussionsverlauf sowie das Konzept der Fallmoderation zu besprechen[26].

In den einzelnen Gruppen (insgesamt 3) wurde der Diskussionsverlauf durch eine weitere Person – neben dem Moderator – mittels Protokoll dokumentiert. Die Aufzeichnungen zeigen unterschiedliche Verläufe. Zu bemerken ist ebenfalls, dass mehr als 1,5 Stunden eingeplant werden müssen, um alle oben genannten Phasen der Diskussion zu durchlaufen.

## Gedanken aus der Falldiskussion

- Inwiefern lassen sich Pflegende zu »vorschnellen« Lösungen – hier die Fixierung des verwirrten Patienten – hinreißen und bevorzugen eine pragmatische Konfliktentschärfung anstatt sich einer eingehenden gemeinsamen Reflexion des Konfliktes zu stellen?
- Was bedeutet in diesem Beispiel »Fürsorge der Pflegenden«?
- Inwiefern vermischen sich hier Aspekte der Sicherheit mit dem Prinzip der Fürsorge?
- Was verhindert, sich in die Rolle des Sohnes/Patienten einzufühlen, »Zuwendung« zu zeigen?
- Inwiefern führt mangelnde Kommunikation zu einem ethischen Konflikt?
- Wie lässt sich das Verhältnis von Autonomie und Fürsorge in diesem Fall klären?

**Material**
Akademie für Ethik in der Medizin e.V. (Hrsg.)/Arbeitsgruppe »Pflege und Ethik« (verantwortlich): Ethik-Theorie im Pflegeunterricht »Mein Wille geschehe …!?« Die Pflege im Spannungsfeld von Autonomie und Fürsorge.

---

[26] siehe Literatur in Anmerkung 1, S. 25.

Dokumentation des Ethik-Seminars vom 19.–21. April 2002 in Arnoldshain. AEM-Broschüre Göttingen 2002. Die Broschüre kann angefordert werden über E-Mail: info@aem-online.de oder über FAX der Akademie für Ethik in der Medizin: (0551) 39-3996.

Bobbert, M.: Patientenautonomie und Pflege. Begründung und Anwendung eines moralischen Rechts. Campus, Frankfurt am Main 2002.

Hiss, B., Rufer, F., Ruthmann, U. et al.: Fallgeschichten Gewalt. Anfänge erkennen, Alternativen entwickeln. Vincentz, Hannover 2000.

*In diesem Buch gibt es eine Reihe von Beispielen die ebenso das Spannungsverhältnis von Autonomie und Fürsorge zeigen und »voreilige« Handlungen erkennen lassen, die sich nicht selten als unterschiedliche Formen von »Gewalt« identifizieren lassen.*

Gröning, K.: Das zerbrochene Ideal – Über Ethik und Gewalt in der Pflege. In: Wiesemann, C. et al.: Pflege und Ethik. Kohlhammer, Stuttgart 2003: 139–152.

Gröning, K.: Entweihung und Scham. Grenzsituationen in der Pflege alter Menschen. Mabuse, Frankfurt am Main 2000.

Hirsch, R. D., Fussek, C. (Hrsg.): Gewalt gegen pflegebedürftige alte Menschen in Institutionen: Gegen das Schweigen. Berichte von Betroffenen. Bonner Schriftenreihe »Gewalt im Alter«. Band 4, 3. Auflage, 2001.

Köberich, St.: Darf man einen Patienten gegen seinen Willen mobilisieren? In: Intensiv 12, 2004: 134–138.

Kohlen, H.: Therapieabbruch. Pflege im ethischen Konflikt. In: Heilberufe. Das Pflegemagazin Heft 4/2003: 14–16.

*Dieser Beitrag beschäftigt sich mit dem Thema mangelnde Kommunikation sowie einem mangelnden ethischen Reflexionsraum im klinischen Alltagspraxis.*

Rehbock, T.: Autonomie – Fürsorge – Paternalismus. Zur Kritik (medizin)-ethischer Grundbegriffe. In: Ethik in der Medizin 14/2002: 131–150.

Rabe, M.: Übergriffe, Zwang und Gewalt in der Pflege – eine Betrachtung aus ethischer und professioneller Perspektive. In: Wiesemann, C. et al.: Pflege und Ethik. Kohlhammer, Stuttgart 2003: 107–121.

# 19 Arbeitseinteilung im Frühdienst

## 19.1 Die Fallgeschichte

»Ulli ist Schüler auf einer internistischen Station und hat Frühdienst. Die Stationsleitung, Schwester Claudia, teilt morgens nach der Übergabe die Arbeit ein. Sie sagt: »*Es sind zehn Patienten zu waschen. Du Ulli, gehst erst mal nach Zimmer 14 zu Frau Merkel, Britta und Harry betten durch und fangen an, die anderen Patienten zu waschen. Heute ist zügiges Arbeiten angesagt, wir sind wieder nur zu viert.*« Ulli sagt: »*Zügiges Arbeiten – ja. Aber du weißt ja, wie Frau Merkel ist.*« (Frau Merkel ist eine Patientin mit einer Halbseitenlähmung und einer Sprachstörung. Sie gilt als schwierige Patientin, ist nicht besonders kooperativ, wehrt sich oft gegen die Mundpflege (sie hat einen Soor), und sträubt sich auch immer dagegen, wenn sie rausgesetzt werden soll. Wenn das Pflegepersonal sie dazu aktivieren soll, die Tätigkeiten, die sie allein verrichten kann, auch selbst durchzuführen, so dauert das immer recht lange. Zudem versteht man sie sehr schlecht, und es dauert eben immer eine ganze Zeit, bis man weiß, was sie möchte). Britta sagt: »*Ja, stimmt. Aber wenn Harry und ich uns beim Betten beeilen, schaffen wir das schon.*« Harry sagt: »*Nein Ulli. Du musst dich eben auch beeilen. So viel Zeit ist einfach nicht. Das kann doch nicht alles an uns hängen bleiben. Heute ist Visite, die Blutdrücke müssen vorher gemessen werden, und das Labor wird sich bedanken, wenn das Blut wieder so spät runter kommt. Außerdem kommen sonst die anderen Patienten auch zu kurz, wenn wir so hetzen müssen.*«
(Quelle: Kersting, K.: Berufsbildung zwischen Anspruch und Wirklichkeit. Eine Studie zur moralischen Desensibilisierung. 2003, S. 23)

## 19.2 Matrix

### Art der Geschichte

a) Erzählperspektive
   In der dritten Person.
b) Ausführlichkeit
   Prägnante Problemschilderung in Form eines Dialogs bei der Übergabe.
c) Ethisches Problem
   Da die Situation eine sehr alltägliche ist, erschließt sich das ethische Problem erst durch näheres Hinterfragen.

d) Beteiligte

Der Krankenpflegeschüler Ulli, die Krankenschwester Britta, der Krankenpfleger Harry, die Stationsschwester Claudia und die Patientin Frau Merkel

## Ethischer Problemgegenstand

Patientenorientierung vs. Stationsroutine, Verantwortung, institutionell-strukturelle Einflüsse auf den Handlungsspielraum der Einzelnen.
- Darf der Schüler dem zuwider handeln, was er über aktivierende Pflege von Patienten mit Apoplex gelernt hat?
- Darf Harry von dem Schüler fordern, er müsse sich beeilen?
- Welche Verantwortung hat die Stationsleitung Schwester Claudia?

## Didaktische Verwendbarkeit

Hier wird ein alltägliches Dilemma der Pflege angesprochen, dass oft genug für die Stationsroutine (gegen individuelle Patientenbedürfnisse) entschieden wird. Durch die Hinterfragung kann es bewusst gemacht werden und es können Handlungsideen entwickelt werden. Ziel der Falldiskussion kann es sein, alle Beteiligten zu ermutigen, nicht vor der »Anstaltsroutine« zu kapitulieren, sondern kreativ nach anderen Möglichkeiten zu suchen, die eventuell auch die institutionelle Ebene einbeziehen.

## Zielgruppen

- Schülerinnen kennen das Problem aus Erfahrung. Für sie kann es ermutigend sein, es einmal zu analysieren.
- Es kann aber auch mit Stationsleitungen und Lehrkräften als Verantwortliche für die Ausbildung diskutiert werden.

## Hinweise zur Bearbeitung

Da der Fall so alltäglich ist, besteht die Gefahr, in Klagen über schlechte Rahmenbedingungen und die Unvereinbarkeit von Theorie und Praxis hängen zu bleiben. Durch das differenzierte Herausarbeiten der ethischen Probleme wird eine neue Perspektive jenseits der normativen Kraft des Faktischen einbezogen.

## 19.3 Gedanken und Anregungen aus der Falldiskussion in der AG
## Moderationstechnik bei der Bearbeitung des Falls

Hier fand in der AG keine sehr lange Falldiskussion statt, sondern nur ein zeitlich begrenztes Brainstorming, um die wesentlichen Eindrücke für eine mögliche Nutzung im Unterricht zu erfassen. Dieser Weg bietet sich an, um in der Unterrichtsvorbereitung in kurzer Zeit ein breiteres Spektrum von inhaltlichen Themen und ethischen Fragestellungen in den Blick zu bekommen. Das kurze Gespräch in einer Gruppe mindert die Gefahr, die Thematik eines Falles einseitig zu sehen, die auftreten kann, wenn man einen Fall allein auswählt. Ein Brainstorming mit anderen schützt so besser vor möglichen Überraschungen im Unterricht.

### Gedanken aus der Falldiskussion

Was fällt an der Situation auf?
- Es fällt auf, dass es jemand als zu bedenkenden Fall aufgeschrieben hat, denn es geht immer so zu und entspricht der Realität.
- Es herrscht großer Druck im Team, schematisierte Abläufe und Dienstleistungsorientierung (Visite, Labor) bestimmen den Tag. Das führt zu einem Tunnelblick.
- Kann man einmal alles herumdrehen und das Labor warten lassen?
- Muss Frau Merkel wirklich zu diesem Zeitpunkt versorgt werden?

Wo liegt das ethische Problem?
- Der Schüler steht in einem Dilemma. Er lernt etwas im Unterricht, wird aber in der Umsetzung behindert.
- Was tut Schwester Claudia? Welche Verantwortung hat sie? Es ist eine Leitungsaufgabe, die Arbeit anders zu verteilen.

# 20 Intensivstation – Aus dem Tagebuch einer Ehefrau

## 20.1 Vorbemerkung

Der 68-jährige Herr Manz erkrankte nach einer Reise zu einem Symposium in Prag und wurde wenige Tage später notfallmäßig in ein Krankenhaus eingewiesen. Nach Intervention eines befreundeten Ärzteehepaares gelang es seiner Frau, ihn in die Universitätsklinik verlegen zu lassen, wo er zwei Jahre zuvor bereits behandelt worden war. Dort wird er beatmet, mehrfach extubiert und reintubiert.

## 20.2 Auszüge aus dem Tagebuch

Eine Schwester kommt, auch in blau, in einem blauen Hosenanzug. »Sie dürfen kommen!« Ich darf. Ich habe die Erlaubnis, nicht nur zu den Besuchszeiten zu kommen. Der Oberarzt Dr. Merz, der mir mitteilte – was ich wusste – wie kritisch der Gesundheitszustand meines Mannes sei, war zuvorkommend. Ich dankte ihm sehr, er lächelte huldvoll, nicht unfreundlich. Ich sagte ihm, dass die Schwestern und Pfleger mich oft vergessen. *»Sie vergessen, dass ich warte und warte.«*
Er sagte: *»Sie haben viel zu tun.«*
Ich kratzte meinen klein gewordenen Mut zusammen: *»Ich werde oft scharf zurückgewiesen, keine Besuchszeit, Sie stören.«*
»Ach«, lächelte er, *»auch wir Ärzte haben unsere Schwierigkeiten mit dem Personal. Es gibt so Absprachen zwischen uns und den Pflegenden.«*
Ich bedankte mich nochmals für sein Entgegenkommen, für die geschenkte Zeit. Es waren drei Minuten im Gang.
Ich darf für ihn da sein, stehe oder sitze still an seinem Bett, morgens sehr früh und abends spät, auch tagsüber – aber immer wieder muss ich ins Besuchszimmer, warten. Nicht nur wenn Visite ist, wenn notwendige medizinische Anwendungen geschehen. Wenn er gewaschen wird, muss ich gehen. *»Es ist besser so«*, sagt die junge Schwester, die mit ihrem Kollegen schäkert.
Wie gut wäre für meinen Mann und mich dieses Stück Normalität. Sie tun ihre Arbeit und reden fröhlich miteinander. Gut so. Aber wir, mein Mann und ich, sind ausgeschlossen. *»Es ist besser so.«* Für wen?

Sie wissen nicht, können es nicht wissen, dass mein Mann so viel Verständnis hat für junge Leute, dass eine Kinderschar in unserem Haus groß wurde und die heute erwachsenen Töchter und Söhne häufig bei uns sind und wir viel mit ihnen sprechen und lachen. Sie wissen nicht, dass mein Mann und ich jahrzehntelang für und mit jungen Menschen arbeiteten...
Sie schicken mich einfach vor die Tür. *»Es ist besser so.«*
Einem Kind würde ich es erklären. Warum darf ich nicht still in der Ecke stehen, ihm dann und wann zulächeln, weil ich weiß, er hat es nicht gut gelernt, sich in allem helfen zu lassen. Er ist so hilflos.
Ich schleiche ins Besuchszimmer, nehme mir gekränkt vor, es den Pflegern zu sagen, was ich nicht gut finde, dass ich doch kein Voyeur bin, sondern sein Frau, die vierzig Jahre mit ihm zusammenlebte, dass ich vielleicht auch etwas helfen könnte, sie selbst ein wenig entlasten. Ich wollte sie fragen, ob sie es nicht in der Ausbildung gelernt haben, dass Angehörige wichtig sind für Schwerkranke. Sollte ich ihnen von der Hospizarbeit erzählen, die mir seit Jahren so wichtig ist? Wollen sie das überhaupt wissen?
Ich schlucke meine aufsteigenden Tränen, kaue die Vorwürfe weg und gehe viel später – mehr als eine Stunde – wieder an sein Intensivbett mit all den Schläuchen. Er schaut mich zärtlich an und lächelt. Die Schwester sagt: *»Sie dürfen jetzt.«* Und ich sage *»danke«*.
Ich stehe an der Pforte, die zur Intensivstation führt. Heute ging der Aufzug. Ich muss die Zahlen 2 und 6 drücken, ein kleines, rotes Licht, ein greller Piepston, 20, 30, 50 Sekunden.
»Ja, bitte?«
Ich sage wie immer meinen Namen und wie jedes Mal: *»Ich möchte bitte zu meinem Mann.«*
*»Wie«*, sagt die Stimme, *»so früh?«* Es ist 6 Uhr morgens.
Ich: *»Ich habe die Erlaubnis von Dr. Merz.«*
Die Stimme: *»Ihr Mann schläft.«*
Ich: *»Ich werde ihn nicht wecken.«*
Da wird mir die Tür geöffnet. Ich gehe ins Wartezimmer, hole mir einen blauen Kittel und dieses Mal warte ich nicht. Ich gehe leise zu ihm, er atmet schwer, verschwitzt im Gesicht, Schleim auf der Brust, er lächelt mir zu.
»Hallo«, sage ich. Er nickt.
*»Wie war die Nacht? Hast Du geschlafen?«* Er schüttelt den Kopf, *»ein wenig geschlafen?«* Er nickt. Ich lege meine Hand auf seine nackte, feuchte Brust. – Wir sind zwei Stunden allein, wir beiden und der Tubus, der sich bei jedem Atemzug bewegt. Er schnauft ruhiger, gleichmäßiger, scheint mir.

Um 8 Uhr kommt die Schwester. Sie hat einen blonden Pferdeschwanz, ist um die dreißig, sehr stabil. Es ist die, die meinen Mann so scharf kritisierte, als er ins Bett gemacht hatte.

»*Morgen*«, sagt sie barsch, reißt die Jalousien hoch. Dann sagt sie, zu Bernd gewandt: »*Sie haben schlecht geschlafen? Ist auch kein Wunder, wenn Sie tagsüber pennen.*«

Mein Mann zuckt die Schultern. Nie habe ich früher diese Bewegung an ihm gesehen. Er sagt Ja oder Nein, Unsicherheiten brachte er zur Sprache, erläuterte, fragte seine Gesprächspartner, immer auf der Suche nach einer gemeinsamen Lösung. Jetzt zuckt er die Schultern: Ich weiß nicht – oder: Ich kann es nicht besprechen, ich bin zum Schweigen *verurteilt*.

»*Sie müssen jetzt gehen*«, sagt die Schwester, »*ich will ihn waschen.*«

Heute gehe ich nicht wie ein Schulkind schnell vor die Tür, ich sage meinem Mann noch ein paar Worte. Wieder geistern mir – sitzend im Wartezimmer – viele Gedanken durch den Sinn. Auch die: Warum ist sie so unfreundlich, warum wählte sie nicht einen anderen Beruf, was ist sie privat für ein Mensch? Und ich denke an meine Hospiztage in Ljubljana … das ist alles erst ein paar Wochen her.

Eine Studientagung mit fast 300 Ärzten und Pflegenden aus Slowenien. Thema: Humanität am Krankenbett, Umgang mit Schwerstkranken und ihren Angehörigen. Die Initiatorin, eine kompetente Krebsärztin, mit der ich zwei Jahre korrespondiere über Hospiz, einen neuen Umgang mit Krankheit und Abschied, sie sagte: »*Wir müssen bei uns anfangen, bei Ärzten und Krankenpflegern, wir müssen für die Laienhelfer die Vorbilder sein; ärztliche Kunst (sie sagte wahrhaftig* »*Kunst*«*) und mitmenschlicher Umgang mit Schwerstkranken und ihren Angehörigen gehören zusammen.*«

Ich denke weiter … Müssten die Pflegerinnen und Pfleger nicht auch ein Angebot haben, nicht nur zur beruflichen Fortbildung, sondern im Sinne einer Supervision, die Möglichkeit, belastende Erfahrungen gut zu verarbeiten? Sie haben das nicht, ich weiß es.

Vielleicht sind es gerade sensible und idealistische junge Menschen, die sich früh einen Panzer zulegen. Ich spüre Mitgefühl. – Die Ärzte können sich in der Regel viel besser kontrollieren, sie reagieren nicht schroff oder gereizt, sondern eher distanziert. Vielleicht hängt das mit der gelernten geistigen Disziplin zusammen, das was so überheblich erscheint, ist vermutlich ein Schutzmechanismus: Komm mir nicht zu nahe, das halte ich nicht aus…

Es geht darum, wie es mit dem Tubus weitergehen soll. Der Stationsarzt telefoniert mit einem Kollegen. Er spricht laut, ich höre was er sagt, sehe ihn durch

das Wandfenster. Minuten später sind sie da, umringen sein Bett, Ärzte in Weiß und Blau. Es ist kein Consilium, eher eine kurze Absprache, morgen noch mal zu schauen und dann zu entscheiden.
Während des Gespräches sagt die Pflegerin, die meinen Mann heute betreut, in scharfem, gereizten Ton: »*Frau Manz, gehen Sie bitte raus!*« Ich gehe nicht, die Ärzte scheinen es überhört zu haben. Mein Mann runzelt die Stirn, wie er es immer macht, wenn er ärgerlich wird.
Die Ärzte verschwinden, ohne dass jemand meinen Mann angesprochen, ihn informiert hätte. Wissen sie nicht, dass er voll bei Bewusstsein ist, dass er versteht, was mit ihm passiert?
Die Schwester sagt noch mal: »*Gehen Sie jetzt, ich bin hier beschäftigt.*«
Ich sage ihr: »*Ich möchte später kurz mit ihnen sprechen.*«
Eine Stunde Warten im Wartezimmer, sie kommt, schaut mich erwartungsvoll an: »*Jetzt können Sie.*« Ich kann es ihr ganz ruhig sagen: »*Ich verzichte auf ein Gespräch, ich regele das anders.*« Ich muss die Nerven behalten.

Einen ganzen Morgen, von 9 bis 12 Uhr, darf ich bei meinem Mann bleiben, Marco beim Waschen und Auf-die-Bettkante-setzen helfen. Das Ganze geschieht beinahe schweigend, dann und wann ein aufmunterndes Wort: »Geht es noch? – Gut so! Ruhig und tief atmen! Ist es angenehm? – Tut das weh? Gleich dürfen Sie schlafen.«
Ab und zu treffen sich unsere Blicke, mein Mann schaut mich an, dann Marco. Wir lächeln uns zu, und Bernd sagt stimmlos »*Danke.*«
Zu Hause kann ich nichts tun, auch wenn ich es mir vornehme. …
Jede Woche packe ich ein Fresspaket, Kaffee und Tee, Kuchen und Negerküsse, schreibe ein Karte dazu: »*Danke für alles, auch für Geduld und Verständnis, für das Intensivteam.*«
Es ist mir ein Bedürfnis, das so zu machen. Aller Groll ist verflogen, wenn ich die Tasche in die Ecke stelle und einem Pfleger sage, dass es für die Kaffeepause sei, und ihm dankbar zunicke. So ist es gemeint.
Heute Morgen, Sonntag, schaute mir mein jüngster Sohn nachdenklich zu, als ich alles zusammen kramte, grinste vor sich hin, fragte: »*Willst Du sie bestechen?*«
Ich war ganz erschrocken. »*Du spinnst.*«
Dann sagt er: »*Sie behandeln und pflegen ihn sehr gut, wirklich, aber mit uns sind sie brutal.*«
»Nein, es ist nicht wahr«, sagte ich, »denk an Marco, an Elke, an Dr. Lange, an die junge Ärztin in der zweiten Aufwachphase.«
Bestechen? Nein! Und doch ging es mir lange durch den Sinn.

*(Quelle: Strätling-Tölle, H. (Hrsg.): 50 Tage intensiv oder: Die menschliche Würde im Krankenhaus. Mabuse 2000, S. 33–39 in Auszügen.)*

## 20.3 Matrix

### Art der Geschichte

a) Erzählperspektive
   Die Geschichte wird aus der Perspektive der Ehefrau des Patienten erzählt.
b) Ausführlichkeit
   Auszug aus einer ausführlichen Aufzeichnung eines 50-tägigen Aufenthaltes des Ehemannes auf einer Intensivstation.
c) Ethisches Problem
   Die Betroffenheit der Ehefrau ist sehr deutlich. Ethische Probleme werden auch angesprochen bzw. angedeutet.
d) Beteiligte
   Ehefrau, Patient, Pflegekräfte, Ärzte.

### Ethischer Problemgegenstand

- Umgang mit Patienten, die sich nur begrenzt äußern können;
- Umgang mit Angehörigen;
- Verantwortung von Pflegenden.

### Didaktische Verwendbarkeit

Sensibilisierung für den Umgang mit Patienten und Angehörigen auf Intensivstationen oder bei anderen lang andauernden Krankenhausaufenthalten mit unsicherer Prognose.

### Zielgruppen

- Ärzte und Pflegende auf Intensiv- oder IMC-Stationen, Onkologischen Stationen
- Fachweiterbildung Anästhesie und Intensivmedizin
- Leitungsweiterbildungen.

## Hinweise zur Bearbeitung

Der Ausschnitt aus dem Buch ist sehr lang, kann u. U. gekürzt werden, um bestimmte Aspekte herauszuarbeiten.

## 20.4 Gedanken und Anregungen aus der Falldiskussion in der AG
### Moderationstechnik bei der Bearbeitung des Falls

Bei der Bearbeitung wurde eine offene Moderationsform gewählt. Das bedeutet, dass durch den Moderator, der zugleich auch der Falleinbringer war, keine feste Struktur vorgegeben wurde. Die Teilnehmerinnen kamen der Reihe nach zu Wort. Dies ermöglicht eine sehr breite Diskussion, die nicht von vornherein durch die Perspektive des Moderators eingeengt wird.

### Gedanken aus der Falldiskussion

Thematisiert wurde die Stellung der Angehörigen im Krankenhaus. Es ist nicht gerechtfertigt, Angehörige hinauszuschicken. Dies stellt sich als ein zentrales Problem dar. Vorschlag dazu: Eine Willenserklärung seitens des Patienten abgeben, wie damit umgegangen werden soll. Es hat sich in der Pflege ein Feindbild gegenüber Angehörigen aufgebaut. Die Pflegenden fühlen sich durch die Angehörigen verunsichert, kontrolliert und in ihrer Professionalität in Frage gestellt. Diskutiert wurde, welche Berufsgruppen so öffentlich arbeiten, wie es die Pflegenden im Beisein der Angehörigen tun würden. Angehörige werden als lästig und nicht als Unterstützung empfunden. Möglicherweise konfrontieren die Angehörigen die Pflegenden mit ihren Ängsten. Der Umgang mit Angehörigen ist nicht Bestandteil der Ausbildung. Die Pflegenden sehen sich als Spezialisten. Es geht dabei auch um Macht und Paternalismus. Durch die Macht wird die Rollenidentität gesichert.

Hinzu kommt die strukturelle Abwertung der Pflege. Pflegen kann jeder, dies wird auch politisch so propagiert. Durch die Bestrebungen »Angehörigenpflege vor professioneller Pflege« sowie »ambulant vor stationär« findet eine permanente Abwertung der Pflege statt. Dies wird unterstützt durch das Verhalten der Frau, die den Arzt anspricht und nicht direkt die Pflegenden. Der Arzt wird mit der Institution identifiziert. Die Frau ist selbst Akademikerin und fühlt sich ihm offensichtlich näher. Zu berücksichtigen ist die Situation der Frau, die sich dadurch auszeichnet, dass sie abhängig vom Personal und ausgeliefert ist. Sie hat Angst, kann sich nicht wehren und sieht keine Chance sich zu äußern.

Als ethisches Problem wird der nicht organisierte Umgang mit Angehörigen angesehen. Mit diesen Rahmenbedingungen kann aber unterschiedlich umgegangen werden, so dass neben der institutionellen Verantwortung auch eine Verantwortung des Einzelnen besteht.

**Material**

Elsbernd, A., Glane, A.: Ich bin doch nicht aus Holz. Wie Patienten verletzende und schädigende Pflege erleben. Ullstein Mosby, Berlin; Wiesbaden 1996.

Hermanns, K., Salomon, F.: Sterben und Tod auf einer operativen Intensivstation aus der Sicht naher Angehöriger – Eine Fragebogenuntersuchung. In: Anästhesiologie Intensivmedizin Notfallmedizin Schmerztherapie 28/1993: 75–80.

# 2. Teil: Methodische und theoretische Reflexionen

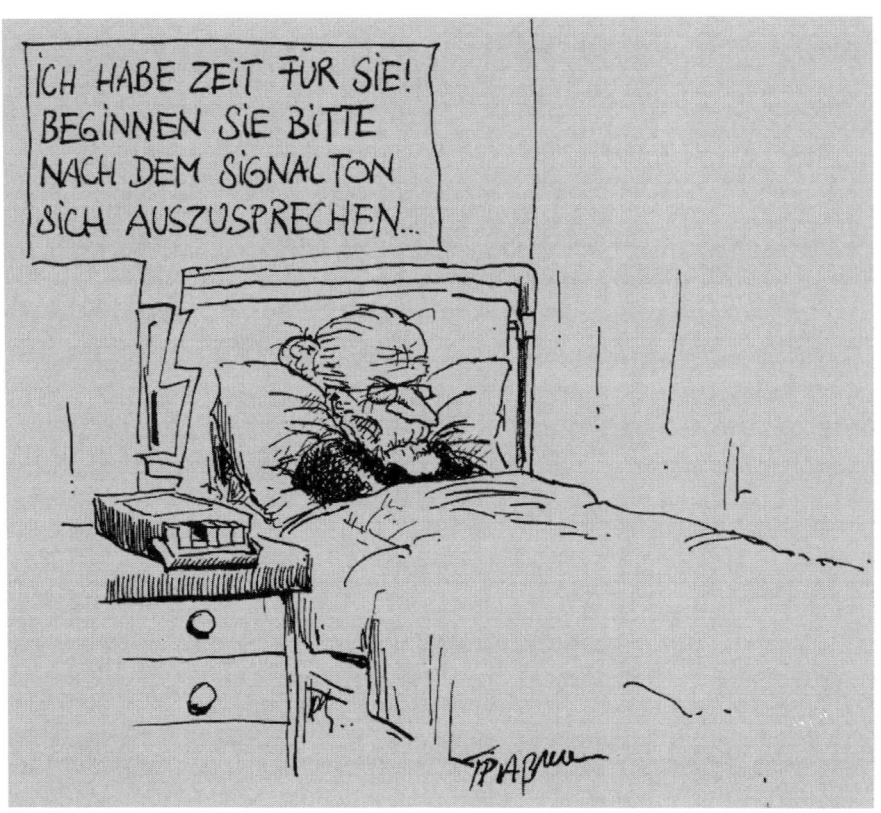

Karikatur: Thomas Plaßmann

# 1 Strukturierte Falldiskussion anhand eines Reflexionsmodells

*Marianne Rabe*

## 1.1 Ziele des Ethikunterrichts an Krankenpflegeschulen

Am Beginn jeder Unterrichtsplanung sollte die Frage nach den Zielen stehen. Hiermit meine ich nicht Lernziele, wie sie die Didaktik in der Pflegeausbildung lange Zeit prägten, sondern das Fragen nach dem Bildungsgehalt des Unterrichtsstoffes[27], nach zu entwickelnden Grundhaltungen oder Kompetenzen und nach dem Bezug von Fachinhalten zur beruflichen Praxis. Die Orientierung an Schlüsselqualifikationen hat auch in der Krankenpflege an Bedeutung gewonnen. *Uta Oelke*, die Autorin des ersten umfassenden Curriculums für die Krankenpflegeausbildung, beschreibt folgende Schlüsselqualifikationen als Bildungsziele für Pflegende[28]: Fachliche Kompetenz (Handlungsfähigkeit mit entsprechendem Kontextwissen), sozial-kommunikative Kompetenz (Empathie, Beziehungsgestaltung, Konfliktfähigkeit), Methodenkompetenz (Informationen einholen, Entscheidungen treffen, Prioritäten setzen) und personale Kompetenz (Balance zwischen Nähe und Distanz, Umgang mit eigenen und fremden Gefühlen, persönliche Haltung zu existenziellen Fragen). Diese Schlüsselqualifikationen finden sich übrigens auch im neuen Krankenpflegegesetz (§ 3) und bilden die Grundlage der großen Veränderungen, die mit den neuen Bestimmungen für die Pflegelehre vorgezeichnet werden.

Für den Ethikunterricht sehe ich daneben den Begriff der »ethischen Kompetenz« als sinnvolle Zielorientierung an, die ich wie folgt definiere:
Ethische Kompetenz beinhaltet die Fähigkeit zur Reflexion, Formulierung und Begründung der eigenen moralischen Orientierungen, weiter die Fähigkeit zum Erkennen moralischer Probleme in der eigenen Praxis, Urteilsfähigkeit, Diskursfähigkeit und schließlich Wachheit und Mut, auch tatsächlich moralisch zu handeln.

---

[27] *Wolfgang Klafkis* kritisch-konstruktive Didaktik prägt heute die Ausbildung der Pflegelehrer mehr als die lernzielorientierte Didaktik. In seiner didaktischen Analyse werden Fachinhalte auf ihren Bildungsgehalt und auf Gegenwarts- und Zukunftsbedeutung für die Lernenden untersucht. Vgl. *Klafki, Wolfgang* 1996.
[28] Vgl. *Oelke, Uta* 1998: 42–46.

> Ethische Kompetenz bildet so verstanden eine Brücke zwischen personaler und sozial-kommunikativer Kompetenz. Ihre gesonderte Pointierung erscheint mir für die Zielorientierung des Ethikunterrichtes sinnvoll.
> Die genannten Fähigkeiten können natürlich nicht erzeugt und im engeren Sinne überprüft werden, zum einen, weil es sehr komplexe Persönlichkeitseigenschaften sind, und zum anderen, weil Lehrende in der Krankenpflegeausbildung es mit jungen Erwachsenen zu tun haben, die schon einen wichtigen Teil ihrer Persönlichkeitsentwicklung hinter sich haben. Allerdings prägt und verändert auch die Ausbildung als berufliche Sozialisation die Persönlichkeit.

## 1.2 Falldiskussionen als Methode für den Ethikunterricht

Durch die praktische Ausrichtung des Berufes und die Bedeutung von Erfahrungen liegt es nahe, im Ethikunterricht mit Fallgeschichten zu arbeiten. Solche Fallgeschichten sind auch in den meisten pflegeethischen Lehrbüchern zu finden.[29]

Zur Förderung der ethischen Kompetenz bei den Auszubildenden sind jedoch nicht nur erfahrungsorientierte Methoden geeignet, denn Reflexion setzt ein Abstandnehmen vom eigenen Erleben, also Abstraktion voraus, d. h. die Auszubildenden müssen auch in ihren kognitiven und analytischen Fähigkeiten gestärkt werden, wenn sie formulieren, argumentieren und begründen lernen sollen.

> Gerade Fallgeschichten bieten die Möglichkeit, induktiv zu lernen, indem anhand einer speziellen Situation auch das Allgemeine gezeigt werden kann. Hierbei geht es vor allem um ethische Prinzipien, berufsethische Regeln, institutionelle und gesellschaftspolitische Rahmenbedingungen der pflegerischen Arbeit sowie um anthropologische Konzepte.

---

[29] Zum Beispiel bei *Tschudin, Verena* 1988, *Fry, Sara T.* 1995, *v.d.Arend, Arie van der/Gastmans, Chris* 1996, *Arndt, Marianne* 1996, *Großklaus-Seidel, Marion* 2002.

Besonderes Interesse findet in der Didaktik die Frage nach den Übergängen zwischen Erfahrung und Theorie,[30] die Frage also, in welcher Weise z. B. aus Fallgeschichten etwas Allgemeines gelernt werden kann. Vor diesem Hintergrund kann es nicht ausreichen, bei der Vermittlung von Ethik lediglich auf Falldiskussionen zu setzen, sondern es muss ein Konzept dafür geben, wie die Diskussionen ablaufen sollen: Eine nicht strukturierte Diskussion, in der die Moderatorin[31] nur die Redeliste »abarbeitet«, wird als unbefriedigend empfunden und bestätigt einmal mehr den schlechten Ruf der »weichen Themen« als »Laberthemen«. Es bedarf also einer Strukturidee für die Falldiskussion und einer Klärung der Rolle der Moderatorin.

In diesem Beitrag stelle ich als mögliche Strukturhilfe ein Modell vor, das ich in Abgrenzung zu den gängigen »Entscheidungsmodellen« als »Reflexionsmodell« entwickelt habe. Im letzten Punkt beschreibe ich die Rolle der Moderatorin im Blick auf das Bildungsziel der Förderung der Diskursfähigkeit und gehe auf Grenzen der Arbeit mit dem Modell ein.

Die vorhandenen pflegeethischen Modelle, die ich im Folgenden vorstelle, sind auf Entscheidungsfindung fokussiert, obwohl die Pflege selbst keine Behandlungsentscheidungen trifft. Natürlich werden auch während der Pflege ständig Entscheidungen getroffen, etwa in Bezug auf die Art des Vorgehens oder den Umgang mit den Patienten. Die meisten pflegeethischen Probleme sind aber nicht klassische Dilemmata, sondern liegen im Bereich der Gestaltung der Pflegesituation, der Zusammenarbeit und des institutionellen Umfelds. Deshalb und mit Blick auf das Bildungsziel »ethische Kompetenz« erscheint mir die Übung der Reflexion (nicht nur für die Pflege!) wichtiger als die Schulung ethischer Entscheidungskompetenz, wobei das von mir entwickelte Modell sich auch als Hilfsmittel bei Entscheidungen einsetzen lässt.

---

[30] Vgl. z. B. *Bürmann, Ilse* 1997: 14; *Rohbeck, Johannes* 1986: 115.
[31] Da das berechtigte Anliegen einer inklusiven Sprache nicht die Lesbarkeit des Textes stören soll, nehme ich mir hier einige Freiheiten: ich benutze im Wesentlichen die weibliche Form, da etwa 3/4 der Pflegenden Frauen sind. Zwischendurch aber nehme ich auch manchmal die männliche Form, wenn es mir sprachlich besser gefällt.

## 1.3 Bestandsaufnahme existierender Entscheidungsmodelle in der Pflegeethik

Bevor ich das von mir entwickelte Reflexionsmodell vorstelle, gebe ich im Folgenden einen (chronologisch geordneten) Überblick über die in der Pflegeethik bisher bekannten Modelle. Daneben hat auch die Medizinethik gute Modelle entwickelt[32], die ich aber hier ausklammere. Da alle Modelle den Anspruch erheben, konkrete Hilfsmittel für die Praxis zu sein, achte ich bei der Betrachtung auf Übersichtlichkeit und Praktikabilität. Allerdings bringt eine solche Zusammenstellung auch immer Verkürzungen mit sich; sie ist keine umfassende Darstellung.

*Verena Tschudin* (1988) sieht die an den Pflegeprozess angelehnten vier Schritte »Erkennen des Problems – Planung – Ausführung– Auswertung« als Grundlage für eine Entscheidung vor, wobei sie jeden einzelnen Punkt noch in zahlreiche Einzelfragen untergliedert – insgesamt 30, die »*lediglich zur Anregung dienen*« sollen[33]. Als Prinzipien gibt sie in Anlehnung an *Thiroux* (1980) vor: »*Das Prinzip vom Wert des Lebens; das Prinzip vom Guten und Richtigen; das Prinzip der Gerechtigkeit oder Fairness; das Prinzip vom Sagen der Wahrheit oder der Ehrlichkeit; das Prinzip der individuellen Freiheit*«[34]. Die Übertragung des berufspolitisch gewollten Modells des Pflegeprozesses auf die Ethik wirkt an einigen Stellen künstlich und kann irreführend sein. So wird die Entscheidung im Schritt der »Ausführung« verborgen, während sich im »Planungsteil« ethische Überlegungen finden.

*Sara T. Fry* misst der Betrachtung von Wertvorstellungen große Bedeutung bei und unterscheidet ebenfalls vier Schritte: Kontext des Wertekonflikts – Bedeutung der Werte für die Beteiligten – Bedeutung der Konflikte für die Beteiligten – Was ist zu tun? Diese Schritte werden sehr aufwändig durch die Konstruktion eines Bezugsrahmens begründet und durch Kommentare erläutert.

---

[32] Beispiele sind der Bochumer Arbeitsbogen zur medizinethischen Praxis (1988), die »Ulmer Methode« (*Baitsch, Horst/Sponholz, Gerlinde* 1994) sowie die Modelle von *Nüchtern, Michael* 1994, *Illhardt, Franz-Josef* 1995, *Loewy, Erich H.* 1995 und *Gordijn, Bert* 2000. Zwar sind die meisten Modelle ebenso wie die pflegeethischen von der Konzeption her überwiegend auf Entscheidung ausgerichtet, in den Erläuterungen wird jedoch zum Teil die Reflexion selbst als bedeutsam beschrieben, so etwa bei *Nüchtern, Michael* 1994, s. auch Fußnote Nr. 15. Neben diesen Modellen gibt es verschiedene Methoden für die Ethikausbildung von Medizinstudenten, bei denen ebenfalls mit Fällen gearbeitet wird, wie etwa die »Ulmer Methode« (*Baitsch, Horst/Sponholz, Gerlinde* 1994) und die »Marburger Methode« (*Heubel, Friedrich* 1994).

[33] Vgl. *Tschudin* 1998: 107.

[34] Ebd. 109.

Um die Bedeutung der Werte für die Beteiligten zu ermitteln, ist es wichtig, so *Fry*, dass sich jeder zu dem Geschehen äußert[35]. Dies erscheint nicht praktikabel. Es ist auch nicht plausibel, wie aus der Klärung der genannten Fragen eine klare Handlungsentscheidung folgen kann. *Fry* wendet ihr eigenes Modell auf zahlreiche Fallbeispiele an. Dabei erscheint die Fallschilderung als Beantwortung der ersten Frage. Mit der Beantwortung der letzten Frage: »*Was ist zu tun?*« leistet sie der Illusion Vorschub, dass es eine sicher richtige Lösung für situationsbezogene ethische Probleme gäbe. Allerdings bleibt sie in ihren Ausführungen dazu recht allgemein.[36]

*Marianne Arndt* legt ähnlich wie *Tschudin* ein aus vier Hauptschritten (Informationssammlung – Planung – Durchführung – Bewertung) bestehendes Modell vor, das sich an den Pflegeprozess anlehnt. Die einzelnen Schritte werden durch insgesamt 28 Fragen konkretisiert. Neben den Prinzipien nach *Thiroux*[37] werden hier zusätzlich sieben »*Grundwerte des Menschseins*«[38] nach *Fitzpatrick* einbezogen. Wie diese Werte die moralische Beurteilung einer Situation beeinflussen, wird allerdings nicht dargelegt. Durch die Vielzahl der zu beachtenden Einzelpunkte wird das Entscheidungsverfahren recht unübersichtlich. In den nachfolgenden Kapiteln befasst sich *Arndt* anhand zahlreicher Fallbeispiele mit ausgewählten Problemen der pflegerischen Praxis und mit Fragen im Zusammenhang mit Leben und Tod. Bei der Kommentierung der Fallgeschichten greift sie jedoch nicht (wie *Fry*) auf ihr eigenes Modell zurück. Im Kontrast zu dem komplizierten Entscheidungsmodell steht ihre abschließende Bemerkung: »*Nur durch moralisches Handeln lernen wir, moralisch zu sein.*«[39]

*Kurt Schmidt*[40] hat für die zahlreichen Falldiskussionen im Zentrum für Ethik des Markus-Krankenhauses in Frankfurt »*sieben Schritte zur Entscheidungsfindung entwickelt*«: Situation beschreiben – Problem benennen – Mitdenken des

---

[35] Vgl. *Fry, Sara T.* 1995: 64.
[36] Zum Beispiel heißt es in der »Antwort« auf eine Fallschilderung »*Sind einige Patienten mehr wert als andere?*« (es geht um Zugang zu Transplantationsorganen): »*Die Tatsache, daß es Patienten gibt, die kein lebenserhaltendes Organ bekommen können, zeigt die Notwendigkeit auf, daß mehr Organe gespendet werden, und sollte nicht Anlaß dafür sein, an der Gerechtigkeit des Vergabesystems oder gar an der geleisteten Pflege zu zweifeln.*« *Fry* 1995: 96.
[37] Siehe oben unter den Bemerkungen zu *Tschudin*.
[38] Gesundheit; die Fähigkeit zu denken und nach Wahrheit zu streben; die Möglichkeit zu arbeiten und kreativ zu sein; die Fähigkeit, sich an Kunst und Natur zu freuen; Freundschaft; Selbstbestimmungsfähigkeit; Fähigkeit und Möglichkeit zu religiöser Bindung (leicht gekürzt M.R.) In: *Arndt, Marianne* 1996: 82.
[39] *Arndt, Marianne* 1996: 84.
[40] *Schmidt, Kurt* 1997.

Umfeldes – Handlungsalternativen – Folgen – Normative Begründung – Entscheidung. Aufgrund seiner Moderationserfahrungen stellt er inzwischen einen weiteren Schritt an den Anfang: die Benennung der Gefühle zu dem Fall.

*Marion Großklaus-Seidel* stellt ein organisationsethisches Modell der Entscheidungsfindung mit vier Hauptschritten vor[41], die jeweils durch Fragen weiter aufgeschlüsselt werden: Benennen – Beschreiben – Bewerten – Entscheiden. Wie auch bei anderen Modellen mit vielen Einzelfragen (z. B. *Arndt*) besteht die Gefahr, dass die zahlreichen Fragen zu kleinschrittig »abgearbeitet« werden, ohne dass wirklich eine ethische Reflexion stattfindet. Jede der im ersten Schritt benannten Handlungsmöglichkeiten soll im zweiten Schritt auf sieben (!) Aspekte untersucht werden (u. a. Interessen, Motive und die zugrundeliegende handlungsleitende Regel), um dann in einem dritten Schritt daraufhin überprüft zu werden, welche »*anthropologischen Grundeinsichten*« zum Ausdruck kommen und welche »*interpersonalen Verfahrensmerkmale für Entscheidungen in Organisationen*« evtl. vernachlässigt werden. Im letzten Schritt werden die Handlungsalternativen nach Prioritäten geordnet; dafür werden jedoch keine Kriterien angegeben. Das spezifisch Organisationsethische an diesem Modell ist nicht erkennbar. Wegen seiner Komplexität und wegen der recht abstrakten Begrifflichkeiten scheint es mir nur begrenzt praktikabel zu sein. Eine exemplarische Falldiskussion, die *Großklaus-Seidel* im Anschluss vornimmt, umfasst 16 Seiten und führt zu teilweise fragwürdigen Feststellungen.[42]

Als Ergebnis einer ausführlichen Analyse der Entscheidungsmodelle von *Arndt* und *Fry* kritisiert *Karin Kersting*[43], dass diese Modelle nicht etwa zur ethischen Sensibilisierung beitrügen, sondern eine »*Beruhigung des Gewissens durch die aufwendige rhetorische Legitimation der weiterhin schlechten Praxis*« darstellten. Diese sei vor allem durch einen Mangel an Ressourcen gekennzeichnet. Bei beiden Autorinnen würden die institutionellen und gesellschaftspolitischen Rahmenbedingungen ausgeblendet, und es werde geleugnet, dass die

---

[41] *Großklaus-Seidel, Marion* 2002: 118–139.
[42] In dem Fall (123 ff.) geht es um eine offenkundig unberechtigte ärztlich angeordnete Fixierung einer sterbenden Patientin. Zwar geht die Autorin alle 16 Fragen des Modells durch und bezieht durchgängig die institutionellen Rahmenbedingungen ein. Fragwürdig erscheint hier vor allem eine von ihr offenbar unterstellte Gehorsamspflicht: »*Im Falle der angeordneten Fixierung muss die Pflegekraft die Weisungen ausführen, und sie soll darauf vertrauen, dass die Entscheidung juristisch und ethisch korrekt getroffen wurde*« (125). Diese Überlegung, die allerdings nicht das Fazit der Falldiskussion darstellt, ist m. E. sowohl juristisch als auch moralisch unhaltbar.
[43] *Kersting, Karin* 2002. Das 7. Kapitel »Die Bearbeitung moralischer Konflikte in der Pflegeethik« betrachtet nicht nur die Entscheidungsmodelle von *Arndt* und *Fry*, sondern unterzieht auch die dort dargestellten theoretischen Bezüge einer fundierten kritischen Betrachtung.

ethische Reflexion manche Probleme nicht lösen kann. Auch wenn ich diese Kritik teilweise berechtigt finde, so offenbart sie doch auch ein spezifisches Ethik-Verständnis. *Kersting* sieht als Aufgabe der Ethik offenbar überwiegend die normative Beschreibung des Sollens und nicht so sehr die Reflexion der Handlungsgrundsätze und der Rahmenbedingungen der Praxis, die zwar nicht unmittelbar Probleme löst, aber mittelbar die Bedingungen für die Problemlösung aufweisen kann.

Diese zum Teil kritische Würdigung der vorhandenen Modelle soll allerdings nicht suggerieren, dass das von mir entworfene Modell nun der Weisheit letzter Schluss sei. Grundsätzlich stellen alle Modelle Strukturhilfen für Diskussionen dar. Oft ist es bereits ein großer Durchbruch, wenn eine (vor allem berufsübergreifende!) Diskussion überhaupt zustande kommt. Wenn sie mit einem klaren Konzept gut moderiert wird, hängt es nicht entscheidend vom gewählten Modell ab, ob sie gelingt.

## 1.4 Ein Reflexionsmodell

Die meisten der beschriebenen Modelle sind handlungs- und lösungsorientiert. Ihr Schwerpunkt liegt nicht auf der Reflexion, sondern auf der Entscheidung. Natürlich kann es auch mit jedem der beschriebenen Modelle eine gelungene ethische Reflexion geben. Das hängt zu einem entscheidenden Teil auch davon ab, wie es eingesetzt wird und wie die Moderatorin ihre Aufgabe wahrnimmt. Ich halte ein Modell grundsätzlich deshalb für sinnvoll, weil es die wichtigsten Punkte, die zu einer reflexionsorientierten Falldiskussion nötig sind, in einer sinnvollen Reihenfolge benennt. Die Lernmöglichkeiten werden dadurch erhöht, weil neben der Fallanalyse auch ethische Gesichtspunkte explizit thematisiert werden. Das Modell kann eine Hilfestellung sowohl für die Moderatorin als auch für die Gruppe darstellen. Es hilft dabei, eine Diskussion vor dem Abgleiten in Beliebigkeit und vor einseitiger Betonung eines Detailaspektes zu bewahren.

Im Folgenden stelle ich ein einfaches Modell vor, mit dem ich einerseits alle wesentlichen Aspekte zu fassen versuche, das aber keine Fragelisten vorsieht, sondern in seinen einzelnen Schritten für die jeweilige Frage und ihren konkreten Situationskontext offen ist. Ein entscheidender Faktor für die Einübung von Argumentationsfähigkeit ist es, die Teilnehmerinnen zum eigenständigen Formulieren und Begründen anzuregen. Dazu gehört auch die Suche nach den für den betreffenden Fall ethisch relevanten Einzelfragen, die hier nicht vorgegeben werden, sondern sich in der Diskussion herauskristallisieren.

## 1.5 Modell für die ethische Reflexion

| 1. Situationsanalyse |
|---|
| Persönliche Reaktionen |
| Die Sicht der anderen: Perspektive aller am Fall beteiligten Personen |
| Alternative Handlungsmöglichkeiten und ihre Folgen für die Betroffenen |

| 2. Ethische Reflexion | |
|---|---|
| Benennung des ethischen Problems | |
| Formulierung der normativen Orientierungen und übergeordneten Prinzipien[44], die für diese Situation von Bedeutung sind | |
| Verantwortungsebenen: | persönlich |
| | institutionell |
| | gesellschaftspolitisch |

| 3. Ergebnisse |
|---|
| Ethisch begründete Beurteilung |
| Konsens/Dissens |
| Nötige praktische Konsequenzen und ihre Durchsetzung |

## 1.6 Erläuterungen zum Modell

Die drei Hauptschritte »Situationsanalyse – ethische Reflexion – Ergebnisse« stellen die Grundform einer praxisorientierten ethischen Reflexion dar: Ausgehend von der konkreten Situation erfolgt mit der ethischen Reflexion zugleich eine Abstraktion, nämlich die Besinnung auf das Allgemeine, Grundlegende,

---

[44] Zu den normativen Orientierungen gehören all die moralische Normen, Grundsätze und Werthaltungen, die den Diskutanten zu dem Fall einfallen; zu den übergeordneten Prinzipien die höchsten Gesichtspunkte der Beurteilung der herrschenden Moral, wie etwa Autonomie, Fürsorge, Menschenwürde etc. Vgl. zu dieser Differenzierung zwischen Normen der herrschenden Moral und den Prinzipien ihrer Beurteilung auch die Beiträge von *Rehbock* und *Heubel* in diesem Band (S. 209 ff. und 145–147).

und im letzten Schritt zum einen ein Rückblick auf den Diskussionsprozess selbst und zum anderen ein Rückbezug auf die Ausgangssituation.

### 1.6.1 Situationsanalyse

Die Frage nach den Gefühlen und spontanen Reaktionen habe ich von *Michael Nüchtern* übernommen, der ein medizinethisches Modell entwickelt hat.[45] Gefühle wie Unbehagen oder Ärger machen uns darauf aufmerksam, dass bei einer erlebten Situation noch etwas klärungsbedürftig ist. Gefühle und spontane Einfälle stehen auch am Anfang einer jeden Auseinandersetzung mit einer Fallgeschichte, die man nicht selbst erlebt hat. Ich gebe ihnen deshalb am Anfang Raum, weil sie einen eigenen Bezug der Teilnehmerinnen zu dem Fall herstellen helfen und weil sie zum Störfaktor werden können, wenn sie keinen Platz bekommen. Als erste Reaktion werden oft moralische Gefühle wie Empörung und Mitleid, aber auch spontane moralische Urteile geäußert – ein Hinweis darauf, dass moralische Überlegungen auch in der Situationsanalyse eine Rolle spielen.

Mit der Betrachtung der Handlungen und möglichen Motive der beteiligten Personen wird die Situationsanalyse fortgesetzt. Es soll dabei versucht werden, die Situation aus der Perspektive der jeweiligen Person zu betrachten. Dabei handelt es sich um eine Grundforderung der Moral überhaupt und damit um eine ethisch bedeutsame Fähigkeit auch für die Pflege. Hier sollen auch die Beziehungen der Beteiligten zueinander thematisiert werden. Da viele Fallgeschichten Fragen offen lassen, ist es durchaus sinnvoll, auch Vermutungen zu äußern und zu begründen.

Die anschließende Sammlung verschiedener Handlungsalternativen hat vor allem den Sinn, sich klar zu machen, dass es immer mehrere Möglichkeiten gibt, mit einer gegebenen Situation umzugehen. Oft stehen Pflegende sehr unter dem Eindruck von Sachzwängen oder institutionellen Gewohnheiten. Deren kreative Überschreitung kann manchmal auch ganz neue Möglichkeiten

---

[45] Sein Modell hat sieben Schritte: Klärung der Betroffenheit – Problemformulierung – Wahrnehmung und Eingrenzung des Handlungsfeldes – Handlungsalternativen – normative Gesichtspunkte – wünschbare und weniger wünschbare Folgen – Entscheidung. In meinem Vergleich der Modelle habe ich es nicht aufgenommen, weil es nicht aus der Pflegeethik stammt. Es ist gleichwohl sehr gut, denn es überschreitet die bloße Entscheidungsfindung hin zur Reflexion: »*Der Anspruch des folgenden Schemas ist darum keineswegs die garantiert richtige Entscheidung, sondern die Einladung zu bewußter Urteilsbildung.*« Nüchtern, Michael 1994: 94.

eröffnen. Die Bewältigung moralischer Probleme erfordert auch moralische Phantasie.

## 1.6.2 Ethische Reflexion

Nachdem im ersten Schritt die Situation in verschiedenen Facetten entfaltet wurde, bringt die Frage nach dem ethischen Problem die Diskussion auf den Punkt – oder aber sie zeigt, dass es keine Einigkeit über die Definition des Problems gibt. Anschließend sollen diejenigen Grundsätze, Prinzipien oder Werthaltungen benannt und diskutiert werden, die in dieser Situation verletzt werden oder bei ihrer Beurteilung zur Orientierung dienen können. Der Unterschied und ggf. die Spannung zwischen den faktisch geltenden Normen und den übergeordneten Prinzipien kann in diesem Zusammenhang exemplarisch zum Thema werden und zu einer Kritik der herrschenden Moral führen. Die Frage nach der Verantwortung für die Situation und nach den Ebenen, auf der die Verantwortung angesiedelt ist, vervollständigt die ethische Reflexion und bildet eine Grundlage für die abschließende Beurteilung.

## 1.6.3 Ergebnisse

Die »ethisch begründete Beurteilung« fasst die wichtigsten Erkenntnisse aus dem ersten und zweiten Schritt zusammen. Hierbei werden nicht selten Dissense deutlich, die ebenso zum Ergebnis einer ethischen Diskussion gehören wie die Formulierung dessen, was als Konsens gefunden wurde. Bei beiden sind (mit Blick auf das Bildungsziel) die Begründungen und Erläuterungen ebenso wichtig wie die Feststellungen, die dort getroffen werden.

Auch wenn die Reflexion selbst vielleicht keine eindeutige Lösung für eine Frage gefunden hat, können in der Diskussion doch Faktoren deutlich werden, die zu dem Problem beitragen, wie etwa schlechte Kommunikation zwischen Pflegenden und Ärzten (ein sehr häufiges Problem), Mängel in der Organisation oder Schulungsbedarf. Daraus können konkrete Vorschläge erwachsen, die auch im Hinblick auf das Vorgehen zu ihrer Durchsetzung diskutiert werden sollten.

## 1.7 Moderation mit einem Modell – Grundsätze und Grenzen

Ich stimme *Arie van der Arend* und *Chris Gastmans* zu, die eine Gefahr beim Einsatz von Modellen darin sehen, dass »*man ethische Begründungen auf eine Form der Anwendung von prozessmäßigen Entscheidungsbäumen reduziert*«[46]. Ein Modell könne eine ethische Reflexion niemals ganz umfassen, diese müsse vielmehr konkrete Kriterien für jeden Fall selbst hervorbringen. Gerade Letzteres deckt sich mit meinen eigenen Moderationserfahrungen und ist der Grund für die offene Gestaltung des Modells.

### 1.7.1 Ideen für und Erfahrungen mit der Moderation anhand des Modells

Zu Beginn der Diskussion sollte kurz erläutert werden, dass diese in drei Schritten entlang einer bestimmten Struktur erfolgt, gegebenenfalls kann das Modell auch ausgeteilt werden. Nach meiner Erfahrung ist dies vor allem dann sinnvoll, wenn es sich bei den Teilnehmerinnen um Lehr- oder Leitungskräfte handelt, die eventuell selbst mit dem Modell arbeiten wollen. Auch für Auszubildende oder Fortbildungsteilnehmerinnen sollte während der Diskussion transparent gemacht werden, wo man steht und welches die nächsten Schritte sind.[47] Die Strukturierung der Diskussion anhand des Modells geschieht durch Impulsfragen der Moderatorin.

Beim zweiten Schritt der Situationsanalyse frage ich oft nach der Person, die in den spontanen Kommentaren entweder gar nicht genannt oder negativ bewertet wurde. Vorschnelle Urteile oder Vorwürfe sollten gemäßigt und konstruktiv gewendet werden. Dies ist vor allem dann wichtig, wenn es sich nicht um ein konstruiertes Fallbeispiel handelt, sondern um die Reflexion einer Konfliktsituation in der Praxis, bei der die Diskutanten selbst beteiligt waren.

Ein »Fallstrick« aller ethischen Falldiskussionen ist es, dass die Teilnehmer bei der Situationsanalyse sehr lebhaft sind, die ethische Reflexion aber mühsamer ist und manchmal nur schwer in Gang kommt. Wenn man als Moderatorin bloß nichts »abwürgen« will, nimmt die Situationsanalyse den größten Teil der

---

[46] *Arend, Arie van der/Gastmans, Chris* 1996: 124. Eine ähnliche Einschränkung benennt auch *Fry* ein Modell sei keine »*universell anwendbare Faustregel für richtiges Entscheiden*«. (1994: 62)
[47] Auch Auszubildende sollen lernen, Diskussionen zu leiten. Es hat sich bewährt, etwa die ethische Reflexion in Kleingruppen von einer Auszubildenden moderieren zu lassen.

Zeit ein, und die ethische Reflexion kommt zu kurz. Die Moderatorin muss sich bewusst sein, dass der Übergang vom ersten zum zweiten Schritt nicht einfach ist, weil hier eine Abstraktion vom Erlebten gefordert wird. Hier geschieht der Übergang vom besonderen Fall zu allgemeinen Regeln und Prinzipien. Nötige Voraussetzung dafür ist im Kontext des Ethikunterrichts, dass zuvor eine Klärung der Begriffe Ethik und Moral, Norm und Prinzip stattgefunden hat. Trotzdem sollte die Frage nach den normativen Orientierungen offen gestellt werden, d. h. ohne eine Liste mit Prinzipien vorzugeben; die Teilnehmerinnen sollten sie selbst formulieren. Hier werden die Ebenen von moralischen Normen und übergeordneten Prinzipien oft nicht unterschieden; dies korrigiere ich während der Diskussion nicht, denn das Ziel ist zunächst nicht die korrekte Anwendung dieser Unterscheidung, sondern die Ermutigung zum eigenständigen Formulieren von ethischen Grundsätzen. Wichtig ist hingegen, dass die Grundsätze nicht nur benannt, sondern in ihrer Bedeutung für die konkrete Situation erläutert und begründet werden.

Es kann bei größeren Gruppen hilfreich sein, sie nach einer Situationsanalyse im Plenum für die ethische Analyse in Kleingruppen aufzuteilen (klarer Arbeitsauftrag und Zeitbegrenzung!) und anschließend die Ergebnisse zusammenzutragen und diese dann gemeinsam abzuwägen und zu beurteilen.

Die abschließend zu formulierenden Ergebnisse sollen unter Einbeziehung der übergeordneten Grundsätze und der Verantwortlichkeiten begründet werden. Für die Einübung der Diskursfähigkeit ist es nötig, mit unterschiedlichen Meinungen konstruktiv umgehen zu können. Deshalb werden Dissense ausdrücklich benannt und ihre Verdeutlichung wird als positives Diskussionsergebnis betrachtet.

Die Frage nach praktischen Konsequenzen stellt sich vor allem dann, wenn es um die Diskussion konkreter Vorfälle in der Praxis geht. Es kann aber auch bei Falldiskussionen im Unterricht interessant sein, zu besprechen, wie bestimmte Probleme vermeidbar wären. Hier kommt die Diskussion wieder in der Praxis an. Bei der Frage nach Umsetzungsmöglichkeiten wird der Blick für das institutionelle und personale Umfeld ethischer Probleme geschärft, auch wenn der spezielle Fall nicht angemessen lösbar ist.

Das Modell soll den Diskussionsprozess strukturieren und unterstützen, nicht regieren. Es darf nicht starr »angewendet« werden, sondern die Moderatorin muss für Unerwartetes offen sein. Was an einem Fall wichtig ist, definieren die Teilnehmerinnen manchmal anders als die Moderatorin.

## 1.7.2 Die Rolle der Moderatorin bei ethischen Falldiskussionen

Die Moderatorin begleitet die Diskussionsteilnehmer bei einem Lernprozess. Nicht ihr Wissen und ihre Einsichten sind gefragt, sondern Respekt vor den Fragen und Denkwegen der Teilnehmerinnen, Wachheit und Intuition.
Wenn es sich nicht um eine Einzelveranstaltung handelt, kann es sinnvoll sein, sich zunächst auf Diskussionsregeln zu einigen wie
- inhaltlich beim Fall bleiben (also keine zusätzlichen Geschichten erzählen),
- Meinungen und Stellungnahmen immer begründen,
- zuhören und sich auf das von anderen Gesagte beziehen,
- Äußerungen von anderen nicht entwerten,
- konkrete Aussagen, keine Pauschalurteile.

Die Moderatorin achtet auf die Reihenfolge der Meldungen und spricht zurückhaltende Teilnehmer gegebenenfalls an: »*Wie sehen Sie das?*« Dies darf aber nicht den Charakter des »Aufrufens« haben. Eigene Kommentare der Moderatorin oder gar theoretische Exkurse können den Diskussionsprozess stören. Allerdings ist es sinnvoll, sehr kurze oder unklare Äußerungen durch Nachfragen zu präzisieren. Wenn die Moderatorin dabei nicht selbst zu viel Raum einnimmt oder den Eindruck erweckt, das Gesagte sei nicht gut genug, kann sie den Teilnehmerinnen helfen, mit ihren eigenen Worten möglichst genau auszudrücken, was sie meinen. Die Schritte des Modells bieten Gelegenheit für eine Zusammenfassung zwischendurch, die den Teilnehmerinnen wichtige Punkte noch einmal in Erinnerung ruft.
Die Moderatorin greift ein, wenn die Diskussion durch Polemik, Dialoge oder Monologe auf Abwege gerät. Eine grundsätzliche Haltung der Wertschätzung aller Teilnehmerinnen und ihrer Äußerungen hilft ihr beim Bewältigen von »Störungen« wie etwa durch Teilnehmerinnen, die sehr emotional reagieren und andere nicht ausreden lassen. Hintergrund solchen Verhaltens können unglückliche Erfahrungen, Unsicherheit oder Scheu vor existenziellen Fragen sein.
Das »Zeitmanagement« der Diskussion ist eine weitere wichtige Aufgabe der Moderatorin. Überziehung der vorgesehenen Zeit und ein überstürztes Ende der Diskussion sind für alle Seiten unbefriedigend.
Wenn eine Diskussion gut beendet wird, bleibt sie auch gut in Erinnerung. Nach einer Zusammenfassung durch die Moderatorin, die von den Teilnehmerinnen ggf. korrigiert werden kann, ist oft ein abschließendes »Blitzlicht« sinnvoll, bei dem jede Teilnehmerin kurz sagt, wie sie aus der Diskussion heraus-

geht. Auch diejenigen, die sich in der Diskussion wenig geäußert haben, kommen hier noch einmal zu Wort. In ihrem eigenen Schlusswort sollte die Moderatorin etwa das Engagement und die Offenheit der Teilnehmer würdigen und das Positive des Diskussionsverlaufes hervorheben.

# 2 Ein sokratischer[48] Weg bei der Arbeit mit Falldiskussionen[49]

*Friedrich Heubel*

»*Wenn man auf den Gang der Gespräche in gemischten Gesellschaften, die nicht bloß aus Gelehrten und Vernünftlern, sondern auch aus Leuten von Geschäften oder Frauenzimmer bestehen, Acht hat, so bemerkt man, dass, außer dem Erzählen und Scherzen, noch eine Unterhaltung, nämlich das Räsonieren, darin Platz findet; … Unter allem Räsonieren ist aber keines, was mehr den Beitritt der Personen, die sonst bei allem Vernünfteln bald lange Weile haben, erregt, und eine gewisse Lebhaftigkeit in die Gesellschaft bringt, als das über den sittlichen Wert dieser oder jener Handlung, dadurch der Charakter irgend einer Person ausgemacht werden soll. Diejenigen, welchen sonst alles Subtile und Grüblerische in theoretischen Fragen trocken und verdrießlich ist, treten bald bei, wenn es darauf ankommt, den moralischen Gehalt einer erzählten guten oder bösen Handlung auszumachen, und sind so genau, so grüblerisch, so subtil, alles, was die Reinigkeit der Absicht, und mithin den Grad der Tugend in derselben vermindern, oder auch nur verdächtig machen könnte, auszusinnen, als man bei keinem Objekte der Spekulation sonst von ihnen erwartet … Ich weiß nicht, warum die Erzieher der Jugend von diesem Hange der Vernunft, in aufgeworfenen praktischen Fragen selbst die subtilste Prüfung mit Vergnügen einzuschlagen, nicht schon längst Gebrauch gemacht haben, und, … sie nicht die Biographien alter und neuer Zeiten in der Absicht durchsuchten, um Belege zu den vorgelegten Pflichten bei der Hand zu haben, an denen sie, vornehmlich durch die Vergleichung ähnlicher Handlungen unter verschiedenen Umständen, die Beurteilung ihrer Zöglinge in Tätigkeit setzten, …*«. *(Kant 1788: 289–291).*

## 2.1 Von der Moral zur Ethik und zurück

Wir alle finden es ungerecht, wenn jemand für etwas bestraft wird, was er nicht getan hat, wir finden Lügen im Prinzip falsch und Friedfertigkeit besser als Aggression. Wir **finden** das ohne viel Nachdenken. Wir würden vielleicht auch selbst einmal gelegentlich ungerecht sein oder **flunkern** oder jemanden verlet-

---

[48] Das typisch Sokratische wird später erläutert (siehe Fußnote 4). Vgl. *Birnbacher* 1999: 219–224.
[49] In diesen Beitrag sind Erfahrungen des Verfassers im Unterricht für Studierende eingegangen, vgl. *Heubel* 1994: 88–92; *Prütz* und *Herbst* 1994: 33–39.

zen wollen. Richtig finden würden wir das aber bei ehrlicher Beurteilung von uns selbst nicht, wir würden eine Entschuldigung dafür suchen. Mit anderen Worten, wir haben in irgendeiner Form Vorstellungen von gerecht und ungerecht, richtig und falsch, gut und böse, also Maßstäbe, nach denen wir die Handlungen von uns selbst und anderen beurteilen, auch wenn wir uns selbst nicht immer danach richten. Für diese ohne großes Nachdenken von uns benutzten Maßstäbe und das ihnen gemäße Handeln hat sich das Fachwort **Moral** eingebürgert. Das Nachdenken über diese Maßstäbe, also das Aussprechen, was sie eigentlich sagen, worin sie bestehen, wie sie sich begründen bzw. rechtfertigen lassen und wie sie systematisch zusammenhängen, heißt dann **Ethik**. Die fachphilosophische Kurzdefinition lautet: **Ethik ist die Reflexion der Moral**. Mir scheint diese Einteilung einleuchtend und zweckmäßig[50].

In die Moral wachsen wir sozusagen hinein, ähnlich wie wir in unsere menschliche Umgebung hineinwachsen. Vieles sehen wir einfach ab, ahmen es nach, üben es ein, wie Schuhe zubinden, Schreiben und Lesen. Vermutlich übernehmen wir aber auch nicht alles kritiklos. Zum Beispiel können schon Kinder das Verhalten ihrer Eltern gegenüber Geschwistern als ungerecht empfinden und als Heranwachsende orientieren wir uns einerseits an Vorbildern, andererseits an **abschreckenden Beispielen**. In den meisten Fällen kommen wir mit dieser erlernten und/oder erworbenen Moral auch ganz gut durchs Leben, wir müssen dazu nicht Moralphilosophen sein. Wenn wir allerdings in Situationen oder Lebensbereiche geraten, die für uns ungewohnt sind, kann es sein, dass diese **Alltagsmoral** nicht mehr reicht und wir in unserem Handeln und Beurteilen unsicher werden. In solchen Situationen können wir nichts anderes tun, als uns unserer Handlungsmaßstäbe zu vergewissern, und zwar derjenigen, die uns wirklich überzeugen. Mit anderen Worten, wir verhalten uns dann im Prinzip so, wie es die Moralphilosophen auch tun. Wir reflektieren unser bisheriges und unser künftiges Handeln im Hinblick auf das, was uns bisher selbstverständlich war. Was wir bei dieser Reflexion gewinnen, geht dann in unsere Moral wieder ein.

Solche, vom Standpunkt des Alltagslebens her ungewohnte Situationen stellen typischerweise die Berufe dar. Wer eine berufsspezifische Ausbildung durchmacht und in einen Beruf eintritt, wächst in einen neuen Lebensbereich hinein, der neue Erfahrungen bringt und neue Handlungsformen verlangt. Wir

---

[50] vgl. *Höffe* 1986: 54 f.; und den Beitrag von *Rehbock* in diesem Buch (S. 209 ff.).

haben zwar alle unsere moralischen Verhältnisse, Verantwortungen und Pflichten im Grundsatz gegenüber allen Menschen – nach meiner Meinung übrigens auch gegenüber den Menschen, die wir selber sind. Für den Pflegeberuf gilt das aber in einer besonderen Weise, denn in diesem Beruf kommt man Menschen besonders nahe, mit denen man im normalen Leben durch nichts verbunden ist. Das ist eine auch moralisch ungewöhnliche Situation: Nahbeziehungen ohne den Vorlauf gemeinsamen Lebens, wobei eine der Personen von Krankheit betroffen ist. Wer bereit ist, sich dieser Situation zu stellen, bedarf einer neuen Sicherheit, die **eingelebte** Moral muss angepasst, erweitert, vervollständigt werden. Darf ich wirklich niemals dem ewig nörgelnden Patienten über den Mund fahren? Muss ich wirklich die Anordnung des Arztes befolgen, obwohl ich sie für gefährlich halte? Soll ich den Fehler meines Kollegen offenbaren, damit alle daraus lernen oder soll ich ihm die Blamage ersparen? Muss ich mich mit dem Legen der Magensonde abfinden, obwohl ich weiß, dass der Patient sie nicht will?

## 2.2 Eine sokratische Methode

Schon aus moralischen Gründen kann dieses Hineinwachsen nicht in erster Linie nach dem Verfahren »**Versuch und Irrtum**« erfolgen. Das würde nämlich bedeuten, die eigene Moral möglicherweise auf Kosten gerade der Menschen zu erwerben, denen diese Moral doch zu Gute kommen soll. Die Frage ist also, wie eine adäquate Vorbereitung auf den Pflegeberuf im Rahmen der Ausbildung aussehen kann. Sie müsste die bei jedem Menschen vorhandene, **eingelebte** Moral auf die noch ungewohnten neuen Handlungssituationen ausdehnen und einüben, und zwar ohne dazu reale Patienten zu missbrauchen. Wie ist das möglich?

Glücklicherweise sind wir hier in einer gar nicht so ungünstigen Lage. Es ist eine Erfahrungstatsache, dass wir an moralisch relevanten Handlungen und Geschehnissen, auch wenn sie uns nur erzählt werden, lebhaften Anteil nehmen (*Immanuel Kant* hat es in dem oben wiedergegebenen Zitat treffend beschrieben). Dabei fühlen wir nicht nur mit, empfinden angesichts der handelnden und betroffenen Personen Mitleid, Ärger, Unwillen, Empörung oder auch Hochachtung oder gar Bewunderung. Wir wägen auch genau ab, was an diesem Handeln gut war, was entschuldigend, was entlastend wirkt, was nicht anders möglich war und was über alles Verlangbare hinausgeht. *Kant* hat Recht, wenn er sagt, dass gerade Jüngere »*auch die subtilste Prüfung mit Vergnügen einschlagen*«. Was bei dieser Prüfung passiert, ist, dass man, geleitet von den eigenen **Gefühlen**[51], die erzählte Handlungssituation anhand der eigenen Moralvorstellungen zu beurteilen versucht. Dabei kann es sowohl passieren, dass man während der Prüfung zunächst übersehene, aber wichtige Details der Geschichte entdeckt, als auch, dass man unsicher ist, welchen Maßstab man eigentlich anlegen soll. Wenn man in dieser Situation mit anderen über die erzählte Geschichte diskutiert, tut man nichts anderes als seine eigenen vorläufigen moralischen Intuitionen in Worte zu fassen. Damit macht man aber zwei wesentliche, miteinander zusammen hängende Lernschritte. Erstens werden im Vergleich mit den Positionen der Mitdiskutanten die eigenen Beurteilungsmaßstäbe klarer – sowohl einem selbst wie den anderen –, zweitens beurteilt man anhand der deutlicheren Maßstäbe auch die vorliegende Situation genauer.

Dieser Doppelschritt scheint mir der Kern des moralischen Lernens zu sein. Man lernt zu unterscheiden und zu benennen, sozusagen nach innen und nach außen. Die Arbeit findet zwar im Medium der Sprache statt, das Lernergebnis hat also auch einen kognitiven Teil. Im Wesentlichen ist sie aber ein Üben des Beurteilens, also einer Fertigkeit. Kognitives und Emotionales verbinden sich miteinander, vorher heftige, drängende, möglicherweise bedrohliche oder blinde Gefühle werden verfeinert und differenziert. Diese Art von Lernen ist möglich, ohne dass man selbst in einer realen Handlungssituation mit Patienten steht. Die handlungsentlastete Situation während der Diskussion einer erzählten Geschichte ist dafür sogar geeigneter. Denn sobald die reale Situation mit ihrem Zeit- und Entscheidungsdruck hinzu kommt, ist für Einüben keine Zeit mehr. Jetzt müsste man gerade auf Eingeübtes zurück greifen können. Insofern ist die Übung in der handlungsentlasteten Situation eine Vorstufe des Handelns im **Ernstfall** und das Diskutieren zugleich ein Handeln.

---

51 Möglicherweise bedarf das Wort »Gefühl« an dieser Stelle einer Erläuterung. Die Gefühle von z. B. Schuld, Scham, Schmerz, Entrüstung, Hass, Liebe, Mitleid, gutem Gewissen sind Anlässe zu konkretem Verhalten. Insofern also moralisches Lernen das Handeln verbessern soll, besteht die Arbeit im Üben des Umgangs mit Gefühlen. Insofern man aber die moralischen Gefühle als Antwort auf oder Begleitung von moralischen Urteilen verstehen kann, würde man eher von Affekten sprechen. Die Arbeit würde dann eher an den Normen erfolgen, nach denen man sich in der Beurteilung der jeweiligen Handlungssituation gerichtet hat und die diese Affekte hervorgerufen haben. Mit anderen Worten, man würde die eigenen Normen überprüfen, die den Urteilen und damit den Gefühlen (Affekten) zugrunde lagen. – Wenn man dennoch bei dem vieldeutigen Wort Gefühl bleiben will, müsste man zumindest die **die Gefühle bewertenden** Gefühle abtrennen. Man müsste unterscheiden zwischen solchen Gefühlen, die zu einem bestimmten Handeln antreiben, zum Beispiel der Lust auf die leckere Sahnetorte, dem Hass auf eine bestimmte Person oder dem Erbarmen des Samariters, und solchen, die diese Handlungsantriebe kritisch gewichten. Unter diesen wären dann auch moralische Gefühle wie das gute oder schlechte Gewissen.

Der historische *Sokrates* ist dafür berühmt, dass er seine Mitbürger in Diskussionen hineinzog und ihnen anhand ihrer eigenen Argumente zeigte, dass ihre moralischen Alltagsüberzeugungen so nicht haltbar waren. Er fragte so lange nach und wies seine Partner auf die Konsequenzen ihrer eigenen Aussagen hin, bis sie selbst zugeben mussten, dass sie in Wahrheit nicht wussten, was sie zuvor zu wissen gemeint hatten. Er drängte nicht eine eigene Erkenntnis auf, sondern mobilisierte das kritische Denken jedes Einzelnen.[52] Die hier beschriebene Methode ist insofern sokratisch, als sie nur das zu entwickeln versucht, was in jedem Diskussionsteilnehmer schon ohnedies angelegt ist. Jeder Diskussionsteilnehmer, der eine von anderen abweichende Meinung äußert, stellt die andere Meinung in Frage. Die Moderation ermöglicht und unterstützt diesen Prozess, allerdings nicht in der Absicht, Unhaltbarkeiten nachzuweisen, sondern im Gegenteil, gute und klärende Argumente als solche erkennbar zu machen. Insofern kann man sagen, dass die Diskutanten sie idealerweise auseinander herausfragen.

Wenn man eine Reihe von Falldiskussionen im Rahmen eines Kursunterrichts durchführen kann, verbinden sich mit diesem Doppelschritt zwei weitere Lernschritte. Das wiederholte gemeinsame Diskutieren beruflich relevanter Fallgeschichten hat einen gruppendynamischen Effekt. Die Diskutanten lernen einander nicht nur in ihrer Rolle als Berufskollegen, sondern auch als Menschen mit je eigenen Wertvorstellungen und eigener Urteilskraft kennen. Daraus können die Einzelnen mehr Sicherheit gewinnen. Diese Einzelnen haben aber unter ihren je eigenen Wertvorstellungen gerade diesen Beruf gewählt und unvermeidlich bilden sich in den Diskussionen gemeinsame Sprachgebräuche heraus. Es entwickelt sich also Professionssolidarität. Diese Lerneffekte sind zwar kein im engeren Sinne moralischer Gewinn, sie können aber in Situationen, wo eine moralische Position mit dem entsprechenden Handeln gegen Widerstand durchgehalten werden muss, eine entscheidende Unterstützung sein.

---

[52] Das bleibend Beeindruckende an *Sokrates* beruht auch auf seiner konsequenten Haltung: Weil viele seine Diskussionsweise als zersetzend empfanden, wurde er unter dem Vorwurf, er verderbe die Jugend, zum Tode verurteilt. Im Gefängnis lehnte er es ab, die Gelegenheit zur Flucht zu nutzen: Man müsse die Gesetze achten, auch wenn sie einem Unrecht tun, Unrecht leiden sei besser als Unrecht tun. *Sokrates* hat nichts geschrieben. Sein Schüler *Platon* hat ihm aber in seinen Dialogen, in denen *Sokrates* stets als der am besten Argumentierende auftritt, ein Denkmal gesetzt.

## 2.3 Diskussions- und Moderationsregeln

**Setting:** Die optimale Zahl von Teilnehmern ist 12. Bei weniger Teilnehmern kann es vorkommen, dass die Diskussion aus Mangel an Ideen nur schwer anläuft, bei mehr Teilnehmern, dass nicht alle zu ihrem Recht kommen (erfahrungsgemäß tritt nach etwa 1,5 Stunden Ermüdung ein). Idealerweise sitzen die Diskutanten um einen gemeinsamen Tisch. Das empfiehlt sich jedenfalls dann, wenn die Fallgeschichte (wie ich es bevorzuge) schriftlich auf einem Blatt Papier ausgegeben wird, weil die Teilnehmer dann Anmerkungen darin machen können. Auch ein Stuhlkreis ist möglich, ich halte aber den eher distanzierenden Effekt des zwischen allen stehenden Tisches eher für günstig als ungünstig. Auch der Platz des Moderators ist nicht gleichgültig: Am Kopf eines langen Tisches zu sitzen wird in der Regel als Betonung der Leitungsfunktion verstanden, in der Runde sitzen als Betonung der Gleichberechtigung. Die Teilnehmer erwarten von dem Moderator einen Autoritätsvorsprung. Bei der hier vorgestellten Methode besteht dieser Vorsprung in der Reflexions- und Versprachlichungsfähigkeit; hinsichtlich der persönlichen Moralität und der Anlage zur moralischen Kritik bzw. Urteilskraft besteht aber kein Unterschied. Deshalb halte ich für den Moderator den Sitz in der Runde für zweckmäßiger; in jedem Fall sollte er die Teilnehmer gut sehen können. – Bei Teilnehmerzahlen über 20, bzw. wenn absehbar ist, dass in der vorgesehenen Zeit unmöglich alle Teilnehmer eine reelle Chance zu eigenen Beiträgen haben, bietet sich das Verfahren »fishbowl« an: Man bildet einen inneren Stuhlkreis für sechs bis acht Teilnehmer und den Moderator und einen äußeren Stuhlkreis für alle anderen. Wer sprechen will, drückt seine Wortmeldung dadurch aus, dass er sich auf einen der Stühle im inneren Kreis setzt und kommt dadurch auf die Rednerliste. Er verlässt den inneren Kreis wieder, wenn er gesprochen hat, bzw. nachdem auf seinen Beitrag reagiert worden ist.

**Formale Diskussionsregeln:** Der Moderator muss stets präsent halten, dass alle Diskutanten gleichberechtigt sind und dass die Meinung jedes Diskutanten interessiert. Auch ungeschickte oder unzureichende Beiträge sollen angehört werden, Vielredner dürfen nicht das Meinungsklima dominieren. Deshalb ist das Führen einer Rednerliste unerlässlich. Zwiegespräche führen in aller Regel zur emotionalen Erhitzung und thematischen Engführung, die beiden Diskutanten stehen dann unter erhöhtem Erwartungsdruck, sich durchsetzen zu müssen. Die strikte Einhaltung der Rednerliste wirkt dagegen entspannend, weil jeder Zeit zur Vorbereitung seines Beitrags hat. Die Tatsache, dass jemand erst nach längerer Zeit auf einen Beitrag antworten kann, ist meist kein Nachteil, weil es zwingt, den Ort des Problems in Erinnerung zurückzurufen (häufig hat sich ein vorgesehener Beitrag zwischenzeitlich auch erledigt). Im Rahmen eines Kurses mit mehreren aufeinander folgenden Diskussionsrunden sollte die vorhergehende Runde vom Moderator wiederholt werden. Um zu demonstrieren, dass jede Person mit ihren Argumenten ernst genommen wird, sollte dabei jeder Diskutant mit mindestens einer seiner Äußerungen erwähnt werden. Die formalen Diskussionsregeln müssen am Anfang der Diskussion bzw. am Anfang einer Serie von Diskussionen erläutert bzw. vereinbart werden.

**Inhaltliche Diskussionsregeln:** Da bei schriftlich präsentierten Fallgeschichten Handelnde und Betroffene nicht verletzt werden können, halte ich es für das Beste, wenn der Moderator die Teilnehmer auffordert und ermutigt, die Handlungen in der Geschichte direkt nach unpassend, schlecht, falsch bzw. richtig, gut, vorbildlich o. ä. zu beurteilen (auch wenn damit indirekt eine Beurteilung der handelnden Personen verbunden sein kann). Der Einstieg mit der Frage »*was hätten Sie getan*« oder »*was würden Sie tun*« oder »*was sollte man tun*« lenkt m. E. von der Reflexion der eigenen Leitvorstellungen (die ich für das Wichtigste halte) eher ab. Er führt leicht zur Spekulation über Handlungsentwürfe, die dann nicht verifiziert werden können, weil die Fallgeschichten dazu in der Regel zu wenig Situationsmerkmale enthalten. Im Übrigen muss das Phantasieren von alternativen Lösungen in der Regel nicht stimuliert werden. Die Teilnehmer tun es von sich aus und diese Varianten können genauso behandelt werden wie das vorgelegte Material. Hauptaufgabe der Moderation ist ein bestätigendes Spiegeln, nachfragendes Präzisieren und Verständlichermachen bei ungeschickten oder unklaren Beiträgen. Ein Bloßstellen ist unbedingt zu vermeiden. Es kann nötig werden, einen schwachen Diskutanten vor Angriffen zu verteidigen. Je erfahrener die Gruppe wird, desto eher kann die Moderation dabei auf das Herausstellen des moralisch Wesentlichen achten. Sie sollte die Beiträge aber nicht anhand der eigenen ethischen Theorie gewichten und inhaltliche Kontroversen nicht vorzeitig harmonisieren, sondern klar nebeneinander stellen. Es kommt gelegentlich vor, dass das moralisch Problematische einer bestimmten Handlung oder Einstellung von keinem der Teilnehmer bemerkt wird (nach meiner Erfahrung am ehesten bei der moralischen Relevanz von Organisationsmitteln und Organisationsverantwortung). In diesen Fällen entspricht es m. E. der Methode besser, die Sensibilität der Teilnehmer anhand einer neuen, auf das Problem zugespitzten Fallgeschichte herauszufordern, als die kritische Perspektive durch die Moderation einzubringen.

## 2.4 Wahl der Fallgeschichte und Sozialform

Die Methode der moderierten Gruppendiskussion wird hier auf eine bestimmte Art des moralischen Lernens angewandt, nämlich den Doppelschritt (1) Bewusstmachen schon vorhandener Handlungsmaßstäbe plus (2) Verbesserung von Wahrnehmung und Urteil. Diesem Ansatz entsprechen am besten solche Fallgeschichten, die mit einer abgeschlossenen, zu beurteilenden Handlung enden – also nicht Geschichten, die zu einer Entscheidung erst auffordern (auch derartige Geschichten haben ihren didaktischen Ort, sie fordern aber weniger die Urteilskraft, sondern eher die Phantasie heraus). Die Geschichten können eine oder auch mehrere handelnde Personen enthalten. Sie müssen aber mindestens so ausführlich sein, dass die Diskutanten sich mit Personen identifizieren oder sich von ihnen absetzen können, mit anderen Worten, es muss Anhaltspunkte für ihre Motive geben. Fallgeschichten aus wenigen Zeilen sind daher weniger geeignet. Fallgeschichten dürfen aber auch weitschweifig sein. In diesem Fall wird die erste Phase der Diskussion darin bestehen, moralisch Relevantes von Irrelevantem zu unterscheiden. Inhaltlich sollten die Fallgeschichten natürlich vorwiegend aus dem berufstypischen Erfahrungsfeld stammen. Der Moderation steht es frei, die Fallgeschichte so zu wählen, dass sie an ein bewusst gewordenes Problem der vorhergehenden Diskussionsstunde anknüpft. In fortgeschrittenen Diskussionsgruppen sind aber auch fachfremde Geschichten nicht prinzipiell ausgeschlossen, z. B. dann, wenn ein ethisches Theoriestück zum Problem geworden ist (etwa der Unterschied Recht versus Ethik). Besonderer Umsicht bedarf es bei der Diskussion von Fallgeschichten, die von den Teilnehmern als selbst erlebte eingebracht werden. Hier muss die Moderation ständig die Frage im Auge behalten, ob es sich für die Berichtenden jeweils um ein ungelöstes persönliches Problem oder einen Beitrag zu einer für die ganze Gruppe einschlägigen moralischen Frage handelt. Im ersten Falle muss sie die Berichtenden schützen. Vorbedingung für die Behandlung selbst erlebter Geschichten ist ein Mindestmaß an gemeinsamer Diskussionserfahrung und Vertrauen in der Gruppe. Eine geeignete Vorsichtsmaßnahme kann sein, nur solche selbst erlebten Fallgeschichten zu behandeln, die zuvor von dem berichtenden Teilnehmer schriftlich formuliert und dem Moderator bekannt sind.[53]

---

[53] *Vgl. Hofmann* und *Giese* in diesem Buch (S. 196–201 u. 155–167).

## 2.5 Präsentation

Dem hier vorgestellten didaktischen Ansatz entspricht die Präsentation der Fallgeschichte in schriftlicher Form am besten. Es sind allerdings alternative Präsentationsformen möglich, deren Spezifika man berücksichtigen muss und die den hier vorgestellten didaktischen Ansatz modifizieren können.

**Fallbericht durch Beteiligte:** Das Berichten durch die beteiligte Person ruft bei den Diskutanten automatisch Identifikation und anteilnehmendes Nachfragen hervor. Bei diesem Verfahren fehlen allerdings in der Regel die anderen an der Geschichte beteiligten Personen. Deshalb kann das Verfahren, wenn die Moderation nicht darauf achtet, an der unvermeidlichen Einseitigkeit – oder auch Vorbehalten gegenüber – der berichtenden Person scheitern[54]. Auch wenn (siehe oben) die berichtende Person mit der Geschichte **kein** ungelöstes persönliches Problem verbindet, kann dann die moralische Perspektive in einer Fülle von nur scheinbar interessanten Fakten untergehen, und alle Fragenden schrecken (aus moralischen Gründen!) davor zurück, das Handeln der berichtenden Person selbst zu hinterfragen.

**Gespielte Szene:** Jede, auf welche Weise auch immer präsentierte Fallgeschichte trifft eine Auswahl aus dem, »was tatsächlich passiert ist«. Das gilt für die als Szene gespielte Fallgeschichte in besonderem Maße. Da die Szene vorbereitet werden muss, müssen sich die Autoren darauf einigen, welchen Gegenstand sie eigentlich darstellen, mit anderen Worten, welche Perspektive sie einnehmen und welche Aspekte der **Wirklichkeit** sie weglassen wollen. Ein erheblicher didaktischer Wert liegt also bereits in der Ausarbeitung der Szene, und zwar für die Autoren selbst. Außerdem müssen die Autoren damit rechnen, dass es in einer Einzelszene keine Vorgeschichte gibt, das heißt, dass die »Geschichte« zu einer Momentaufnahme schrumpft. Die Szene muss ohne weitere Erklärung von der Zuhörerschaft als **typisch** wieder erkannt werden können, ist also eher typisch als individuell. Gut gespielte Szenen eignen sich deshalb eher für relativ große Auditorien mit noch wenig Diskussionserfahrung. Hier wirken sie vor allem sensibilisierend.

---

[54] Zur Bedeutung unterschiedlicher Perspektiven vgl. auch *Schulze Kruschke, Salomon* in diesem Buch (S. 168).

**Spielfilmszene:** Während die auf einen moralisch relevanten Gegenstand hin konzipierte gespielte Szene einen Handlungstypus (ohne individuelle Vor- und Nachgeschichte) darstellt, ist die Spielfilmszene Teil einer ganzen Geschichte und ohne Erläuterung dieser Geschichte nicht verständlich. In der Regel ist sie auch nicht allein auf ein moralisches Problem hin konstruiert und enthält mehrere Handlungsstränge neben- bzw. ineinander. Fallgeschichten zum Zweck einer anschließenden Diskussion im Sinne dieses Beitrags mithilfe einer Filmszene oder einer Film-Sequenz zu präsentieren, bedarf daher großer Sorgfalt bei der Auswahl und der Erläuterung. Es ist Expertise erforderlich, um die filmtypischen Darstellungsmittel zu reflektieren, weil sonst unklar bleibt, was die Szene im moralischen Sinne sagen, herausstellen oder behaupten will.[55]

## 2.6 Abgrenzung zu anderen Unterrichtsmethoden

Das hier geschilderte Moderationsverfahren ist Teil eines didaktischen Konzepts für einen nicht frontal ablaufenden, möglichst mehrere Sitzungen umfassenden Unterricht. Von einem Frontalunterricht mit dem Ziel neutraler Präsentation relevanter ethischer Theorien unterscheidet es sich durch das Aufrufen direkten moralischen Engagements, von einem Frontalunterricht mit inhaltlich festgelegter **top-down**-Einführung in eine bestimmte ethische Theorie durch das diskursive Vorgehen. Von einem im Wesentlichen auf kognitive Inhalte abzielenden Unterricht unterscheidet es sich durch den großen Anteil von **learning by doing**. Mit dem Diskutieren von Fallgeschichten im sequentiellen Verfahren ist es verwandt, zielt aber primär auf Wahrnehmung und Urteil und erst sekundär auf Handlungsalternativen. Nicht vergessen darf man den großen Einfluss des informellen moralischen Lernens durch das faktische Umfeld im Krankenhaus, das der Unterricht bestätigen, mit dem er leider aber auch in Konflikt geraten kann.

---

[55] Vgl. Beitrag *Schmidt* in diesem Buch (S. 182).

# 3 Falldiskussionen als Reflexion eigener Praxis

*Constanze Giese*

Im Folgenden geht es um die Arbeit mit Fallgeschichten aus der Pflegepraxis der Teilnehmerinnen am Beispiel der Praxisreflexion eines FH-Pflegestudiengangs.

## 3.1 Einleitung

In diesem Kapitel wird die Besonderheit der Arbeit mit eigenen Fällen aus der Praxis der Teilnehmerinnen diskutiert und eine praktisch erprobte Vorgehensweise präsentiert.
Die normativen Grundlagen des Diskursmodells und die Regeln für einen Diskurs werden vorgestellt und in Bezug zur Situation der Falldiskussion gesetzt. Es wird erörtert, inwiefern der Respekt vor den Überzeugungen und Werten der Diskursteilnehmerinnen oder Konfliktparteien sich im Verfahren zur Konfliktlösung widerspiegeln muss. Daran anschließend wird die Aufgabe der Moderation in einer zu Lehrzwecken durchgeführten Falldiskussion vorgestellt. Exemplarisch für die Arbeit mit »eigenen Fällen« wird das Konzept zur »Praxisreflexion« präsentiert, das im Studiengang Pflegemanagement an der Katholischen Stiftungs-Fachhochschule München zur Diskussion eigener Fälle aus der Praxis der Studierenden entwickelt wurde.

## 3.2 Vorüberlegungen

Ethisch fundierte Falldiskussionen bedürfen der gründlichen Vorbereitung. Vor ihrem Einsatz sind einige wesentliche Fragen zu klären. So gebietet es der Respekt vor den Teilnehmerinnen, sich selbst Rechenschaft darüber zu geben, welche Funktion die Diskussion im Rahmen der Veranstaltung haben soll, welchen Zweck, welches Ziel mit der Arbeit an einem (bestimmten) Fall verbunden wird. Neben didaktischen und methodischen Vorüberlegungen sind auch die normativen Aspekte der Wahl einer Methode zu berücksichtigen.[56]

---

[56] Vgl. 3.3.1.

Des Weiteren sind die Möglichkeiten und Grenzen einer bestimmten Methode allgemein und bezogen auf die konkrete Gruppe abzuwägen.

### 3.2.1 Chancen und Ziele

Die Diskussion von Fällen, die aus der Berufspraxis der Teilnehmerinnen stammen und von diesen selbst als diskussionswürdig angesehen und in die Lehrveranstaltung eingebracht werden, besticht vor allem durch ihre besondere Aktualität, Authentizität und Realitätsnähe. Die Arbeit mit Fällen aus der eigenen Praxis schult in besonderer Weise die Fähigkeiten im Bereich der Situationsanalyse, der Unterscheidung relevanter von nebensächlicher Information, des aktiven Zuhörens und der gezielten Nachfrage. Wie in Punkt 3.4 ausgeführt wird, stellt die gemeinsame Erarbeitung der Textgrundlage zur Diskussion einer Fallgeschichte einen ganz wesentlichen Teil des hier vorgestellten Konzeptes dar. Hierin liegt auch der prägnante Unterschied zur Arbeit mit vorgegebenen Fällen. Die Gruppe selbst schält aus der Erzählung einer Person langsam in gemeinsamer Arbeit die ethisch problematische Situation heraus. So wird in einem gemeinsamen Prozess der Erzählung des so genannten »Fallgebers« und der Nachfragen und des Nachdenkens der anderen Teilnehmerinnen aus einem verwirrenden Bündel von Eindrücken und Informationen die Diskussionsgrundlage erstellt und verschriftlicht. Diese Fallgeschichte wird dann – wie eine vorgegebene – diskutiert.

Die Tatsache, dass eine Teilnehmerin selbst einen Fall zur Klärung einbringt, motiviert die anderen in besonderer Weise. Ihr Interesse und wohl auch die Neugier für eine »reale Geschichte« werden angesprochen und – wie sich beobachten lässt – das Verantwortungsgefühl dafür, im Rahmen der Diskussion einen Beitrag zur Klärung der vorgestellten Problematik leisten zu sollen und zu wollen. Die Arbeit mit eigenen Fällen verfolgt somit folgende Ziele:
- Stärkung der Kompetenz zur aktiven Teilnahme und eigenverantwortlich gestalteten Durchführung praktischer ethischer Diskurse,
- Einübung in die Analyse ethisch problematischer Situationen und Konstellationen,
- Möglichkeit der Auseinandersetzung mit eigenen Wertvorstellungen und deren Tragfähigkeit,
- Übung kritischer Reflexion der Berufspraxis und der Möglichkeit des Perspektivenwechsels,
- Verbindung ethischer Theorie und beruflicher Praxis.

Das Konzept richtet sich folgerichtig an Teilnehmerinnen, die im Berufsfeld »Pflege« Verantwortung für die Implementierung von Ethik in die Praxis übernehmen wollen. Sie sollen gezielt und praxisnah darauf vorbereitet werden, ethisch problematische Situationen zu erfassen und konstruktiv-spontan oder in einem institutionalisierten Rahmen – zu ihrer Klärung beizutragen. Dabei ist es nachrangig, ob sie im regulären Stationsdienst oder als Mitarbeiterin auf einer Ebene des Pflegemanagements tätig sind. Die Fähigkeit, ethisch relevante und problematische Situationen in der Pflege diskursiv und konstruktiv zu behandeln, ist nicht nur bei Ethikvisiten, in Ethikzirkeln, Ethikkomitees oder Ethikcafes[57] gefordert, sondern auch bei Übergaben oder »Tür-und-Angelgesprächen.«

### 3.2.2 Risiken und Missverständnisse

Der Versuch, ethische Kompetenz durch die Arbeit mit eigenen Fällen zu schulen, ist nicht unumstritten und weist spezifische Schwierigkeiten und Risiken auf. Diese lassen sich den unterschiedlichen (Gruppen von) Teilnehmenden[58] zuordnen:

### Die Situation der »Fallgeberin«

Der respektvolle Umgang und Schutz derjenigen Person, die ihre Geschichte in der Gruppe zur Diskussion und damit **zur Verfügung stellt**, ist ein besonders sensibler Punkt, der in jedem Fall der besonderen Beachtung bedarf und auch im Vorfeld mit der Gruppe thematisiert werden muss. Dies geschieht im hier vorgestellten Konzept unter anderem in Form einer Selbstverpflichtung der Teilnehmerinnen (»Vertrag«), in der es darum geht, bestimmte Formen des Umgangs mit der Fallgeberin und dem Fall zu wahren (vgl. 3.4.1 und 3.4.2). Schon im Prozess der Auswahl einer geeigneten Geschichte besteht die Notwendigkeit, auch mit jenen Teilnehmerinnen besonders achtsam umzugehen, die angeboten haben, eine Geschichte einzubringen, die dann letztlich **nicht** von der Gruppe zur Diskussion ausgewählt wird. Obgleich im Vorfeld deutlich gemacht werden muss, dass es sich um eine **ethische** Falldiskussion und nicht

---

[57] Damit seien hier nur einige der inzwischen verbreiteten Formen der Implementierung von Ethik genannt. Vgl. dazu ausführlicher: *Simon, A.:* Klinische Ethikberatung in Deutschland, 2000.
[58] Teilnehmende sind in diesem Sinne alle, die an der Lehrveranstaltung teilnehmen, auch die Leitung und die Fallgeberin.

um eine Maßnahme supervisorischer, seelsorgerlicher oder psychologischer Unterstützung handelt,[59] erfordert es doch ein gewisses Maß an Überwindung, eine Geschichte einzubringen. Es kommen Begebenheiten zur Sprache, die die Betreffenden über lange Zeiträume beschäftigen und über die manche in diesem Rahmen erstmals sprechen. Das Angebot, eine solche Geschichte zu erzählen, ist jedenfalls von der Leitung oder Moderatorin in der Gruppe deutlich zu würdigen. Überhöhten Erwartungen seitens der (potenziellen) Fallgeberin sollte vorgebeugt werden, indem das Ziel der Fallarbeit erläutert wird. Es sollte deutlich werden, dass es sich um eine ethische Falldiskussion handelt, die auf der Basis diskursethischer Prämissen unter Einhaltung entsprechender Regeln erfolgen soll. Die Fallgeberinnen können deshalb nicht mehr (aber auch nicht weniger) erwarten als einen Beitrag zur Klärung eines ethischen Problems oder ethisch relevanten Sachverhaltes.

### Die Gruppe der Teilnehmerinnen und die Moderatorin

Die Arbeit mit eigenen Fällen stellt für alle Beteiligten eine besondere Herausforderung dar. Eine vertrauensvolle und geschützte Atmosphäre ist dafür Voraussetzung. In der Praxis wird sich diese nur in einer Gruppe einstellen, deren Mitglieder bereits die Möglichkeit hatten, sich kennen zu lernen und die einen respektvollen Umgang miteinander pflegen. Die Moderatorin und Sitzungsleitung kann entscheidend daran mitwirken, dass eine solche Atmosphäre zustande kommt, indem sie selbst alle Teilnehmenden als Personen achtet, die eigenständige ethische Erwägungen anstellen und relevante Beobachtungen einbringen können. In der Regel überträgt sich diese Haltung auch auf das Klima in der Gruppe. Diese Achtsamkeit beschränkt sich allerdings nicht auf die einzelnen Falldiskussionen: Wenn Ethiklehrende auch keine »besseren« Menschen sein können und müssen, hängt ihre Glaubwürdigkeit gerade in der Arbeit mit (eigenen) Fällen in besonderer Weise damit zusammen, dass die von ihnen vertretenen Inhalte[60] sich in ihrem Umgang mit den Teilnehmerinnen konsequent wieder finden lassen. Zusammenfassend lassen sich für die Arbeit mit eigenen Fällen folgende Vorsichtsregeln festhalten:

---

[59] Zur Eingrenzung und Abgrenzung ethischer Falldiskussionen von psychologischer und supervisorischer Unterstützung der Teilnehmerinnen im Umgang mit aktuellen konflikthaften Erlebnissen vgl. *Hofmann I.*, im selben Band (S. 196–201).
[60] Zum Beispiel an die Grundregeln der Diskursethik angelehnte Diskussionsregeln.

- Es bedarf einer Atmosphäre gegenseitigen Respekts und der Bereitschaft, gemeinsam etwas zu erarbeiten und zu lernen.
- Zielrichtung und Grenzen einer ethischen Falldiskussion sind deutlich zu kommunizieren.
- Die Situation der Fallgeberinnen ist mit besonderer Aufmerksamkeit zu behandeln, ihr Beitrag ist angemessen zu würdigen.
- Sollte es in einer Gruppe ausgeprägte Dissonanzen oder gar Feindseligkeiten geben, ist im Zweifelsfall von der Diskussion eigener Fälle abzusehen.
- Die Moderatorin muss sich ihrer Rolle und Aufgabe bewusst sein.
- Die Anzahl der Teilnehmerinnen sollte 15 nicht deutlich überschreiten, da sonst eine persönliche Atmosphäre und Würdigung der Position der Einzelnen kaum noch möglich ist.

Die Gefährdungen der Arbeit mit eigenen Fällen bergen zugleich ein großes Potenzial für das Erlernen ethischer Kompetenz: Wenn die o. g. Problematik explizit kommuniziert und im Verlauf der Sitzung(en) wiederholt thematisiert wird, erlernen die Teilnehmerinnen die bewusste Gestaltung einer konstruktiven Atmosphäre und erfahren hautnah, wie sensibel und persönlich ethische Konflikte tatsächlich erlebt werden. Brüche und Spannungen zwischen Inhalten ethischer Diskurse und dem Klima zwischen den Diskursteilnehmerinnen führen zu mangelnder Akzeptanz auch des inhaltlichen Ergebnisses. Dies gilt sowohl für die Lehrsituation als auch für die Praxis. So erfahren die Beteiligten »nebenbei«, was es heißt, dass der Konsens über das Verfahren zum Konsens über den Inhalt beitragen kann,[61] eine in der klinischen Praxis häufig unterschätzte Chance zur Konfliktlösung.

Dass ein ethischer Kompromiss[62] in der Praxis kein Zeichen von Schwäche sein muss, sondern von allen Beteiligten verlangt, sich gegenseitig als sittliche Subjekte wahrzunehmen, kann ebenfalls nachvollzogen werden. Letztlich sind die Schwierigkeiten und Gefährdungen der Arbeit mit eigenen Fällen zugleich ein Nachweis ihrer Praxisnähe und Eindrücklichkeit.

---

[61] Vgl. 3.3.1.
[62] Zur Bedeutung des ethischen Kompromisses im Rahmen ethischer Entscheidungsverfahren vgl. *Feldhaus, S.*: Ethische Entscheidungsverfahren. In: *Korff* 1999: 311–312.

## 3.3 Grundlagen

Die Diskussion[63] als geeignetes Verfahren zur Lösung eines ethischen Problems anzusehen, beruht auf mehreren Grundannahmen. Eine solche Annahme besteht darin, dass die Teilnehmerinnen nicht primär der Belehrung über ethische Inhalte bedürfen, sondern geschult werden sollen, ihre Position zu versprachlichen, um mit sich selbst und anderen in einen Klärungsprozess eintreten zu können. Diese Schulung der »Sprechfähigkeit« in ethischen Fragen trägt zur ethischen Kompetenz bei, die von Mitarbeiterinnen der Gesundheitsberufe zu Recht erwartet wird. Die Notwendigkeit, sich diskursiv und damit sprachlich über die jeweiligen Positionen der Beteiligten auszutauschen, ergibt sich, wenn jede Mitarbeiterin im Gesundheitswesen als **moralisches Subjekt** anerkannt wird (genauso wie jeder Patient ein **moralisches Subjekt ist**), das nicht gezwungen werden kann und soll, gegen sein Gewissen und seine Überzeugungen zu handeln. Um unter den Bedingungen des Pluralismus trotzdem eine Kooperation zu ermöglichen, bedarf es der Fähigkeit, den eigenen Standpunkt zu kommunizieren – und den der anderen wenn möglich nachzuvollziehen. Neben der pragmatisch begründeten Notwendigkeit der Konsensfindung[64] wird hier die Normativität des Diskursverfahrens (wie in der Diskursethik vorgeschlagen) relevant.

### 3.3.1 Beiträge der Diskursethik

Der Diskurs selbst lässt sich im Rahmen der Diskursethik als ein ethisch legitimierbares Mittel der Normenbegründung ansehen. Unter den Bedingungen der Pluralität der Meinungen und Weltbilder kann der Diskurs nach *Habermas*[65] – über den reinen Austausch von Positionen hinaus – im Konfliktfall als Lösungsweg angesehen werden. Die diskursive Methode zielt auf einen Be-

---

[63] Der Begriff »Diskussion« wird im Folgenden nicht streng vom Diskursbegriff unterschieden. Wenn nicht anders erwähnt, wird der Diskursbegriff jedoch primär für Ausführungen zur Diskursethik im Zusammenhang mit Begründungsdiskursen verwendet, der Diskussionsbegriff für die hier geschilderten Anwendungs- und Übungsdiskurse (Falldiskussionen).
[64] Diese diskursive Konsensfindung kann als Basis funktionierender Kooperation angesehen werden.
[65] »Der Frankfurter Soziologe und Philosoph *Jürgen Habermas* baute Anfang der 1980er Jahre das bereits von *Karl-Otto Apel* [1997] in Grundzügen angelegte Modell einer Diskursethik programmatisch aus.« *Kessler, H.*: Die philosophische Diskursethik und das Ulmer Modell der Ethikseminare. Zum Vergleich der Diskursethik mit einem Qualifizierungskonzept der Ethik in der Medizin, Ethik Med 15/4 2003: 263–266.

gründungsdiskurs, der die in Frage stehende Gültigkeit ethischer Normen erweisen soll. Ein solcher Diskurs endet idealtypisch im Konsens, wenn gegen die Gültigkeit der zuvor strittigen Norm niemand mehr vernünftig begründete Einwände erhebt oder erheben kann.

Die praktischen Diskurse in der pflege- und medizinethischen Praxis und ebenso die zu Lehrzwecken durchgeführten Falldiskussionen haben eine andere Zielrichtung. Sie behandeln strittige Fragen angewandter Ethik. Es geht um die ethische Grundfrage: *»Was soll ich tun?«* bezogen auf einen konkreten Fall, der individuelle Merkmale aufweist. Die konkreten Umstände hinsichtlich ihrer ethischen Relevanz in der jeweiligen Situation zu reflektieren ist wesentlicher Bestandteil einer Falldiskussion. Eine zentrale Annahme der Diskursethik besteht darin, ein Konsens über das Verfahren könne zum Konsens über den Inhalt der Gültigkeit einer strittigen Norm beitragen.[66] Die Akzeptanz einer Entscheidung oder eines Ergebnisses hängt offensichtlich sehr stark davon ab, ob die Beteiligten oder Betroffenen auch den Verfahrensweg, das Zustandekommen an sich akzeptieren können. In dem Versuch, in gleichberechtigter Weise (in einem so genannten herrschaftsfreien Diskurs) durch den Austausch vernünftiger Argumente zu einem für alle akzeptablen Ergebnis zu gelangen, liegt eine wesentliche Gemeinsamkeit der Theorie der Diskursethik und der ethischen Falldiskussionen. In beiden Fällen wird vorausgesetzt, dass die Teilnehmenden das Verfahren gutheißen können und schon *deshalb* auch das Ergebnis akzeptieren werden. Im Gesundheitsbereich gibt es verschiedene Versuche, dies bei der Auseinandersetzung über ethische Fragen umzusetzen, ein Beispiel hierfür ist das so genannte Ulmer Modell.[67] Für die Bewältigung ethischer Probleme im Pflegealltag hat auch *Marion Großklaus-Seidel* auf diesen Zusammenhang hingewiesen. Das *»Bewusstsein von einer fairen Beteiligung« (Großklaus-Seidel* 2002: 120) aller Betroffenen wird als wesentliches Kennzeichen der Verfahrensgerechtigkeit in Organisationen bezeichnet und: *»Wichtig ist es, dass der Weg vom Problem bis zur Lösung für alle nachvollziehbar und fair ausgehandelt wird.« (Großklaus-Seidel* 2002: 120)

Bei Diskussionen zu Übungszwecken ist eine Annäherung an die von *Habermas* vorgeschlagenen Diskursbedingungen und -regeln leichter zu erreichen als

---

[66] Vgl. zu diesem Zusammenhang *Moreno, J.*: Konsens durch Kommissionen: Philosophische und soziale Aspekte von Ethikkommissionen. 1996: 181–188.
[67] Vergl. u. a. *Kessler, H.* 2003: 258–267; *Giese, C.*: Die Patientenautonomie zwischen Paternalismus und Wirtschaftlichkeit: Das Modell des »Informed Consent« in der Diskussion. 2002: 156–175; *Simon, A.* 2000.

in der Praxis der Gesundheitsversorgung und Pflege. Auch wenn nicht in jedem Fall ein Konsens zu erwarten ist, so zeigt sich doch, dass Lösungsvorschläge aus einer Diskussion leichter akzeptiert werden, wenn die idealen Diskursbedingungen und die dafür vorausgesetzten Diskursregeln eingehalten oder zumindest gemeinsam angezielt werden. Nach *Apel* und *Habermas* sind die vier notwendigen Geltungsansprüche der menschlichen Rede – Verständlichkeit, Wahrhaftigkeit, Wahrheit und Richtigkeit im Sinne der Moralität einer Sprechsituation – als normative Voraussetzung aller diskursiven Konsensbildung über Normen anzusehen. Für die Diskussion konkreter Fälle in der Praxis und damit auch in der Übungssituation lassen sich folglich die *»Verständlichkeit der Rede, der Verzicht auf strategische und manipulative Gesprächsführung, die wahrheitsgemäße Information und der wahrhaftige Umgang« (Giese 2002: 170–171)* als notwendige Anforderungen an die Diskutierenden festhalten. Auf dieser Basis werden im Folgenden das Selbstverständnis und die Aufgabe der Moderation thematisiert.

### 3.3.2 Aufgabe und Selbstverständnis der Lehrenden

Die Aufgabe der Ethiklehrenden, die zugleich in der Regel die Diskussion leitet, besteht gemäß dem oben ausgeführten theoretischen Hintergrund primär darin, auf die Einhaltung der Diskursregeln zu achten. Alle Teilnehmerinnen sollen in gleicher Weise die Möglichkeit haben, zu Wort zu kommen, sich (wenn nötig mit Unterstützung) verständlich zu machen und Aufmerksamkeit und Respekt für ihre Beiträge zu erhalten.[68] An diesen Zielen orientiert sich die Diskussionsleitung, die ansonsten auf eigene inhaltliche Impulse verzichtet. Die »Lehre« der Ethik besteht in diesem Kontext nicht primär in der Vermittlung ethischer Inhalte, sondern in der Unterstützung der Diskursteilnehmerinnen bei der Entwicklung ihrer Position und ihrer Argumente.[69] Hilfe bei der Klärung der jeweiligen Positionen erfolgt durch gezieltes Nachfragen und gegebenenfalls durch die Bitte um Präzisierungen. Die Arbeit mit Fällen, die von den Teilnehmerinnen selbst eingebracht werden, setzt nicht nur berufspraktische Erfahrungen voraus, sondern auch die Fähigkeit, ethisch problematische Situationen als solche zu erkennen. Wenn diese Voraussetzungen erfüllt sind, sollte für die Gruppe auch die Möglichkeit bestehen, selbst herauszuarbeiten,

---

[68] Falls notwendig ist eine Rednerliste anzulegen, vgl. *Heubel F.*, im selben Band (S. 150).
[69] Zur Aufgabe der Moderation in der Falldiskussion vgl. *Heubel F.*, im selben Band (S. 150/151).

wo sie in ihrem Fall Informationsbedarf sieht. Das muss nicht im ethischen Bereich sein, es kann sich auch um juristische, medizinische oder pflegerische Informationen handeln, die von der Gruppe als ethisch relevant angesehen werden. Die Fähigkeit, zu erkennen, welche Informationen jeweils notwendig sind, um in einer ethisch problematischen Situation zu einem verantwortbaren Ergebnis zu kommen, gehört wesentlich zur Urteilsfähigkeit dazu. Die Moderation wird von Fall zu Fall entscheiden müssen, ob sie auf konkrete Nachfrage hin den Part einer »externen Expertise« übernehmen kann und will.[70] Um die Diskussion in Gang zu halten und Ermüdungen durch die Wiederholung einzelner Positionen zu vermeiden, können Zusammenfassungen mit dem Schwerpunkt auf bestehendem Konsens oder Dissens hilfreich sein.

Sollte die Diskussion sich einseitig in eine Richtung (z. B. auf die Rechtslage oder eine Psychologisierung der Beteiligten hin) entwickeln, ist es notwendig, die Aufmerksamkeit der Teilnehmerinnen immer wieder auf das Ziel hin zu lenken: Eine ethisch problematische Situation gemeinsam zu klären und eine eigenständige ethisch legitimierbare Position dazu zu entwickeln, ohne andere dadurch abzuwerten. Die Entwicklung von alternativen Handlungsoptionen kann – muss aber nicht – ein weiteres Ziel einer solchen Falldiskussion sein.

## 3.4 Zur Durchführung

Am Beispiel der Lehrveranstaltung »Praxisreflexion« wird im Folgenden die schrittweise Umsetzung des Konzeptes in der Lehre vorgestellt. Das Vorgehen wurde für den Fachhochschulstudiengang Pflegemanagement entwickelt, um die Studierenden praxisnah an den professionellen Umgang mit ethischen Problemsituationen heranzuführen und sie die thematischen Schwerpunkte selbst setzen zu lassen. Es hat sich in der Auswahl der Fälle gezeigt, dass besonders die Kooperation der Pflegenden untereinander und mit anderen Berufsgruppen ungeklärte ethische Fragen aufwirft.[71]

---

[70] Nicht selten wird im Verlauf einer Diskussion die Frage nach gesetzlichen Regelungen gestellt. Wenn in der Gruppe geklärt werden konnte, welche Relevanz den juristischen Vorgaben im jeweiligen Fall zugeschrieben wird und welchen Nutzen diese Information für den weiteren Diskussionsverlauf erbringen sollen, kann es sinnvoll sein, die entsprechende Information einzubringen.

[71] Als Beispiele seien der Fall einer problematischen Schuldzuweisung zwischen Medizin und Pflege (Giese, C. u. a.: Praxisreflexion – Ethische Problemsituationen im Pflegemanagement, 2002: 272–277) und der Fall einer sexuellen Belästigung am (Pflege-)Arbeitsplatz (*Giese, C. u. a.:* Praxisreflexion: Selbstlähmung statt Personalführung – Ein Fall sexueller Belästigung am Arbeitsplatz, 2003: 218–222) angeführt. In der Fachliteratur nehmen Fragen der inter- und intraprofessionellen Spannungen noch eine untergeordnete Rolle ein, da primär der Umgang mit den Pflegebedürftigen

## 3.4.1 Voraussetzungen und Vereinbarungen

Eine Gruppe, die über einen längeren Zeitraum gemeinsam ein Studium oder eine Aus-, Fort- oder Weiterbildung absolviert, bietet eine gute Voraussetzung zur Arbeit mit selbst erlebten (oder beobachteten) Fallgeschichten. Es sind mindestens sechs bis acht Unterrichtsstunden dafür einzuplanen, da die Gruppe gut auf die Arbeit mit einem eigenen Fall vorbereitet, der Fall ausgewählt, erstellt, diskutiert und nachbearbeitet werden soll.[72] In einem ersten Schritt wird das Vorhaben vorgestellt, die Ziele und der Beitrag der Teilnehmerinnen werden transparent gemacht. Ist die Gruppe interessiert und einverstanden, kann eine Vereinbarung über den Umgang mit eigenen Fällen getroffen werden. Dazu gehört, dass die Anonymität der an der Geschichte beteiligten Personen jederzeit gewahrt bleiben muss. Die Problematik auf Seiten der Fallgeberinnen muss thematisiert und die entsprechenden Regeln für den Umgang der Diskussionsteilnehmerinnen miteinander müssen deutlich gemacht und von allen akzeptiert werden können.

## 3.4.2 Erstellung der Diskussionsgrundlage

Der nächste Schritt ist eine Auswahl aus den vorgeschlagenen Fallgeschichten (an denen in der Regel kein Mangel herrscht). Dazu stellen diejenigen, die einen Fall beitragen können, diesen anhand weniger Charakteristika kurz vor: Üblicherweise gehört dazu das Setting soweit es für den Konflikt relevant ist, die Akteure und ein Hinweis auf den Konfliktstoff. Die Gruppe wählt einen Fall zur Diskussion aus und erstellt eine gemeinsame schriftliche Diskussionsgrundlage. Dies geschieht in einem Prozess von Erzählung und Nachfrage. Ein oder zwei Teilnehmerinnen (oder die Moderation) versuchen, die Informationen in geordneter Reihenfolge festzuhalten und erstellen auf der Basis dieser Mitschrift einen Text: den vorläufigen Fall. Er soll alle relevanten Inhalte enthalten und wird der Gruppe zur Verabschiedung oder Ergänzung vor-

---

fokussiert wird. Die Möglichkeit, sich gegenüber Pflegebedürftigen im Alltag überhaupt ethisch richtig zu verhalten, wird jedoch gerade durch die Kooperationsbeziehungen, das Team und das Arbeitsklima ermöglicht oder erschwert.

[72] In der Erprobung der geschilderten Methode hat es sich bewährt, drei vierstündige Sitzungen dafür zu nutzen. In der ersten werden die Teilnehmerinnen mit der Theorie der Diskursethik – soweit für die Führung ethischer Diskurse im Gesundheitsbereich relevant – vertraut gemacht. In der zweiten wird ein Fall ausgesucht und eine Textgrundlage erstellt, in der dritten finden die Diskussion, Metadiskussion und in der Regel eine thematische Vertiefung statt.

gelegt. In diesem Arbeitsschritt läuft ein ganz wesentlicher Reflexionsprozess ab: Es muss gemeinsam geklärt werden, welche Informationen wichtig und entscheidend für eine ethische Bewertung des Falls sind und welche weggelassen werden können. Welches Detail ist ethisch relevant? Wo werden jetzt bereits Informationsdefizite deutlich? Am Ende dieses Prozesses steht die fertige Fallgeschichte. Sie stellt die Diskussionsgrundlage dar und enthält alle individuellen Charakteristika des Falls, ähnlich wie bei der Arbeit mit vorgegebenen Fällen wird sie im weiteren Verlauf nicht mehr ergänzt oder verändert. Diese Regelung schließt aus, dass der Fallgeber in der laufenden Diskussion noch relevante Informationen nachreicht, die die bis dahin geleistete Diskussionsarbeit gegenstandslos werden lässt. Da der Fall allein zu Lehr- bzw. zu Übungszwecken diskutiert wird, ist es nicht bedeutsam, ob er sich genauso abgespielt hat.[73] Es wird diskutiert, als ob es so gewesen wäre, wie berichtet.

### 3.4.3 Die Diskussion des Falls und die Diskussionsbeobachtung

In der darauf folgenden Sitzung wird der Fall diskutiert. In der Regel beträgt der zeitliche Abstand zwischen Fallerstellung und Diskussion 14 Tage. Die zeitliche Distanz ermöglicht es der Diskussionsleitung, die notwendigen Hintergrundinformationen einzuholen. Das können rechtliche Aspekte sein, ethische, medizin- und pflegefachliche Expertisen oder Informationen, die zur Erhellung des Falls beitragen können. Die Teilnehmerinnen werden ebenfalls eingeladen, diese Zeit zu nutzen, um **sich kundig zu machen**.
Die Diskussion selbst ist zeitlich begrenzt (in der Regel auf 50 Minuten) und wird mit einer kurzen Eingangsfrage[74] eröffnet. Die Moderation erfolgt wie oben beschrieben. Kurz vor Ablauf der festgelegten Zeit werden die Teilnehmerinnen um abschließende Statements gebeten.
Die Falldiskussion wird von zwei Teilnehmerinnen beobachtet und protokolliert, um die Möglichkeit zur Einnahme der Metaebene zu eröffnen. Das zu Grunde liegende Konzept sieht vor, dass die Diskussion nach verschiedenen Kriterien beobachtet und diese Beobachtungen schriftlich fixiert werden. Be-

---

[73] Der Fall wird schließlich nur aus der Perspektive **eines** Beobachters oder **eines** Beteiligten berichtet, dadurch besteht immer die Gefahr der Einseitigkeit. Diesen Aspekt thematisieren die Fallgeber und die anderen Teilnehmer häufig selbst und es setzt dann das Bemühen ein, sich in die anderen Protagonisten und deren Motivation hineinzuversetzen.
[74] Zum Beispiel: Wie finden Sie das? Oder: Ist hier Ihrer Ansicht nach alles richtig/gut/optimal gelaufen?

obachtungskriterien können inhaltlicher und formaler Natur sein; es wird auf die Einhaltung der Regeln geachtet, auf inhaltliche Schwerpunkte, auf Konsensbildung oder bestehenden Dissens. Auch die Emotionen, die mit bestimmten Inhalten verbunden sind, können Aufschluss über die Relevanz bestimmter Themen für die Gruppe geben.[75] Nach angemessener Bearbeitungszeit geben die Protokollantinnen den Diskussionsteilnehmerinnen ein Feedback für ihre Diskussion. Dieses bildet den Einstieg in die Metadiskussion.

## 3.5 Metadiskussion

In diesem Arbeitsschritt sollen die Diskussionsteilnehmerinnen einüben, sich mit ihrer eigenen Diskussion, mit ihren Beiträgen und der Art, wie sie diese vorbringen, kritisch auseinander zu setzen. In einem moderierten Gespräch wird auf der Basis des Feed-backs gemeinsam reflektiert, welche Aspekte der behandelten Problematik zufrieden stellend geklärt und welche noch nicht ausreichend behandelt wurden – und woran das gelegen haben mag. Inhaltlich werden jetzt die einzelnen – unreflektiert vollzogenen – Diskussionsschritte nachgezeichnet. Sind inhaltliche Fragen offen geblieben, werden sie im folgenden Punkt thematisiert (vgl. 3.6).

Oft werden auch formale Aspekte wie beispielsweise das Kreisen um einen inhaltlichen Punkt oder das Ausblenden eines Aspektes, Wiederholungen und Reformulierungen bestimmter Argumente problematisiert. Die genaue Beobachtung der Diskussion durch die Moderation und die Protokollantinnen ermöglicht es, die Funktion solcher Wiederholungen zu ergründen und Deutungen dafür anzubieten. Nicht jede Wiederholung oder jede Reformulierung ist ein Zeichen für mangelnde Konzentration oder Geschwätzigkeit. Wird ein Punkt von verschiedenen Teilnehmerinnen aufgegriffen, kann das seine Wichtigkeit aufzeigen, es kann ein Hinweis auf die Schwierigkeiten im Umgang mit einem bestimmten Aspekt sein und auf die Notwendigkeit, ihn gründlich zu analysieren. Unangenehme Aspekte und Unsicherheiten (in der ethischen Bewertung) werden gerne vernachlässigt, scheinbar sicheres (medizinisches oder pflegerisches) Fachwissen wird gerne detailliert erörtert.

---

[75] Wann wurde die Diskussion lebhaft, wann war sie eher schleppend? Es hat sich bewährt, den Protokollantinnen die Schwerpunktsetzung ihrer Beobachtung zu überlassen, sie haben somit die Möglichkeit, sie an das jeweilige Diskussionsgeschehen anzupassen.

## 3.6 Vertiefung der ethischen Problematik

Abschließend können einzelne inhaltliche Aspekte des diskutierten Falls vertieft werden. Hier ist der Ort für inhaltlichen Input seitens der Dozentin, die nun explizit die Rolle der Moderation verlässt. Bei Bedarf können auch die rechtlichen Aspekte durch Gesetze oder Beiträge aus der entsprechenden Fachliteratur ergänzt werden. Je nach Fall erfolgt eine Auffrischung der ethischen Theorie mit Hilfe aktueller Beiträge, mit passenden Stellungnahmen von Berufsverbänden oder berufsethischen Kodizes, theoretische Grundlagen können ergänzend erörtert werden. Diese Vertiefung der ethischen Problematik orientiert sich am in der Diskussion herausgearbeiteten Informationsbedarf. Voraussetzung dafür ist ausreichend Zeit für Recherche und Vorbereitung der zu vertiefenden Inhalte zwischen Fallerstellung und Diskussion. Im Konzept der »Praxisreflexion« sind es zwei Wochen.

## 3.7 Schlussbemerkung

Die Arbeit mit eigenen Fällen zielt auf die praxisnahe Förderung ethischer Kompetenz. Den Pflegenden soll die Möglichkeit geboten werden, an einem ethischen Diskurs nicht nur teilzunehmen, sondern auch die inhärenten Schwierigkeiten nachzuvollziehen und die normativen Grundlagen zu reflektieren. In der Falldiskussion können die Teilnehmerinnen ihre Verantwortung für eine verständliche Formulierung ihrer Beiträge und für den Verlauf der Diskussion wahrnehmen und üben, konstruktiv daran mitzuwirken. Die einzelnen Arbeitsschritte von der Erarbeitung der Diskussionsgrundlage über die eigentliche Diskussion des Falls, die Metadiskussion und zuletzt die inhaltliche Vertiefung der Thematik bieten den Teilnehmerinnen ausreichend Anreiz, sich einzubringen. Besteht die Möglichkeit, mehrere eigene Fälle in Folge zu bearbeiten, können die Teilnehmerinnen in die verschiedenen Aufgaben hineinwachsen, an der Recherche relevanter Hintergrundinformationen vor der Diskussion mitarbeiten oder die Moderation einer Diskussion übernehmen.

Die Diskussion eigener Fälle kann für die Teilnehmerinnen sehr fruchtbar sein, ihre Problematik sollte jedoch nicht unterschätzt werden. Situationen, die als ethisch problematisch erlebt werden, sind in der Regel auch emotional belastet und belastend. Sie erfordern von der Gruppe die Bereitschaft, behutsam miteinander umzugehen und geben zugleich die Möglichkeit, einen solchen Umgang einzuüben.

# 4 Die Bedeutung des Perspektivenwechsels in Fallgeschichten

*Christine Schulze Kruschke, Fred Salomon*

»*Es giebt nur ein perspektivisches Sehen,* **nur** *ein perspektivisches ›Erkennen‹;* **je mehr** *Affekte wir über eine Sache zu Worte kommen lassen,* **je mehr** *Augen, verschiedne Augen wir uns für dieselbe Sache einzusetzen wissen, um so vollständiger wird unser ›Begriff‹ dieser Sache, unsre ›Objektivität‹ sein*« (Nietzsche 1999: 365).

## 4.1 Einleitung

Sprache ist von der Emotionalität der Person, die spricht, nicht zu trennen. Selbst hinter sachlichen Aussagen blitzen Gefühle, Haltungen und Einstellungen auf. Wenn Interaktionen zwischen Menschen beschrieben werden, spielen Sympathie und Antipathie sowie moralische Urteile und Einstellungen (des Erzählers) mehr oder weniger deutlich in den Bericht hinein, besonders dann, wenn es um Personen und Handlungen geht. Ein sachlich anmutendes Fallbeispiel muss auch auf diesem Hintergrund gelesen werden. Die Art der Darstellung und die Wahl der Worte beeinflussen die Wirkung eines Falls auf Leser oder Zuhörer. Sie prägen die ethische Diskussion und können diese sogar behindern. Je stärker eine Falldarstellung zum Beispiel von medizinisch-technischen Aussagen geprägt ist, desto weniger kommen die ethischen Dimensionen zum Ausdruck.[76] Man sollte sich also stets vor Augen führen, aus welcher Perspektive etwas geschildert wird, denn je nach Blickrichtung eröffnet derselbe Fall unterschiedliche Ansichten. Im Grunde genommen kann ein Fall bei der ethischen Analyse immer nur in der dargestellten subjektiven Sicht bewertet werden, nicht aber zwingend die zugrunde liegende objektive Situation. Objektiv bewertet oder beurteilt werden kann eine Situation nur durch einen Wechsel der Perspektiven. Und auch dann sollte man sich fragen, ob man überhaupt von objektiv sprechen darf. Moralisches Urteilen und ethische Reflexion fordern, von unterschiedlichen Standorten schauen zu können. Häufig wird erst dadurch das ethische Problem deutlich und beurteilbar. Das gilt für

---

[76] Siehe im Vergleich dazu den Beitrag von *Helen Kohlen* in diesem Band (S. 175). Hier wird deutlich, dass sich in literarischen Geschichten schon sprachlich-stilistisch in besonders gelingender und verdichteter Form das Ethische manifestiert, was in klinisch-medizinischen Krankenberichten völlig ausgeblendet ist.

alle Fälle in diesem Buch und soll anhand des Falls: »Aufwachen lassen?« exemplarisch veranschaulicht werden. In der Fallsammlung ist dieser Fall aus der Sicht des Krankenpflegers beschrieben, der in die Situation involviert war. Seiner Perspektive werden nachfolgend dieselben Ereignisse aus der Sicht des Arztes und der Sicht der Tochter der Patientin gegenübergestellt. Während die originale, pflegerische, Fallschilderung auf tatsächlichen Erlebnissen beruht, sind die beiden ergänzten Perspektiven fiktiv. Es kann zur eigenen Übung nützlich sein, auch bei anderen Fällen die Darstellung aus verschiedenen Blickwinkeln zu versuchen. Was hier zu drei Fallgeschichten führt, kann ebenso bei deren Bearbeitung im Ethikunterricht gänzlich unterschiedliche Ergebnisse hervorbringen. Betrachten wir zunächst die Sicht von Herrn Brand, dem Pfleger.

## 4.2 Der Fall aus der Sicht des Pflegers

*(Siehe 14 »Aufwachen lassen?« auf Seite 89–90)*
Herr Brand ist nicht überzeugt von Dr. Arndt, dem Arzt, der in dieser Nacht Dienst hat. Er zweifelt dessen Kompetenz sogar stark an. Dr. Arndt *»gilt«* als *»perfektionistisch«* und möchte *»tunlichst«* jeden Fehler vermeiden. Darüber hinaus kann er *»keine Hilfe annehmen«*, auch wenn er von der Situation und seinen eigenen Ansprüchen häufig *»überfordert«* zu sein scheint. Herr Brand folgt den negativen und wertenden Aussagen, die über den jungen Arzt auf der Station kursieren. Eine Basis des wertschätzenden Gesprächs zwischen Pfleger und Arzt sowie die gegenseitige fachliche Anerkennung ist damit fast ausgeschlossen. Dieser Eindruck wird verstärkt durch die Aussagen, die Herr Brand zur prognostischen Einschätzung des Arztes macht. Diese bewertet er als *»zu optimistisch«*, und das daraus abgeleitete weitere Vorgehen nennt er *»blauäugig.«* Aus seiner Sicht ist der vom Arzt geplante Versuch, Frau Crohn aufwachen zu lassen, für diese eine große Belastung, die ihr nicht zugemutet werden sollte und was hier durch die Aussage *»würde [...] erleben müssen«* betont wird. Herr Brand richtet seinen Blick vor allem auf die mangelnde Erfahrung des Arztes sowie die unzulängliche Versorgung der Patientin. Seine Wortwahl verführt dazu, ausschließlich den Kompetenz- und Kommunikationskonflikt bzw. den Machtkampf im therapeutischen Team zum Thema der Falldiskussion zu machen. Diese Gefahr besteht besonders dann, wenn Teilnehmer aus dem eigenen Arbeitsbereich mit entsprechenden Ohnmachtserfahrungen emotional belastet sind und sie ähnlich erlebte (hierarchische) Konstellationen mit diesem Fall assoziieren. Das primäre ethische Problem, nämlich nach dem mutmaßlichen Willen der Patientin und der Situa-

tion der Tochter zu fragen, droht dabei aus dem Blick zu geraten, weil es schon durch die Art und Perspektive der Falldarstellung ausgeblendet wird.

## 4.3 Der Fall aus der Sicht des Arztes

*Auf der kardiologischen Intensivstation wird nachmittags die 65-jährige Frau Crohn mit akutem Abdomen aufgenommen. Sie hat massive Bauchschmerzen und eine deutliche Abwehrspannung. Die hinzugezogenen Chirurgen stellen die dringliche Indikation zur Operation. Da auf der chirurgischen Intensivstation kein Bett frei ist, soll sie postoperativ auf der kardiologischen Intensivstation bleiben. Der Assistenzarzt Dr. Arndt hat zusammen mit einer Krankenschwester und einem Krankenpfleger in dieser Nacht auf der Station Dienst. Zu Dienstbeginn war die Patientin bereits auf dem Weg in den OP. Frau Crohn kommt um 21.30 Uhr intubiert und beatmet zurück. Die wegen einer Kreislaufdepression intraoperativ begonnene Katecholamintherapie läuft weiter. Die Urinproduktion ist mäßig. Der intraoperative Befund hat ein ausgedehntes Carcinom vom Darm ausgehend mit einer Peritonealcarcinose und multiplen Metastasen gezeigt. Zur Prognose übermitteln die Chirurgen die Information, dass aufgrund des Carcinoms nur noch wenige Wochen Überleben zu erwarten sein dürften. Dr. Arndt benachrichtigt die Tochter von Frau Crohn telefonisch und bittet sie, trotz der späten Stunde zu kommen, um sie über die Situation zu informieren. Wegen des schlechten Zustandes von Frau Crohn möchte er damit nicht bis zum nächsten Morgen warten. Er beabsichtigt, die Analgosedierung abzusetzen, Frau Crohn von der Beatmung zu entwöhnen und Mutter und Tochter damit die Möglichkeit zu eröffnen, vielleicht noch etwas miteinander zu regeln und sich voneinander verabschieden zu können. Der Pfleger, Herr Brand, der schon langjährig auf verschiedenen Intensivstationen gearbeitet hat und manchmal einen frustrierten Eindruck macht, opponiert dagegen. In einem bei ihm häufig erlebten aggressiven Ton beharrt er darauf, dass man weder der Patientin noch den Pflegenden den Aufwand und die Belastung des Entwöhnungsversuchs und der Extubation zumuten müsse. Aufgrund seines ersten Eindrucks meint er, der Frau ginge es so schlecht, dass sie sowieso in den nächsten Stunden sterben werde. Die Chance, dass Tochter und Mutter wenigstens ansatzweise die überraschende Situation bearbeiten und sich verabschieden können, hält er für weniger wichtig als den ungestörten Ablauf auf der Station. Mit spitzen Bemerkungen diffamiert er das ärztliche Vorhaben.*

Dr. Arndt hält dennoch daran fest, Frau Crohn und ihrer Tochter diese Chance zu ermöglichen und setzt die Sedierung ab. Er bespricht das mit der inzwischen eingetroffenen Frau Zeiler, die bis spät in die Nacht am Bett ihrer

Mutter bleibt und sich dann für wenige Stunden nach Hause zurückzieht. Als sie am nächsten Tag wieder kommt, ist ein Gespräch mit der Mutter noch immer nicht möglich. Ehe Frau Crohn aus der Analgosedierung erwacht, tritt in Anwesenheit der Tochter ein Herzstillstand ein, an dessen Folge Frau Crohn stirbt.

Dr. Arndt ist sich sicher, dass er die Situation von Frau Crohn richtig einschätzt. Hinter seiner Entscheidung, die Patientin aufwachen zu lassen, steht die Annahme, dass sie früher sterben wird, als die Chirurgen prognostiziert haben. Und was bleibt Mutter und Tochter dann noch, außer sich voneinander zu verabschieden? Herr Brand allerdings schlägt immer gleich diesen »*aggressiven Ton*« an. Die Kollegen haben das bei ihm auch schon häufig beobachtet. Gegen alles muss er »*opponieren.*« Intensivpfleger sind eben so. Die mögen zwar langjährige Erfahrungen haben, aber letztlich sind sie doch »*frustriert*« darüber, dass nicht sie, sondern die Ärzte entscheiden. Malt man dieses Klischee weiter aus, auf das gerade Ärzte in Bezug auf Pflegende gern zurückgreifen, dann ist Herr Brand ausgebrannt. Er will die Abschiedsszene von Mutter und Tochter nicht erleben und hält den »*ungestörten Ablauf auf der Station*« für wichtiger. Pflegende möchten sich von Ärzten gehuldigt sehen, sonst »*diffamieren*« sie jedes ärztliche Vorhaben »*mit spitzen Bemerkungen*« so wie dieser Mann. Die Patientin werde in den nächsten Stunden sowieso sterben, meint Herr Brand aufgrund »*seines ersten Eindrucks.*« Dieser Hinweis deutet an, dass der Arzt die Einschätzung des Pflegers oberflächlich und verantwortungslos findet. Demgegenüber vermittelt die medizinische Fachsprache Kompetenz und eine sichere Beherrschung der Situation. Durch die Wortwahl wird die ärztliche Position als zugewandtes Bemühen um eine humane Intensivmedizin am Lebensende dargeboten. Wenn Ärzte diesen Fall so lesen, dann werden sie in ihrem Selbstverständnis bestätigt, verantwortungsbewusster als Pflegende zu sein. Denn die pflegerische Haltung begründet sich letztlich nur aus der Vermeidung zusätzlicher Arbeit. Demgegenüber sind mit dieser Darstellung die Argumente für die ethische Dimension der anstehenden ärztlichen Entscheidung nachvollziehbar. Der mutmaßliche Wille der Patientin und die Lage der Tochter geraten allerdings auch hier aus dem Blick.

## 4.4 Der Fall aus der Sicht der Tochter

*Es ist jetzt zwei Monate her, dass meine Mutter mit starken Bauchschmerzen vom Hausarzt in die Klinik eingewiesen wurde. Bis dahin war Mutter immer ganz ge-*

*sund gewesen. Aber auf einmal war sie so schmerzgeplagt und es ging alles sehr schnell. Sie musste noch am selben Abend operiert werden. Ich hatte kaum Gelegenheit, mit ihr zu reden. Nach der Operation kam sie auf die Intensivstation. Der Stationsarzt rief mich gleich an und bat mich eindringlich, möglichst noch am selben Abend in die Klinik zu kommen.*

*Mutter ging es trotz Operation sehr schlecht. Als ich kam, lag sie mit noch zwei anderen Frauen in so einem offenen Raum. Sie war noch in Narkose, ohne Bewusstsein, mit allerlei Schläuchen und wurde künstlich beatmet. Das sah alles ganz schrecklich aus.*

*Der Arzt berichtete mir, dass man einen großen Krebs im Bauch gefunden habe. Der war schon so weit ausgebreitet, dass man ihn nicht rausoperieren konnte. Ich habe das in der Aufregung gar nicht so richtig verstanden. Jedenfalls müsste ich mit dem Schlimmsten rechnen, sagte er. Man wolle sie wach werden lassen, damit ich noch mal mit ihr reden könne. Irgendwie ging das alles an mir vorbei. Da war ein ziemliches Treiben auf der Station. Ein Pfleger kam häufig zu meiner Mutter. Immer wenn er irgendwas an den Schläuchen machte, schickte er mich mit ziemlich barschem Ton vor die Tür. Ich traute mich schließlich gar nicht mehr, ihn noch irgendetwas zu fragen. Ich glaube, der Arzt und der Pfleger hatten Stress miteinander. Jedenfalls war ich mit den Nerven völlig fertig. Als sich nichts änderte und meine Mutter auch nicht wach wurde, bin ich nach Hause gefahren.*

*Zuhause habe ich aber auch keine Ruhe gefunden. Deshalb bin ich vormittags wieder in die Klinik gefahren. Als ich an ihr Bett kam und ihre Hand berührte, wurde Mutter ganz unruhig und kaute auf dem Schlauch, den sie im Mund hatte. Sie fing fürchterlich an zu husten. Da habe ich sie gleich wieder los gelassen. Wach war sie nicht. Ich habe ihr dann was erzählt, das was mir gerade so einfiel. Ob sie es mitgekriegt hat, weiß ich nicht. Plötzlich piepte der Apparat, der hinter ihrem Bett hing. Alle stürzten herbei. Das Herz schlug wohl nicht mehr. Ich habe mich sehr erschrocken. Die Ärzte haben nichts mehr gemacht. Sie war da wohl schon tot, das habe ich erst langsam begriffen. Es hatte ja auch keinen Sinn mehr. Gut, dass ich wenigstens in dem Moment da war, auch wenn ich mit ihr nicht mehr sprechen konnte. Jetzt ist mir erst richtig klar geworden, dass die mich in der Situation ganz schön allein gelassen haben. Der Arzt hätte mir ruhig mehr erklären können.*

Noch zwei Monate danach ist Frau Zeiler gefangen von den Ereignissen um den Tod ihrer Mutter. »*Es ging alles sehr schnell.*« Sie »*hatte kaum Gelegenheit, mit ihr zu reden*«, da war sie auch schon operiert und erwachte nicht mehr aus der Narkose. Es scheint, als werde Frau Zeiler erst jetzt wirklich bewusst, dass ihre Mutter tot ist: »*Sie war da wohl schon tot, das habe ich erst langsam begriffen.*« Die

Tochter wurde von der Situation förmlich überrollt. Man kann anhand dieses Berichts gut nachempfinden, wie schockiert sie von der aussichtslosen Diagnose gewesen sein muss, erstarrt und wie im Nebel. Die Informationen des jungen Arztes erreichten sie nicht. *»Irgendwie ging das alles an mir vorbei.«* Wiederholt wurde sie vom Bett der Mutter gewiesen. Deren Unruhe erschreckte sie. Sie hatte nicht verstanden, dass die vom Arzt angestrebte Entwöhnung von der künstlichen Beatmung als Ursache dahinter stand. Erst jetzt kann sie fühlen, dass sie damals ziemlich *»allein gelassen«* wurde zwischen dem Luft ziehenden Beatmungsgerät und den gurgelnden Schläuchen, an denen ihre Mutter hing. In diesem alltagssprachlich verfassten Bericht kommen vor allem die emotionale Belastung und die fehlende Begleitung der Tochter durch Dr. Arndt und Herrn Brand zum Ausdruck. Es ist zwar anzunehmen, dass sie auch der *»Stress«*, den Arzt und Pfleger miteinander hatten dazu veranlasste, sich in der Situation zurückzuziehen. Zudem schüchterte sie das Verhalten des Pflegers ein. In der Rückschau allerdings tritt dieser Konflikt für Frau Zeiler zunehmend in den Hintergrund, was aus ihrem letzten Satz geschlossen werden kann: *»Der Arzt hätte mir ruhig mehr erklären können.«*

## 4.5 Zusammenfassung

In der Gegenüberstellung von drei verschiedenen Sichtweisen derselben Ereignisse werden Aspekte deutlich, die in der Schilderung aus nur einem Blickwinkel eher verdeckt oder gar nicht wahrgenommen werden können. Pfleger, Arzt und Tochter haben etwas vollkommen anderes erfahren. Aufgrund ihrer je anderen Rolle im organisatorischen Gefüge des Krankenhauses unterscheiden sich ihre Beziehungen zueinander und zur Patientin. Herr Brand, der in der Hierarchie unterlegene Pfleger, musste gegen seine Überzeugung handeln. Diese Situation wird sein Gefühl von Ohnmacht verschärft haben. Der Ohnmächtige ist nicht ernst genommen worden und auf seinem ethischen Problem sitzen geblieben. Die Tatsache, dass Herr Brand im Verlauf der Situation Recht gehabt hat, wertet den ethischen Standpunkt von Dr. Arndt allerdings nicht ab. Der Arzt wird sein Handeln damit rechtfertigen, dass er alles getan hat, um Mutter und Tochter einen Abschied zu ermöglichen, auch wenn sein Versuch letztlich gescheitert ist. Der Tochter wäre sicherlich wichtig gewesen, was mit der Mutter geschieht und ob Arzt und Pfleger deren Wohl und Wille respektieren. In der konkreten Situation aber hat sie sich mehr emotionale Begleitung und Anteilnahme gewünscht. Sie steckt noch inmitten der Bewältigung des Todes ihrer Mutter.

Für Ethiklehrende sind diese unterschiedlichen Sichtweisen im Wesentlichen bei der Vorbereitung des Unterrichts zu bedenken, außer wenn die Dozenten mit einer Gruppe zusammentreffen werden, die im Umgang mit ethischen Fallbesprechungen schon geübt ist. In der konkreten Falldiskussion steht meist nur eine Schilderung zur Verfügung. Erfahrungsgemäß fragen die Teilnehmenden viel nach zusätzlichen Daten und Informationen zur Situation, um diese für die ethische Wertung möglichst objektiv erfasst zu haben. In ethischer Hinsicht aber ist die objektive Realität der Situation, auch durch eine noch so große Fülle von Informationen und Fakten, nicht zu erfassen. Dazu bedarf es vielmehr moralischer Fantasie, das heißt, der Bereitschaft und Fähigkeit zur Beurteilung der Situation aus der Perspektive aller Beteiligten.

Begibt man sich in die unterschiedlichen Blickrichtungen, lassen sich Gemeinsamkeiten und individuelle Anliegen der Akteure besser erkennen. In ihrem großen Engagement für Frau Crohn versäumen in dem ausgewählten Fall beide, Pfleger und Arzt, zu fragen, was der Wille der Patientin und der ihrer Tochter sein könnte. Ihre widersprechende medizinische Beurteilung der Situation sowie ihr gegenseitiger Vorwurf, nicht im Interesse der Patientin zu handeln, münden in einen Machtkampf und führen zur Zuspitzung der Situation. Ihre zwar unterschiedliche, aber doch jeweils paternalistische Haltung verdeckt, dass Arzt und Pfleger ethisch eigentlich im selben Boot sitzen. Beide wollen das Gute für die Patientin. Dr. Arndt möchte Mutter und Tochter ein letztes Gespräch und damit einen bewussten Abschied ermöglichen. Herr Brand möchte Frau Crohn unnötiges Leiden ersparen. Aber sowohl Arzt als auch Pfleger sind nicht in der Lage, ihre Unsicherheit voreinander einzugestehen und diese mit der Tochter zu besprechen. Es hätte wohl geholfen, wenn sie von ihren Positionen abgerückt wären und eine andere Sichtweise eingenommen hätten. Vielleicht wären sie zu einer aus der Sicht der Patientin befriedigenden Lösung vorgedrungen, wenn sie mit der Tochter über den mutmaßlichen Willen der Mutter gesprochen hätten und darüber, was sie sich als Tochter wünscht. Ist es in Konflikten nicht eine moralische und damit professionelle Pflicht von Arzt und Pfleger, das zu tun?

# 5 Geschichten erzählen
## Literatur zur Sensibilisierung für ethische Themen der Heilberufe
## Ein Beispiel: »Das Tagebuch der Jane Somers« von Doris Lessing

Helen Kohlen

*»Die Ethik bedarf der existentiellen Lebensgeschichten ... und sie bedarf auch der Literatur als einer Experimentierform im Umgang mit Wirklichkeit«* (Haker 2000: 63).

## 5.1 Einleitung

Literarische Geschichten erzählen vor allem von Menschen und ihrem Erleben. Es geht um Menschen in einer bestimmten Zeit an einem bestimmten Ort. Sie sind verstrickt in komplexe Lebenszusammenhänge, die uns zeigen, was den Einzelnen bewegt und motiviert, dieses oder jenes zu tun oder auch zu lassen. Die Lebensgeschichten als Ausdruck der Identität eines Menschen zeigen auch ethische Überzeugungen und ethisch relevante Erfahrungen: *»Der Roman ist eine Ethik, insofern er erzählend Moral reflektiert«* (Mieth 2000: 79).

Dass eine Kurzgeschichte oder ein Roman zur Entwicklung klinisch-ethischer Kompetenz verwendet werden kann, steht außer Frage. Neben der Rekonstruktion realer Geschichten hat die Verwendung von fiktiven Geschichten für die Erprobung von Entscheidungsszenarien eine lange Tradition (vgl. *Ahlzen* 2002; *Lesch* 2003). Sie eignet sich auch für den Ausbildungsunterricht sowie für Fort- und Weiterbildungsveranstaltungen. Im Folgenden geht es um ein Anwendungsbeispiel aus der Lehrpraxis in Weiterbildungsseminaren.

## 5.2 Das Tagebuch der Jane Somers von Doris Lessing als Begleitlektüre

Wenn wir eine Geschichte im Ethikunterricht lesen, dann möchten wir ein Thema mit ethischer Relevanz aufzeigen und die Zielgruppe für eine Auseinandersetzung gewinnen.

In Seminaren der Weiterbildung zur Pflegefachkraft mittlerer Leitungsebene hat sich *»Das Tagebuch der Jane Somers«* von *Doris Lessing*[77] als besonders ein-

---

[77] Die Autorin ist für ihre Romane mit moralischem Gehalt bekannt.

drücklich erwiesen.[78] Es scheint, als sei nach der Erzählung die Hauptfigur, »*Maudie Fowler*«, stets im Unterricht anwesend, denn wo immer möglich, wird zu verschiedenen ethischen Themen von den Teilnehmer auf sie verwiesen. So gestaltet sich *Maudie* als eine fiktive Begleitperson und der Roman kann als Lektüre zur Sensibilisierung für bestimmte ethische Themen seinen fortlaufenden Einsatz finden.

Eine literarische Geschichte, wie »*Das Tagebuch der Jane Somers*« von *Doris Lessing*, kann in allen drei Phasen des Unterrichts eingesetzt werden:
- In der Motivationsphase: Die Geschichte dient als Einstieg in ein ethisches Thema. Für den Fortgang des Unterrichts wird ein weiteres Medium hinzugezogen oder es folgt z. B. ein Lehrvortrag.
- In der Zentralphase: Die Geschichte und das in ihr dargestellte ethische Thema ist selbst Gegenstand der detaillierten Auseinandersetzung.
- In der Vertiefungsphase: Die Geschichte vertieft das ethische Thema und ergänzt ggf. eine weitere Perspektive.

Die im Folgenden zitierten Passagen aus dem *Tagebuch der Jane Somers* eignen sich als Motivation für eine Auseinandersetzung mit ethischen Themen (Phase 1) sowie für eine tiefergehende Auseinandersetzung (Phase 3).

### 5.2.1 Eine ungewöhnliche Beziehung

Bevor es bei der Verwendung des Romans zur Auseinandersetzung mit ethischen Themen kommt, stellt die Dozentin den Inhalt des Romans in Kürze vor. Sie führt durch eine Beschreibung der Beziehung und die Lesung einer Textpassage in die Story der ungewöhnlichen Beziehung von *Jane Somers* und *Maudie Fowler* ein. Dies könnte etwa wie folgt lauten:

*Jane Somers* ist Karrierefrau. Den Tod ihrer Mutter und ihres Mannes hat sie fast teilnahmslos hingenommen. Nun lernt sie die um 40 Jahre ältere *Maudie Fowler* kennen. Sie begegnet ihr zum ersten Mal in einer Apotheke und notiert in ihr Tagebuch:

*»Ich sah eine alte Hexe. Ich starrte die alte Frau an und dachte, eine Hexe. Das kam, weil ich den ganzen Tag über einem Artikel »Frauenbilder damals und heute« verbracht hatte. Das ›Damals‹ war nicht genau spezifiziert: die Dame der spätviktorianischen Zeit, die Wohltäterin, die Kinderreiche, die kränkliche unverheiratete Tante,*

---

[78] Ich beziehe mich hier ausdrücklich auf eigene Erfahrungen mit dem Einsatz von literarischen Texten.

*die Missionarsfrau und so weiter. Ich hatte etwa vierzig Fotos und Zeichnungen zur Auswahl. Unter anderem eine Hexe, aber die hatte ich nicht genommen. Aber hier stand sie neben mir in der Apotheke. Eine kleine, gebeugte Frau mit einer Hakennase, die beinahe das Kinn berührte, in schweren, schwarzen, angestaubten Kleidern und mit einer Art Häubchen auf dem Kopf. Sie sah, dass ich sie anstarrte, hielt mir ein Rezept unter die Nase und verlangte: ›Was ist das? Lesen Sie mir das vor.‹ Zornige blaue Augen unter vorstehenden grauen Brauen, aber in ihnen lag etwas wunderbar Sanftes. Aus irgendeinem Grund mochte ich sie sofort leiden. Ich nahm das Papier an mich und wusste, dass ich damit viel mehr übernahm. ... ›Es ist ein Rezept für ein Beruhigungsmittel‹, sagte ich. ›Das weiß ich‹, gab sie zurück und stieß mit dem Finger auf das Papier, das ich über meiner Handtasche glattgestrichen hatte. ›Aber Aspirin ist es nicht, oder?‹ Ich sagte: ›Es ist ein Mittel namens Valium.‹ ›Wusste ich's doch! Das ist kein Schmerzmittel, das macht einen dumm und dösig im Kopf ... Aspirin wollte ich haben, und Aspirin habe ich zu dem Arzt gesagt ...«* (Lessing 1997: 14–15).
*Maudie* ist eine eigenwillige alte Dame, die genau weiß, was sie will. Gekonnt wickelt sie eine ihr unbekannte jüngere Frau, *Jane Somers*, in ein Gespräch ein. Es beginnt eine außergewöhnliche tiefgründige Beziehung. Später notiert *Jane Somers* folgende Erzählung von *Maudie* in ihr Tagebuch. *Maudies* Eigenwilligkeit wird erneut deutlich:
»*‚Ausgebüchst bin ich!‹ kicherte sie. ›Ich hatte die Nase voll. Ich hatte Verstopfung von dem vielen guten Essen, denn hungern lassen sie einen nicht, das kann niemand behaupten, und die Pillen machten mich benommen, als sei ich nicht ganz bei mir‹. Da sagte ich: ›Wo sind meine Sachen?‹ Sie sagten mir: ›Sie können in diesem Wetter nicht nach Hause, Mrs. Fowler, sie holen sich den Tod.‹ Denn es schneite. Ich sagte: ›Entweder Sie bringen mir die Sachen, oder ich gehe in Ihrem Krankenhausnachthemd‹. Da brachten sie sie. Und sie sahen mich nicht an und sprachen nicht mehr mit mir, so böse waren sie«* (Lessing 1997: 59).
*Jane Somers* hatte bis zu ihrer Freundschaft zu *Maudie* alte Menschen überhaupt nicht wahrgenommen. Ihre Augen waren auf junge, attraktive, gutgekleidete Menschen gerichtet. Jetzt ist ihr Blick ein anderer.
Zur Diskussion ethischer Fragen bieten sich zwei Textpassagen an. Im ersten Fall geht es um Fragen der Pflege im häuslichen Umfeld. Im zweiten Fall geht es um Fragen der Sterbebegleitung im Krankenhaus.

## 5.2.2 Maudie Fowler daheim: Ein »Fall« für die ambulante Pflege?

*Maudie Fowler* lebt allein in einer kleinen Wohnung in einer Großstadt. Sie ist 86 Jahre alt, unverheiratet und hat eine Katze. Sie isst vorwiegend Brot mit wenig Aufschnitt. Sie kauft diese Sachen ein, wenn sie einmal in der Woche ihre Einkäufe erledigt. *Maudie* schenkt ihrer Äußerlichkeit und hygienischen Versorgung keine Beachtung. In ihrer Wohnung gibt es nur minimale sanitäre Einrichtungen. Ihre Freunde und Bekannte sowie Nachbarn können diesen Zustand nicht länger mit ansehen und informieren eine Einrichtung für häusliche Pflege. *Jane Somers* beschreibt *Maudies* Wohnung folgendermaßen:

»*Den Flur gingen wir entlang bis zur Küche. So etwas hatte ich bisher nur in unserer Akte über Armut, Slums und ähnliches gesehen. Die Küche war eine Verlängerung des Flurs mit einem schmierigen, rußgeschwärzten alten Gaskocher, einer gesprungenen schmiergelben alten Porzellanspüle und einem Kaltwasserhahn, der mit Lappen umwickelt war und ständig tropfte. Dazu ein gar nicht hässlicher alter Holztisch mit Geschirr darauf, gespült, aber trotzdem schmutzig. Die Wände feucht und stockfleckig. Und der Geruch, dieser grässliche Geruch überall ... Sie sah mich nicht an, während sie Brot, Zwieback und Katzenfutter abstellte. Die sauberen frischen Farben auf den Packungen und Dosen in diesem fürchterlichen Raum! Sie genierte sich, aber um Entschuldigung bitten würde sie nicht.*

›*Mrs. Fowler, ich finde, Sie sollten einige von den Hilfsdiensten in Anspruch nehmen. Warum denn nicht?‹ Ihr Kopf zitterte, und mit ihrem Gesichtsausdruck wäre sie die ideale Besetzung für die böse Hexe gewesen. ›Was ich gerne hätte, ist Essen auf Rädern, aber das bewilligen sie mir nicht‹. ›Keine Haushaltshilfe ... (oder) zum Beispiel (eine) Pflegerin jeden Morgen, jeden Morgen, solange Sie sich nicht wohl fühlen‹‹. ›Warum sollte ich wohl eine Pflegerin brauchen?‹ fragte sie mit abgewandtem Gesicht‹*« (Lessing 1997: 54–55).

Die zitierten Textpassagen eignen sich besonders für eine Problematisierung des Verständnisses von Autonomie und Fürsorge. Warum sollte *Maudie* eine Pflegerin brauchen? Das ist nicht klar, wie es auf den ersten Blick für *Jane Somers* erscheint. Aus *Maudies* Perspektive ist dies unnötig. Sie hat andere Maßstäbe für ihr Leben.

Die Menschen in *Maudies* Umgebung kommen nicht mit ihrer Lebensweise zurecht. *Maudie* erfüllt nicht die hygienischen Ansprüche ihrer Nachbarn. Sie möchten, dass ein Pflegedienst kommt und sie in der Form betreut, dass ihr Bild von »Normalität« wiederhergestellt wird. Doch welche Aufgaben sieht eine Pflegeperson aus einem ambulanten Pflegedienst im Falle von *Maudie*?

Welches Verständnis von Fürsorge hat sie? Inwiefern kann bzw. darf sie unterstützend tätig sein? Denn: Was ist für *Maudie Fowler* bedeutsam? Wie steht es um ihren eigenen Anspruch an Fürsorge und Autonomie? Sie möchte ihr eigenes Leben nach ihren Maßstäben führen. Sie möchte selbst bestimmen, welche Form der Hilfe sie benötigt. Müsste dies nicht respektiert werden?

### 5.2.3 Maudie im Krankenhaus: Sterbebegleitung

»*Ich sitze neben ihr und denke: Maudie ist nun zweiundneunzig Jahre alt und hat anscheinend das Gefühl, ihr würde ein Unrecht angetan! Eine von den Nachtschwestern bekam mit, wie Maudie mich entließ,* ›*Du gehst schon?*‹, *und sie lief mir den Flur entlang nach,* Mrs. Somers, Mrs. Somers, *sie erwischte mich am Arm und sah mir ins Gesicht mit dem gleichen sanften, freundlichen, überredenden Lächeln, das für Maudie gleichbedeutend mit Gefangenschaft und Lüge ist ...* ›*Sie dürfen sich nichts daraus machen*‹*, sagte sie.* ›*Das ist ein Stadium, das sie (PatientInnen, die sterben) durchmachen müssen. Verstehen Sie, es gibt drei Stadien. Im ersten finden die Patienten, wenn sie sich über ihren Zustand klar werden, es sei unfair. Sie empfinden Selbstmitleid.*‹ ›*Unfair? Unfair, dass ein Mensch sterben muss?*‹ ›*Kranke Menschen reagieren nicht immer unbedingt rational. Als nächstes werden sie dann zornig.*‹ ›*Zornig ist sie, das kann man wohl sagen!*‹ ›*Nun ja, meinte sie verschmitzt, während ihre kundigen Augen mein Gesicht auf Anzeichen von Überlastung absuchten, es ist natürlich für niemanden schön, zu sterben, stelle ich mir wenigstens vor.*‹ ›*Können diese Stadien auch mal durcheinandergeraten?*‹ *Sie lachte, und das ganz ehrlich, sie freute sich, über das Lehrbuch lachen zu können.* ›*Im Lehrbuch heißt es drei Stadien. Ich meine auch im wirklichen Leben lässt sich selten etwas so klar aufteilen!*‹ ›*Und was ist das dritte Stadium?*‹ ›*Wenn sie ihr Ende akzeptieren, sich damit abfinden ...*«* (*Lessing* 1997: 297–299).

Diese Textpassage eignet sich für eine Beschäftigung mit dem Thema »Sterben im Krankenhaus«. Welche Beobachtungen und Erfahrungen mache ich im Umgang mit sterbenden Menschen innerhalb der Krankenhausstruktur? Findet das Thema Sterbebegleitung einen Raum im Klinikalltag? Welche Erfahrungen und Standpunkte gibt es zum Thema »Wahrhaftigkeit am Krankenbett«? (Vgl. *Hofmann*, 1996). Was meint eine »barmherzige Lüge«?

Der zweite Teil des Zitats gibt insbesondere einen Impuls zur kritischen Diskussion der beschriebenen Sterbephasen (1. Nicht-Wahrhabenwollen, 2. Wut, Zorn, 3. Verhandeln, 4. Verzweiflung, 5. Annahme) von *Elisabeth Kübler-Ross* (vgl. *Kübler-Ross* 1983, 1991). Inwiefern kann eine Orientierung an definierte Sterbephasen für das Pflegepersonal hilfreich sein? Welche Bedeutung hat

»Zorn« bei *Maudie Fowler*? Welche Fragen mögen sich in dieser Szene im Kopf von *Jane Somers* abspielen?

## 5.3 Schlussbetrachtung: »Die Geschichte war schön ...«

Ein Unterschied zwischen erfahrungsbezogenen Fallbeispielen aus der klinischen Alltagspraxis und einem literarischen Beispiel aus der fiktionalen Literatur ist die Art und Weise der Verwendung von Sprache. Erfahrungswissen hat mit Sinneswahrnehmung zu tun, mit Hören, Riechen, Schmecken, Sehen, Tasten. Die wichtige Rolle der sinnlichen Wahrnehmungsfähigkeit wird bei der Erfassung von Pflege häufig unterschätzt. Formulierbares Wissen (wissen **was**) ist in Aussagen relativ leicht weiterzugeben. Praktisches Wissen (wissen, **wie** etwas wahrgenommen, erfahren oder getan wird), das wir über Sinneswahrnehmung und praktische Übung erlernen, verarbeiten und anwenden, ist uns selbstverständlich vertraut, und folglich verinnerlicht und kann besser vorgemacht als sprachlich vermittelt werden.

*Martin Sexl* (vgl. *Sexl* 2001) plädiert dafür, den sprachlichen Zugriff auf pflegerisches Erfahrungswissen nicht nur über eine medizinische Fachsprache zu suchen. Sie könne die Seite des praktisch verinnerlichten Wissens nur zum Teil erfassen. Notwendig und hilfreich, besonders für Lernprozesse, sei eine ästhetisch strukturierte Sprache.

Der Vorteil der ästhetischen Sprache ist die metaphorische Darstellungsform. Die Frage nach dem Klang eines Klaviers kann durch genaue Klanganalyse nicht beantwortet werden, sondern nur über metaphorische Vergleiche (das Klavier klingt wie...). Metaphern können wenig textuierte oder noch nicht bekannte Bereiche menschlicher Erfahrung durch Begriffe und analoge Wahrnehmungen zum Ausdruck bringen, die stärker textuiert bzw. bekannt sind. Unter »wenig textuierten« Erfahrungen werden entweder solche verstanden, die schwer sprachlich formulierbar sind, wie z. B. die Zeit, oder die Erfahrung, die jemand noch nicht gemacht hat. Ein weiteres Beispiel: »*Die Atmung eines Patienten mit Lungenemphysem klingt wie zerbrechende, kleine, trockene Ästchen*«.[79] Diese metaphorische Beschreibung des Atmungsgeräuschs im Stethoskop lässt es zu, dass Pflegende und Ärzte anhand der Geräusche ein Lungenemphysem

---

[79] Aussage einer Krankenpflegerin, die diese Metapher in der Ausbildung hörte; zitiert nach *Sexl* 2001.

diagnostizieren können, selbst wenn sie es noch nie gehört haben, da sie dieses Geräusch mit einer bekannten Sinneswahrnehmung verbinden können.

Der (professionelle) literarische Erzähler vermag seine Figuren sprachlich so gekonnt zu erfassen, als könnten wir sie sehen, fühlen, gar riechen. Literarische Texte ermöglichen so auf Grund ästhetischer Sprachverwendung eine Form der Reflexion und Vermittlung von implizitem Wissen. Darüber hinaus bieten sie einen Zugang zu ethischen Reflexionen jener Überzeugungen und Weltbilder, die zumeist unbewusst als unthematisierte Voraussetzungen medizinischen und pflegerischen Handelns wirksam sind.

# 6 Bewegende Szenen
# Spielfilme als Sensibilisierung für medizinethische Themenfelder
# Eine Anleitung zum Selbstversuch

*Kurt W. Schmidt*

## 6.1 Einleitung

Zum Einüben ethischer Reflektion greifen wir im Ethikunterricht vielfach auf Fallbeispiele zurück. Diese können vorgelesen, schriftlich verteilt oder im Rollenspiel nachgestellt werden, sie können auf eigenen Erfahrungen beruhen oder der Literatur entnommen sein. Doch in kaum einem Medium kann die emotionale Verstrickung derart eindrücklich dargestellt werden wie im Film. Was in vielen Fallbesprechungen nämlich zu kurz kommt, ist ein sensibler Umgang mit den Gefühlen, deren Macht nicht unterschätzt werden sollte. Zugleich können bei der Analyse von Filmbeispielen die eigenen Zugangsarten zu den klinischen Fallgeschichten kritisch reflektiert werden. Betrachten wir dies an einem konkreten Beispiel: Vorhang auf!

## 6.2 Sensibilisierung durch Filmanalyse: Eine Einladung zum Selbstversuch

Ein guter Einstieg für die eigene Sensibilisierung ist der Film des spanischen Filmemachers *Pedro Almodóvar*: »*Alles über meine Mutter« (Almodovar, P.,* Spanien/Frankreich 1999). Dieser Film erhielt im Jahr 1999 bei den internationalen Filmfestspielen in Cannes die **Goldene Palme** für die »*Beste Regie«* und im Jahr 2000 neben dem **Golden Globe** den **Oskar** für den »*Besten ausländischen Film«*. Da der Film auf Video und DVD erhältlich und somit gut zugänglich ist, soll er uns an dieser Stelle für einen Selbstversuch dienen: Betrachten Sie die ersten zehn Minuten des Films.
- Was sehen Sie?
- Was nehmen Sie wahr?

In den ersten fünf Szenen wird Folgendes gezeigt:

## Szene 1

Eine Infusionslösung – ein Tropf – ein Infusionsbesteck – ein EEG, das Null-Linien schreibt. Wir sind in einem Krankenhaus, die Kamera folgt den verschiedenen Verbindungen der Geräte, die zu einem jungen Patienten führen, der beatmet im Bett liegt und von einem Arzt untersucht wird. Die Krankenschwester Manuela geht aus dem Zimmer, um zu telefonieren. Das nachfolgende Telefongespräch gibt uns Aufschluss über das Geschehen: Manuela informiert die zuständige Schwester bei der Koordinationsstelle für Transplantation über den Hirntod ihres Patienten und dass möglicherweise ein Spender zur Verfügung steht. Die Daten des Spenders (Blutgruppe, Größe, Gewicht) werden von der Koordinationsbeauftragten nüchtern und sachlich notiert; die Suche nach einem passenden Empfänger beginnt.

## Szene 2

Manuela privat: Wir sehen die allein erziehende Mutter zu Hause, wie sie das Essen vorbereitet und gemeinsam mit ihrem Sohn Fernsehen schaut. Der Sohn möchte Schriftsteller werden und wünscht sich zu seinem heutigen 17. Geburtstag als Geschenk, dass er seine Mutter ins Krankenhaus begleiten und zusehen darf, wie sie in einem Ausbildungskurs für ärztliche Gesprächsführung im Transplantationszentrum die Rolle einer Ehefrau spielt, die gerade von den Ärzten erfahren muss, das bei ihrem Mann der Hirntod diagnostiziert wurde.

## Szene 3

Manuela im Rollenspiel: Im Transplantationszentrum wird unter Videokontrolle ein Aufklärungs- und Einwilligungsgespräch zur Organentnahme durchgespielt. Manuela schlüpft in die Rolle einer Ehefrau, der zwei Ärzte verständlich zu machen versuchen, dass ihr Mann hirntot ist. Bereits in den wenigen Sätzen des Dialogs wird deutlich, dass Ärzten zum einen die Sprache fehlt, den Zustand des Hirntodes missverständnisfrei zu erklären und dass zum anderen die Frage der Zustimmung zur Organentnahme in dieser Situation eine Überforderung darstellt.

In diesem Rollenspiel verkörpert Manuela so authentisch die bestürzte Ehefrau, die realisieren muss, dass sie nun mit ihrem Sohn ganz allein auf der Welt ist, dass dem Zuschauer die Grenze zur Realität verschwimmt: Lebt Manuela nicht genau in dieser Situation? Ist sie nicht auch allein mit ihrem Sohn? Die Beklemmung der Situation löst sich jedoch auf, als die Fortbildungsleiterin das Gespräch abbricht und zur Analyse der aufgenommen Videobilder einlädt.

## Szene 4

Der Sohn besucht mit seiner Mutter eine Theateraufführung von *Tennessee Williams »Endstation Sehnsucht«*. Manuela selbst hatte vor 20 Jahren in einer Laienspielgruppe die Rolle der Stella gespielt (und ihr verstorbener Mann die Rolle des Kowalski). Nach der Veranstaltung versucht der Sohn vor dem Theater ein Autogramm der berühmten Schauspielerin zu bekommen. In strömendem Regen läuft er dem davonfahrenden Auto der Diva hinterher und wird an der nächsten Kreuzung von einem entgegenkommenden Auto übersehen und angefahren. Schreiend eilt Manuela zum Unfallort und beugt sich über ihren schwer verletzten Sohn.

## Szene 5

Die Klinik, in der Manuela arbeitet. Ein langer Flur. Vor der Intensivstation sitzen Manuela und ihre Freundin (die Fortbildungsleiterin). Manuela weint. Im Hintergrund wischen zwei Männer den Fußboden. Niemand spricht ein Wort.
Die Kamera zeigt die Intensivschwester Lola, die die Transplantationszentrale anruft und einen Spender meldet. Die Angehörigen hätten sich jedoch noch nicht entschieden. Am anderen Ende der Leitung erkennen wir die Koordinatorin aus Szene 1, die um die Daten des Spenders bittet. Doch Lola kann nicht wie üblich Blutgruppe, Größe und Gewicht des Spenders angeben, sondern sagt nur: »*Es ist der Sohn von Manuela*«. Schockiert fragt die Koordinatorin am anderen Ende der Leitung, ob es wirklich der Sohn von jener Manuela sei, die sie kennt. »*Ja*«, antwortet Lola, »*es ist furchtbar!*«
Die Tür zur Intensivstation geht auf. Heraus treten jene beiden Ärzte, mit denen Manuela in Szene 3 das Aufklärungs- und Einwilligungsgespräch im Rollenspiel eingeübt hatte. Doch nun ist es Realität: dasselbe Thema, dieselbe Aufgabe. Verunsichert stehen sie vor Manuela. Wortlos nehmen sie sich zwei Stühle und setzen sich Manuela und ihrer Freundin gegenüber. Dabei sitzen sie auf den Kanten der Stühle, sind wie auf dem Sprung. Ebenso richtet sich Manuela auf ihrem Stuhl auf. Alles ist in Anspannung.

»*Manuela*«, beginnt der erste Arzt und macht eine lange Pause, »*bedauerlicherweise ...*« Mit einem Aufschrei wirft Manuela weinend den Kopf zurück. Sie muss nichts mehr hören, nichts mehr wissen – alles ist gesagt. Mit einem Wort des Bedauerns.
»*Wir müssen eine Entscheidung treffen und das möglichst bald*«, drängt der Arzt. Manuela, die als Intensivschwester seit Jahren alle Facetten der Intensiv- und Transplantationsmedizin kennt, muss nun selbst eine Entscheidung treffen. Doch es ist eine Entscheidung über ihren eigenen Sohn. Die Kamera zeigt das ausgefüllte Einwilligungsformular zur Organspende, nur die Unterschrift fehlt. Am Boden zerstört, verweint, mit starrem Blick unterschreibt sie. Dass die Freundin ihr den Stift aus der Hand nehmen muss, lässt uns zweifeln, ob Manuela wirklich in der Verfassung ist, in dieser Situation eine rechtskräftige Einwilligung zu geben ...

## 6.3 Analyse

Der medizinethische Themenbereich des Films ist die Transplantationsmedizin. Im weiteren Ablauf schildert der Film, wie mit dem transplantierten Herz das Leben eines Patienten gerettet werden konnte. Doch für meine Analyse soll es jetzt weniger um das Thema selbst, als um die filmische Inszenierung des Anfangs gehen: Der Film schildert in genialer Komposition dreimal dieselbe Szene (Hirntodfeststellung, Aufklärungs- und Einwilligungsgespräch) aus der Erfahrung in drei unterschiedlichen Lebensbereichen derselben Person: Die berufliche Perspektive (Manuela als Krankenschwester), die Fortbildungsperspektive (Manuela im **Rollenspiel** als Ehefrau) und die private Perspektive (Manuela als Mutter). Die zweite Szene fungiert als Bindeglied zwischen der beruflichen und der privaten Welt: Im Dienst (in der Fortbildung) **spielt** Manuela die private Rolle der Mutter. In der letzten Szene **ist** sie die Mutter.
Doch warum ergreift mich die letzte Szene (Nr. 5) so stark, nicht aber die erste Szene (Nr. 1)? Stirbt nicht in beiden Szenen ein Mensch? Geht nicht in beiden Szenen das Leben eines jungen Mannes zu Ende und kann nicht in beiden Szenen durch eine Transplantation ein Leben verlängert werden? In der Tat, der formale Ablauf ist gleich, doch den Patienten in Szene 1 kenne ich nicht. Ich weiß weder seinen Namen noch etwas über seine Geschichte, ich kenne nur das, was für die Transplantation **medizinisch** notwendig ist: die Blutgruppe, die Größe, das Gewicht. Von Manuelas Sohn kenne ich gerade **diese** Daten nicht – doch ich weiß, dass es Manuelas Sohn ist und ich habe einen

kleinen Einblick in Manuelas Leben, ihre Hoffnungen und Träume bekommen. Ich **erahne**, was es für sie bedeutet, denn ich habe sie als Mutter kurz kennen gelernt.

Auch die filmische Annäherung an die beiden Personen ist grundverschieden: In Szene 1 geht der Blick der Kamera **von der Technik** (den Apparaten) hin zum Körper des Patienten. Dieser Patient, sein Zustand wird uns über die Technik und die sie verursachenden Geräusche (Pieptöne etc.) vermittelt. Die Technik erklärt uns, worum es sich bei der Person handelt. In Szene 5 hingegen erfolgt eine Annäherung an die Person durch **Geschichten**; die begleitenden Geräusche sind **menschliche** Stimmen, **menschliche** Töne, wie das Weinen der Mutter. Die ersten beiden beruflichen Szenen werden unterbrochen von einer privaten Szene, in der ich als Zuschauer Manuela und ihren Sohn zu Hause beim Essen und beim Theaterbesuch kennen gelernt haben. Und gerade weil ich jetzt etwas von diesen beiden weiß, bin ich ergriffen vom plötzlichen Tod. Der Tod ist nicht namenlos, er hat ein Gesicht, einen Namen und eine Geschichte bekommen. Das ist es, was mich bewegt.

Der Beginn dieses Films ist gewaltig, er trifft mich emotional so tief und unvorbereitet, wie derartige Ereignisse auch im **realen Leben** uns Menschen überwältigen können. Dadurch bietet er einen Ausgangspunkt für Reflexionen und Anknüpfungspunkte für die Diskussion:

- Die persönliche Betroffenheit spielt für die Diskussion ethischer Fragen eine wichtige Rolle. Sie kann mich behindern, den Blick einschränken, mich zu einem **reiferen** Urteil gelangen lassen. So kann ich mich selbst fragen: Woran erinnert mich persönlich diese Situation?
- Die emotionale Betroffenheit kann nach der Betrachtung eines Filmes so groß sein, dass das Bedürfnis besteht, eine **Pause** zu haben, und **jetzt nicht gleich zu diskutieren**. Diese durchaus typische Erfahrung bei der Verwendung von emotional eindringlichen Filmen (z. B. »*Lorenzos Öl*«) kann benutzt werden für einen Brückenschlag zum Umgang mit Angehörigen und Mitarbeitern im Klinikalltag. Tritt hier nicht auch Sprachlosigkeit ein? Gibt es hier nicht auch Zeiten, wo Patienten und Angehörige, Schwestern und Ärzte **nicht** diskutieren möchten? Sollte dies nicht auch respektiert werden? Was aber sind dann **angemessene Zeiten** und wie lassen sich diese finden?
- In der Erfahrung emotionaler Ergriffenheit wird deutlich, worauf die ethische Reflexion abzielt. Es geht kurz gesagt darum, die Ebenen zu wechseln und **von den Gefühlen zu den Argumenten zu gelangen**. Die Ethik will

sich gerade nicht von den Emotionen und Gefühlen leiten lassen, sondern sucht darüber hinausgehend nach Argumenten des Verstandes.

Das Hervorbringen von Gefühlen ist eine Stärke des Films. Damit ist der Spielfilm vielfach näher an der Realität des Klinikalltags, nicht in dem, was er zeigt (der Spiel- und Fernsehfilm ist keine Dokumentation!), sondern indem er mich als Zuschauer in eine emotionale Verfasstheit versetzt. Der Film schlägt eine Brücke zur Realität, da wir auch hier in einer bedrängenden Situation nicht nur etwas denken, sondern vorerst etwas wahrnehmen und fühlen. Fallbesprechungen im Krankenhaus zeigen, dass die Wahrnehmung von ethischen Konflikten oft mit einem Gefühl des Unwohlseins und der Erregung verbunden ist. Ein ethischer Konflikt kann den Betroffenen buchstäblich auf den Magen schlagen und innere Unruhe auslösen. Den eigenen Körper hier als Seismografen wahr- und ernst zu nehmen, wenn im Stationsalltag ein Konflikt entstanden ist, verdient besondere Betonung, da gerade der Aspekt der Gefühle in der Ethik-Literatur wenig Berücksichtigung findet. Umso wichtiger erscheint es als einen ersten Schritt auf dem Weg zur ethischen Reflexion, diese Gefühle als Indikator für innere Konflikte wahrzunehmen, sie zu verbalisieren, die zugrunde liegenden ethischen Konflikte zu benennen und Argumente für die Lösung zu entwickeln. Vom Gefühl zum Argument kann verkürzt diese Schrittfolge zusammengefasst werden.

## 6.4 Der didaktische Einsatz von Filmen

Filme können zur Sensibilisierung, aber auch zur Problemstellung verwendet werden. Durch die Filmanalyse können wir unsere üblichen **Sehgewohnheiten** überprüfen, zumal uns die Filme oftmals andere Perspektiven auf Patienten, Erkrankungen (Krankheits**bilder**!) oder die Institution Krankenhaus anbieten. Ähnlich wie eine Fallgeschichte aus einem Buch kann auch eine Fallgeschichte durch einen Filmausschnitt präsentiert und an der Stelle unterbrochen werden, an der sich der Konflikt stellt und gelöst werden muss: Soll der Patient in dieser Situation die Wahrheit über seine Erkrankung erfahren? (In der Verfilmung des *Tennessee Williams* Bühnenstücks: »*Die Katze auf dem heißen Blechdach*« (*Williams, T.*, USA 1968) geht es um die Frage, ob dem reichen Südstaaten-Farmer zu seinem Geburtstag (!) die Wahrheit über seine inkurable Krebserkrankung mitgeteilt werden soll. Dabei muss sich die Filmauswahl nicht nur auf ernste und dramatische Filme beschränken, auch spannende Kriminalfilme und Komödien enthalten eine Vielzahl medizinethischer Probleme. Leider existiert jedoch noch kein deutschsprachiges Nachschlagewerk, in dem zu den jeweiligen ethischen Konfliktfeldern die entsprechenden Filme aufgelistet sind. Von den Krankenhausserien bietet »*Emergency Room*« den wohl besten Fundus, zumal hier auch die medizinischen Rahmenbedingungen sorgfältig dargestellt sind. Allerdings spielt diese Serie vor dem Hintergrund eines anderen, d. h. des US-amerikanischen Gesundheitssystems, was bei der Besprechung berücksichtigt werden muss, da es zu einer Verschiebung der Problemlage zwischen den USA und Europa führen kann (etwa wenn es um die Behandlung von Patienten geht, die keinen ausreichenden Versicherungsschutz haben).

Zum Abschluss sei noch einmal darauf hingewiesen, dass der Film ein besonderes Medium darstellt. Dazu folgende ermunternde These:

## 6.5 Schlussthese: Wovon ich selbst begeistert bin, das wird auch andere begeistern!

Im Unterricht bzw. bei einem Vortrag spielt die Art der Vermittlung eine entscheidende Rolle. Der Inhalt mag noch so wichtig sein, wird er nicht angemessen und adäquat transportiert, bleibt der Lernerfolg gering. Die (Vermittlungs-) Methode muss jedoch nicht nur zum Inhalt passen, sondern auch zum Lehrer/ zum Referenten. Versprüht dieser Begeisterung, wird dies den Grad der Aufmerksamkeit erheblich beeinflussen. Dabei muss die Gruppe jedoch stets im Blick und die **Rückkopplung** gewahrt bleiben: Wer nur von **seinem** Thema oder **seiner** Methode begeistert ist, ohne darauf zu achten, dass der Funke auch auf die Gruppe überspringt, wird diese verlieren und der Vortragende bleibt allein als einsamer **Sonderling** zurück. Der Film ist nicht Selbstzweck, sondern dient als Mittel für einen Lernerfolg. Das Ziel ist zu bestimmen, dann das geeignete Medium zu suchen. Wer dem Medium Film positiv gegenüber steht, dem eröffnet sich dann eine schier unermessliche Materialfülle.

# 7 Darstellerische Elemente als Zugangsweg zur ethischen Bearbeitung von Fallgeschichten

*Fred Salomon*

Ethische Fragen und Entscheidungskonflikte lassen sich durch eine spielerische Darstellung in einer Szene visualisieren und damit lebendig nachvollziehbar machen. Die Methode eignet sich sowohl für den Unterricht als auch für Fortbildungsveranstaltungen jeder Größenordnung. Im Folgenden wird die Erfahrung mit drei unterschiedlichen Formen skizziert, die zur eigenen Erprobung empfohlen werden. Jede dieser Formen hat ihre Vor- und Nachteile, aus denen sich die Einsatzmöglichkeiten ableiten.

## 7.1 Die vorbereitete, gespielte Szene[80]

Hier handelt es sich um die Darstellung einer Situation, die für eine spezielle Fragestellung ausgewählt oder konstruiert wird. Die Problematik, um die es geht, sollte nicht zu komplex, die Szene nicht zu lang sein. Sie soll als Impuls für die anschließende Diskussion dienen. Dazu muss sie Fragen aufwerfen, Polarisierungen im Sinne von Widerspruch und Zustimmung hervorrufen und ein Stück weit offen bleiben.

Die Situation wird als kleines Schauspiel vorgeführt. Der Text ist vorgegeben. Die Darstellung wird geprobt und aufgeführt. Einige Requisiten, die zur Charakterisierung von Personen und Situation nötig sind, unterstützen die Anschaulichkeit. Die Schauspieler sind Laien, zweckmäßigerweise Mitglieder der Vorbereitungs- oder Leitungsgruppe. Die Darstellung erleichtert den Zuschauenden, sich wie in einem Theaterstück durch die Sympathie zu einer Person oder sogar der Identifikation mit ihr besser in die Argumentation und den ethischen Konflikt hineinzuversetzen.

---

[80] Die *AG Pflege und Ethik* hat diese Methode bei zwei Symposien (Lemgo 1.3.1997 und Frankfurt 25.4.1998) als Einstieg eingesetzt. Der in der AG erarbeitete Fall und die theoretischen Überlegungen dazu sind veröffentlicht: *Nordmann, I.* (1998): Pflege und Ethik – eine tägliche Herausforderung. Siehe Fall 1 in diesem Buch (S. 18–20).

### 7.1.1 Vorteile

- Das ethische Thema lässt sich gezielt auswählen, gut verpacken und je nach Anliegen eher explizit oder mehr verborgen vorstellen.
- Der ethische Konflikt kann gezielt herausgearbeitet werden.
- Die Konstruktion einer Szene in der Vorbereitungsgruppe ist bereits eine gute Übung für ethisches Argumentieren.
- Durch die darstellenden Personen lassen sich die Emotionen und Kommunikationsprobleme, die mit ethischen Konflikten oft verbunden sind, sichtbar machen.
- Eine solche Szene liefert anschauliche Impulse für eine Diskussion.
- Die Darstellung kann in vorausgehenden Proben gut vorbereitet werden.
- Die Darstellung ist auch bei großen Veranstaltungen, wie Kongressen, einsetzbar.
- Sie kann auf Video aufgezeichnet und dadurch wiederholt eingesetzt werden.

### 7.1.2 Nachteile

- Die Situation ist konstruiert.
- Der Aufwand ist groß. Die Szene muss geprobt, der Text gelernt und die Darstellung geübt werden.
- Es ist eine gute und rechtzeitige Vorplanung nötig.
- Man braucht eine Bühne oder Spielfläche sowie einige Requisiten.

## 7.2 Spontanes Rollenspiel mit vorgegebener Ausgangslage

Rollenspiele zu ethischen Konfliktsituationen sind spontane Gespräche und Interaktionen, um in einer vorgegebenen, konfliktträchtigen Situation Lösungswege zu finden. Die Lage kann kurz skizziert vorgegeben werden oder sich innerhalb einer Fallbearbeitung als Entscheidungskonflikt anbieten, der nach einem Gespräch verlangt. Das Gespräch wird zwischen zwei oder nur wenig mehr Personen geführt, während die anderen zuhören und beobachten. Drei Wege sind möglich:
Zum ersten kann freiwilligen Personen eine Rollenvorgabe und eine kurze Situationsskizze mit einem ethischen Konflikt gegeben werden. Sie muss so

knapp und übersichtlich sein, dass während des spontanen Rollenspiels keine Rückfragen mehr an den Leiter oder kein Blick auf ein Notizblatt nötig sind.
Zum zweiten kann innerhalb einer Falldiskussion bei einem sich herauskristallisierenden Entscheidungskonflikt den Gesprächspartnern vorgeschlagen werden, sich nun gerade zu dieser Frage in die Rollen der im Fall agierenden Personen hineinzuversetzen und ein Gespräch zu führen, das den aktuellen Konfliktpunkt zum Ausgang nimmt. Dabei werden keine Lösungswege vorgegeben und die Situation nicht weiter beschrieben als sie gerade bekannt ist.
Als dritte Variante bietet sich gerade in Lerngruppen an, dass bei einem sich in der Fallbearbeitung ergebenden Konflikt die Argumente der beteiligten Personen in Untergruppen erwogen werden.[81] Die Gesamtgruppe teilt sich auf und bedenkt gezielt die Argumente z. B. des Patienten, der Pflegenden, des Arztes oder eines Angehörigen. Nach der Kleingruppenarbeit werden Vertreter der Untergruppen gebeten, in einem Rollenspiel mit einem Vertreter der anderen Gruppe ein Gespräch zu führen. Das theoretisch Erarbeitete wird so in eine praxisähnliche Gesprächssituation transferiert und praktisch erprobt. Das fordert die Teilnehmer, ihre in der Gruppenarbeit gewonnenen oder verfestigten Positionen einem Gegenüber im Gespräch zu vermitteln. Je nach Fall und Gruppe erweitert die vorherige Erörterung der jeweiligen Positionen das Sichtfeld. Das gilt besonders bei Gruppen, die erst lernen, mit solchen Konflikten und Argumenten umzugehen. Je nach Fall können auch mehrere Rollenspiele mit unterschiedlichen Mitgliedern der Untergruppen versucht werden.
Die Leitung muss darauf achten, an welchem Punkt das Rollenspiel beendet wird und die Auswertung beginnt. Bei der Auswertung werden immer zuerst die Rollenspielpartner nach ihrem eigenen Erleben gefragt, wie sie sich und ihr Gegenüber erlebt haben, welche Emotionen sie spürten und wie real dieses Spiel für sie war. Dann erst kommt die Beobachterrunde mit ihren Kommentaren und Nachfragen zum Zuge. Wenn das Rollenspiel auf Video aufgezeichnet wird, lassen sich noch die nonverbalen Elemente wie Körperhaltung oder Mimik in die Betrachtung einbeziehen. Anstelle von Videoaufzeichnungen können in größeren Gruppen auch Beobachter beauftragt werden. Dabei widmen sich die Beobachtenden je einem gezielten Auftrag, z. B. Körpersprache, Wortwahl, Eingehen auf das Gegenüber.

---

[81] *Arbeitsgruppe »Pflege und Ethik«* in der Akademie für Ethik in der Medizin (Hg) 2002: 26 und *Lindau, S.; Salomon, F.*: 2002, B 280–281.

## 7.2.1 Vorteile

- Der Aufwand ist gering. Das Rollenspiel kann ohne Vorbereitung in der Bearbeitung eines Falles spontan eingesetzt werden.
- Man kann sich in die Rolle eines anderen Menschen hineinversetzen und damit eine andere Sichtweise verstehen.
- Das Rollenspiel greift Emotionen auf und verdeutlicht sie.
- Das Rollenspiel führt rasch an eigene Haltungen heran.
- Teilnehmende werden in die Situation einbezogen.
- Die Spielenden lernen, eine ethische Position in verstehbare Worte zu fassen.
- Im Rollenspiel merken die Spielenden durch das Feedback des Gegenübers und der Gruppe – manchmal zum ersten Mal – wie ihr Verhalten oder ihre Aussagen auf andere wirken.
- Es wird den Spielenden deutlich, dass Klischees hinterfragt werden müssen.
- Es wird deutlich, dass es durchaus verschiedene Lösungswege und unterschiedliche Lösungen in einem Konflikt gibt.

## 7.2.2 Nachteile

- Das ethische Problem und die Herausarbeitung des Konflikts sind nur begrenzt vorher bestimmbar.
- Man weiß vorher nicht, wie das Gespräch verläuft und wie es ausgeht. Lösungen sind damit nicht vorgebbar.
- Es traut sich nicht jeder, spontan ein solches Gespräch zu führen. Dafür braucht es Zeit und eine motivierende Atmosphäre in der Gruppe. Die Zeit muss eingeplant werden.
- Daneben gibt es Personen, die sich nicht auf eine Rolle einlassen wollen, weil sie sich durch die andere Blickrichtung nicht irritieren oder hinterfragen lassen wollen (Rollenverweigerung). Dann ist die Methode nicht zu verwenden, da die Rollenübernahme nicht erzwungen werden kann.
- Neben den ethischen Fragen müssen auch die Interaktionsprobleme und die emotionalen Dimensionen der Spielenden beachtet werden, was vom ethischen Problem ablenken kann.

## 7.3 Das gespielte Ethikkonsil[82]

Hier handelt es sich um die simulierte Beratung durch ein Ethikkomitee oder einen Ethikexperten vor einem Publikum, bei der die unterschiedlichen Gesichtspunkte eines Falles diskutiert und abgewogen werden. Ziel ist es, einen ethischen Rat für die im Fall enthaltene Konfliktsituation zu geben und damit dem Publikum zu vermitteln, wie ein ethischer Konflikt bearbeitet werden kann und wie ein Ethikkomitee arbeitet oder ein Ethikkonsil ablaufen kann.

Im Falle eines Komitees wird eine Expertengruppe zusammengestellt, wobei die Mitglieder des Komitees ihre wirkliche Berufsgruppe oder Funktion vertreten, d. h. die Krankenschwester vertritt die Sicht der Krankenschwester, der Arzt die ärztliche, der Jurist die juristische, die Seelsorgerin die seelsorgerliche. Ein Fall wird von einem Fallgeber vorgestellt. Das Komitee kennt den Fall vorher nicht. Die Komiteemitglieder stellen Rückfragen, diskutieren die Probleme und versuchen so, den Fallgeber ethisch zu beraten. Es ist möglich, dass sich der Fallgeber nach der Falldarstellung aus der Spielgruppe zurückzieht und wie in realen Komitees erst die abschließende Stellungnahme mitgeteilt bekommt. Ähnlich den bisher praktizierten Modellen von Ethikberatung sollten unterschiedliche Professionen in der Expertengruppe vertreten sein. Bei einer Ethikberatung durch einen einzelnen Experten treffen sich die Fragesteller, z. B. ein Stationsteam oder einer der Verantwortlichen, mit einem Ethikberater und diskutieren die Aspekte des Falles, in dem eine problematische Entscheidung ansteht.

Der Zeitaufwand der Darstellung ist größer als bei den beiden anderen Modellen. Das gespielte Ethikkonsil eignet sich für Seminare, Fortbildungen und auch große Kongresse. Es kann, muss aber nicht abschließend besprochen werden. Da in der Vorführung unterschiedliche Positionen vorgetragen und erörtert werden, ist sie für sich allein geeignet, ethische Konflikte darzustellen und Lösungswege aufzuzeigen.

---

[82] Vorgestellt von *Reiter-Theil* und *Salomon*: Ethik-Konsil: Fallpräsentation aus der Klinik, Deutscher Anästhesiekongress – DAK International, München 8.5.00 sowie von *Salomon F* und *Schlachter J*: Terminale Sedierung – Fallbeispiel mit Kommentar und Diskussion aus ärztlicher und pflegerischer Perspektive – 3. Bundesweite Fachtagung »Palliative Care«, Wannsee-Akademie Berlin, 8.5.2004.

### 7.3.1 Vorteile

- Durch Auswahl des Falls kann der ethische Konflikt gut vorgegeben werden.
- Das Konsil ist für jeden Fall geeignet.
- Es erfasst durch unterschiedliche Experten die vielfältigen Dimensionen eines Ethikkonflikts.
- Es ist als offenes, beratendes Konsil möglich, das nicht zwingend auf eine Lösung hinausläuft.
- Es kann einer großen Zuhörergruppe verdeutlichen, was Ethikberatung bedeutet.

### 7.3.2 Nachteile

- Es ist eher eine Vorführung als eine Diskussion mit den Zuhörern.
- Man muss bei der Beratung in einem Komitee verschiedene Experten zur Verfügung haben (z. B. Arzt, Pflegende, Jurist, Seelsorger). Das ist bei einer vorgeführten Beratung durch einen einzelnen Experten einfacher.
- Die Beratung und damit die Vorführung braucht mehr Zeit.
- Der Ausgang ist nur begrenzt planbar, da die Experten unvorbereitet an den Fall herangehen und in der Vorbereitung die genauen Positionen und Argumente nicht vorhersehbar sind.

## 7.4 Szenisches Spiel

Ohne auf eigene Erfahrungen zu blicken, soll auf das szenische Spiel als weitere Variante hingewiesen werden *(Oelke, Scheller, Ruwe* 2000). Es kann dazu helfen, sich eigene Gefühle zu verdeutlichen sowie sich in andere Menschen hineinzuversetzen. Im szenischen Spiel wird die Einstellung zu einer Frage oder einem Problem bewusst in Bezug gesetzt zu körperlichem Ausdruck, Mimik und Gestik. Man kann versuchen lassen, Begriffe durch Körperhaltung ohne Worte darzustellen, z. B. Leiden, Kranksein, Fürsorge, Hilfe. Es können aber auch vorgegebene Situationen mit verteilten Rollen und kurzer Vorbereitung gespielt und analysiert werden, z. B. Visite, Aufnahmegespräch mit einem Patienten. Es kann für die Spielenden eine biografische Rolle skizziert werden, in die sie sich hineinbegeben, um sie darstellerisch umzusetzen. Hier handelt es sich um eine Form, die sowohl Elemente der schauspielerischen Szene als auch des Rollenspiels beinhaltet.

## 7.5 Das Besondere von darstellerischen Elementen

Welche der genannten darstellerischen Formen man auch wählt, es bedarf für die Gruppenleitung einer gründlichen Vorbereitung und Vorkenntnis. Das gilt auch für ein spontan eingesetztes Rollenspiel. Man muss in der Lage sein, die aufkommenden Emotionen, persönlichen Betroffenheiten und Interaktionskonflikte aufzufangen. Dennoch lohnt es sich, sich damit zu beschäftigen, weil ethische Probleme und deren Lösungen auf diese Weise lebendig, anschaulich und damit besser verstehbar gemacht werden können. Gerade darstellerische Elemente liefern im Unterschied zu anderen didaktischen Methoden die Möglichkeit, auch eine körperliche und emotionale Erfahrung zu machen. Bei ethischen Konflikten in konkreten Situationen spielen diese Faktoren immer mit hinein. In einen Konflikt eingebundene Personen stehen immer in einer Beziehung zueinander und müssen immer miteinander kommunizieren. Diese Elemente kommen bei intellektuellen Erörterungen leicht zu kurz, sind aber in darstellerischen Formen untrennbar enthalten. Damit ist ein Stück Selbsterfahrung möglich, die schulen kann, in einer Konfliktsituation Sachargumente, persönliche Betroffenheit, Sympathie oder Antipathie Beteiligten gegenüber differenziert wahrzunehmen und voneinander zu trennen.

# 8 Supervision und ethische Fallbesprechung

*Irmgard Hofmann*

Fallbesprechungen im Ethikunterricht sind ein bewährtes Mittel, um an Hand einer konkreten Situation ethische Prinzipien bzw. deren Verletzung aufzuzeigen oder herauszuarbeiten. Je nachdem, ob es sich um eine von den Teilnehmerinnen[83] selbst erlebte oder um eine fremde Geschichte, um ein berufsfernes oder -nahes Fallbeispiel handelt, gibt es unterschiedliche Zugangsweisen. Bei nicht selbst erlebten »Fällen« kann die Aufmerksamkeit relativ einfach und direkt auf ethische Implikationen gerichtet werden, weil das Risiko persönlicher Kränkung vergleichsweise gering ist. Dagegen sind von Teilnehmerinnen selbst erlebte und erzählte Geschichten in vielen Fällen mit hohen Emotionen belastet, die – sofern sie nicht verstehend aufgefangen werden – eine ethische Reflexion verzerren oder sogar verhindern können. Die einfühlend-verstehende Reflexion ist das klassische Feld supervisorischer Fallbesprechung, weshalb hier Querverbindungen hilfreich sein können. Es besteht aber auch eine gewisse Gefahr, dass die ethische Reflexion mit dem Verstehen von Situationen und den involvierten Personen gleichgesetzt wird. Dadurch gerät der moralische Sollensanspruch aus dem Blick, mit dem die Ethik es zu tun hat.[84] Dieser Beitrag soll einerseits dazu anregen, supervisorische Elemente gezielt einzusetzen, und andererseits dazu beitragen, durch begriffliche und inhaltliche Differenzierung die unterschiedlichen Ziele ethischer und supervisorischer Fallbesprechung zu verdeutlichen.

## 8.1 Was ist Supervision?

*»Supervision (SV) ist eine Beratungsmethode, die zur Sicherung und Verbesserung der Qualität beruflicher Arbeit eingesetzt wird. Supervision bezieht sich dabei auf psychische, soziale und institutionelle Faktoren. Der Beratungsgegenstand sind Szenen, Probleme und Konflikte aus dem beruflichen Alltag.«* (DGSv 1996: 11) Viele Konflikte und Probleme laufen auf unterschiedlichen Ebenen ab, es können persönliche, fachliche, zwischenmenschliche und institutionelle Aspekte

---

[83] Weibliche und männliche Formen variieren ohne feste Regel.
[84] Vgl. *Hofmann, Irmgard*, 2000: 21–25.

(manchmal gleichzeitig) wirksam werden. »*Supervision ist die Suche nach dem ›Dahinterliegenden‹. Sie orientiert sich nicht primär an Sozialtechnologie [Orientierung an bestimmten Methoden, z. B. Gesprächstechniken, Anm. I.H], sondern eher an einem umfassenden Verstehen. Es geht ihr um Wahrnehmungserweiterung für die Mehrdimensionalität von Szenen, Prozessen und Konflikten in der Arbeitswelt der Supervisandinnen.*« (*DGSv* 2003: 5) Wesentliches Element supervisorischer Arbeit ist die Unterstützung bei der Differenzierung der verschiedenen Konfliktebenen.

## 8.2 Supervisorische Fallbesprechung:

Bei Fallbesprechungen in der Supervision (auch in der Balintgruppe) handelt es sich praktisch immer um selbst erlebte Situationen. Sie haben zum Ziel, die Wahrnehmung der Falleinbringerin für die Situation zu erweitern, ein besseres Verstehen zu ermöglichen, um aus diesem tieferen Verständnis heraus zu neuen Handlungsmöglichkeiten zu kommen. Dazu werden über das »Instrument« der Einfühlung in die beteiligten Personen psychische, gruppendynamische und institutionelle Aspekte und Zusammenhänge aufgedeckt und reflektiert. Das Entdecken verschiedener Zusammenhänge, das emotionale Sich-Einlassen in die Situation der betreffenden Person fällt leichter, wenn die Fallgeberin die Geschichte einfach erzählt, wie sie ihr gerade in den Sinn kommt. Das heißt, eine strukturiert vorbereitete »rationalisierte« Fallerzählung kann für ein anteilnehmendes Verstehen möglicher intra- und interpersoneller Konfliktbereiche auch hinderlich sein.

Speziell in Teams (weniger in Gruppen, wo die Teilnehmerinnen in der Regel nicht zusammen arbeiten) sind Fallbesprechungen gleichzeitig immer auch in ein dynamisches Gesamtsystem eingebettet, die »*sich durch drei Strukturen charakterisieren [lassen]: Kooperation, Interaktion und Kommunikation*« (*Rappe-Giesecke* 1994: 110 f.). Das bedeutet, dass es in supervisorischen Fallbesprechungen nie nur um den Fall als solchen geht, sondern parallel und generell auch um die Beziehungen und die Kommunikation der Teilnehmerinnen zu- und miteinander. Das zeigt sich etwa in der Bereitschaft, sich in die Fallgeschichte einzufühlen, eigene Gedanken und Fantasien beizutragen, sich an der Suche nach einer Lösung zu beteiligen oder – umgekehrt – die Falleinbringerin mit ihrer Geschichte allein zu lassen. Die Besprechung eines eingebrachten Falles ist daher nur ein Teil der (Team-)Supervision, während parallel im Hintergrund die Beziehungsdynamik immer mit berücksichtigt werden muss; sie ist in Teams elementarer Bestandteil supervisorischer Arbeit. Die permanente Berücksichtigung der Beziehungsdynamik ist auch ein grundsätzliches Unterscheidungsmerkmal zwischen supervisorischer und ethischer Fallbesprechung. Damit Supervisanden sich trauen, ihre Fälle einzubringen, bedarf es einerseits eines geschützten »Settings«[85], andererseits eines grundlegenden Vertrauens in die Gruppenmitglieder und insbesondere in die Supervisorin, dass der Fall wie auch die Fallgeberin selbst ernst genommen bzw. nicht moralisch oder dauerhaft[86] persönlich angegriffen wird. Das bedeutet, dass eine Supervisorin teilweise Schutzfunktionen zu übernehmen hat.[87] Damit wird es am ehesten ermöglicht, dass die betreffende Person verschiedene angebotene Deutungen einer Geschichte auch annehmen und reflektieren kann. Ein Fall gilt dann als gelöst, wenn der Falleinbringer spürt, wie sich die Spannung löst und er neue Ideen entwickeln kann, wie mit einer vergleichbaren Situation künftig anders umgegangen werden könnte. Das heißt, der Fokus der Reflexion bleibt überwiegend auf das eigene Erleben, das eigene Für-wahr-Nehmen gerichtet – eine Ausrichtung auf das »Allgemeine« wirkt in diesem Zusammenhang nicht unbedingt förderlich.

## 8.3 Ethische Fallbesprechung

Fallbesprechungen im Ethikunterricht verfolgen ein anderes Ziel: Das grundsätzliche Anliegen liegt hier im Herausarbeiten ethischer Konflikte und in deren Rückführung auf zugrunde liegende ethische Prinzipien bzw. deren Verletzung. Der Fall dient dabei als Grundlage, eine Art Schablone, um die Diskussion anzuregen; die Aufmerksamkeit ist auf das Allgemeine gerichtet und impliziert einen moralischen Sollensanspruch. Nicht die individuelle Lösung eines Falles steht im Vordergrund, sondern die Reflexion der impliziten Prinzipien sowie der Begründung, warum, wie, in welcher Weise gehandelt werden soll. Von daher wird im Ethikunterricht gern mit thematisch gezielt ausge-

---

[85] Das »Setting« bezeichnet die Art der Arbeitsweise sowie die am Anfang eines Prozesses vereinbarten Rahmenbedingungen, unter denen Supervision stattfindet. Ein wesentliches Element des Settings ist z. B. die grundsätzliche Schweigepflicht der Supervisorin gegenüber Dritten.

[86] In Teamsupervisionen ist es kontraproduktiv, bei unsachlichem oder aggressivem Verhalten zwischen Teammitgliedern sofort einzugreifen, da diese Verhaltensweisen oft ein wichtiges diagnostisches Mittel sind, um unterschwelligen oder auch offenen Konflikten auf die Spur zu kommen. Konfliktbearbeitung im Team ist das zweite große Thema von Supervision neben der Fallbesprechung.

[87] Schutzfunktion ja, aber nur sehr zurückhaltend, da sonst die Gefahr besteht, dass der Supervisorin die Übernahme der Rolle der Teamleitung zugewiesen wird.

wählten Fällen gearbeitet, die unterstützend dazu beitragen, z. B. das Prinzip »Autonomie« zu reflektieren. Selbst erlebte und erzählte Fälle können in diesem Kontext die Reflexion insofern erschweren, als die Fallgeberin in der Regel emotional beteiligt ist und nach einer persönlichen Lösung sucht, während das eigentliche Ziel in der allgemeinen ethischen Reflexion liegt. Damit sollen keineswegs persönliche Erfahrungen ausgeklammert oder abgewertet werden; ganz im Gegenteil tragen eigene Erfahrungen oft dazu bei, dass bei einem scheinbar objektiven Fall verschiedene Denkansätze und Lösungswege sichtbar werden.[88]

Es ist allerdings ein erheblicher Unterschied, ob als Diskussionsgrundlage ein selbst erlebter Fall erzählt wird – hier tritt (mehr oder weniger offen) die ganze Beziehungsdynamik eines Klassenverbandes (vergleichbar der Teamsupervision) in Kraft – oder ob zu einem von außen vorgelegten Fall vergleichbare eigene Geschichten kommen. Bei Ersterem besteht ein nicht unerhebliches Risiko darin, dass die auftretende Beziehungsdynamik die Reflexion der ethischen Inhalte erschwert oder gar verhindert.[89] In Letzterem ist dieses Risiko deutlich geringer, vielmehr besteht eine große Chance darin, durch gemeinsames Vergleichen und Differenzieren den Lerneffekt zu erhöhen.

Die Falldarstellung für die ethische Reflexion greift in der Regel häufig auftretende Konflikte auf, sie ist primär gegenstandsorientierter als in der Supervision und liegt oft schriftlich vor. Wichtiger als eine emotionsreiche Falldarstellung sind die emotionalen Reaktionen der Teilnehmenden auf die Geschichte selbst. Diese Reaktionen bieten einen guten Anknüpfungspunkt für die anschließende Diskussion, wenn geklärt werden kann, worauf (auf welche Werte) die Diskutanten sich mit ihren Emotionen beziehen, welche moralischen Urteile ihnen zugrunde liegen. Wenn dieser Schritt erreicht wird, ist meist auch eine rationale Auseinandersetzung über die eigenen und fremden Wertvorstellungen möglich. Der Fall hat dann seine Funktion erfüllt, wenn die Teilnehmenden sich in der Lage sehen, die eigene Position sowie die Position anderer reflexiv zur Kenntnis zu nehmen und gegeneinander abzuwägen.

---

[88] Vgl. *Steigleder, K.* 2003: 155 f.
[89] Auf welche Weise allerdings auch selbst erlebte Geschichten sehr fruchtbar für den Ethikunterricht bearbeitet werden können, beschreibt *Constanze Giese* ausführlich in diesem Band (S. 155).

## 8.4 Supervisorische Elemente in der ethischen Fallbesprechung

Da Fälle auch für die ethische Reflexion möglichst praxisnah gewählt werden, bleibt eine persönliche Beteiligung der Diskutanten in der Regel nicht aus, weil Querverbindungen zum eigenen Verhalten in ähnlichen Situationen hergestellt werden. Das hat den Vorteil, dass sich die Beteiligten wahrscheinlich leichter auf eine Fallbesprechung einlassen, weil sie hoffen, davon profitieren zu können. Die andere Seite ist das größere Risiko persönlicher Verletzbarkeit, ähnlich wie bei der Darstellung selbst erlebter Situationen. Wenn bei der allgemeinen Diskussion eines ähnlich gelagerten Falles als Ergebnis ein anderes Verhalten gefordert wird als es die betreffende Person in der tatsächlichen Situation gezeigt hat, kann sie es leicht als persönliches Versagen, als Fehlverhalten oder Abwertung deuten. Dies verführt dazu, von der Diskussion des Allgemeinen in die Diskussion des Individuell-Persönlichen überzugehen – eine heikle Angelegenheit. So sind z. B. Fallgeschichten zum Thema Suizid oder Schwangerschaftsabbruch mit besonderer Vorsicht zu behandeln, weil es in der typischen Altersgruppe der Pflegeschülerinnen praktisch in jedem Kurs mindestens eine Person gibt, die schon ganz persönlich mit einem dieser Themen konfrontiert worden ist. Auf der anderen Seite sollte man solche Themen in der Theorie keinesfalls aussparen, denn im vergleichsweise geschützten Unterrichtssetting bestehen mehr Möglichkeiten als in der Pflegepraxis – wo die Konfrontation mit eigener Betroffenheit ja ebenfalls stattfindet –, auch sehr persönliche und prägende Erfahrungen ein Stück weit aufzufangen.

Hier bietet es sich an, supervisorische Elemente einzubauen: Wichtigstes Instrument ist das Anteil nehmende und Verstehen wollende Sich-Einfühlen in die betreffende Person. Vermittelt werden sollte ein Gefühl von Vertrauen, dass das persönlich Erlebte seinen Platz bekommt, ohne dass der Fokus des ganzen Unterrichtes auf die individuelle Ebene gerichtet wird. Letzteres heißt, es sollte unbedingt vermieden werden, ein ethisches Problem zu psychologisieren und damit zur reinen Einzelfallentscheidung zu machen. Manchmal kann es wichtig sein, dass die Moderatorin schützend in dem Sinne eingreift, dass eine betroffene Person aus dem Gefühl entweder der Selbstverteidigung oder dem Sich-angenommen-Wissen nicht zu viel von sich preisgibt. Eine aus der spontanen Situation heraus als positiv erlebte Selbstpreisgabe könnte möglicherweise später – und/oder in anderem Kontext – zu Konflikten und Schamgefühlen führen, die in der Folge zusätzliche Probleme auslösen.

Gelingt es allerdings, persönliches Erleben wertschätzend und positiv in die ethische Diskussion einzubeziehen, dann ist der Lerneffekt in der Gruppe umso größer. Der Zusammenhang von primär abstrakt gesehenen ethischen Prinzipien und dem eigenen Tun und Lassen wird deutlicher, die Toleranz für die verschiedenen Seiten der gleichen Medaille wächst. Gleichzeitig werden diese Erkenntnisse nicht selten als echte Entlastung erlebt und wahrgenommen, eine hilfreiche Bedingung dafür, sich auch künftig in ethische Diskussionen einzubringen.

## 8.5 Die Rolle der Moderatorin

Wer mit Fallbesprechung arbeiten will, sollte sich im Vorfeld darüber klar werden, was Sinn und Ziel der Falldiskussion sein soll. Aus der unterschiedlichen Zielsetzung von Fallbesprechungen ergibt sich die Rolle der Moderatorin für eine differenzierte Steuerung des Diskussionsverlaufes, um den roten Faden in der Diskussion nicht zu verlieren. Fallbeispiele lösen nicht selten das Erzählen ähnlicher Geschichten aus der eigenen Praxis aus; das kann, wie bereits beschrieben, die Diskussion sehr befruchten, sofern die Geschichten reflektiert und die zugrunde liegenden eigenen moralischen Vorstellungen in Argumente übersetzt werden. Allerdings bestimmen sie – weil sie als persönlich erlebte Geschichten interessanter wirken – oft allzu sehr das weitere Gespräch. Einer der häufigeren Fallstricke besteht darin, sich in diese individuellen Geschichten mit ihren emotionalen Anteilen verwickeln zu lassen und darüber das ursprüngliche Ziel einer ethischen Reflexion aus den Augen zu verlieren. Es ist von erheblicher Bedeutung und erleichtert das weitere Vorgehen sehr, wenn die Diskursteilnehmerinnen bereits am Anfang möglichst genau erfahren, nach welchen Regeln diskutiert wird.

Sowohl in der supervisorischen als auch in der ethischen Fallbesprechung bietet sich eine möglichst neutrale Grundhaltung der Gesprächsleitung an. Das ist leicht gesagt und schwer verwirklicht, weil natürlich die Diskussionsleiterinnen selbst auch ihre eigenen Wertvorstellungen, ihre Überzeugungen und Erfahrungen mit einbringen. Um so wichtiger ist es, mit Hilfe der vorher geklärten Rollenübernahme (Ethikerin, Supervisorin, Lehrerin, Moderator) zu einer stabilen Haltung zu finden, die es ermöglicht, in professionelle Distanz zu sich selbst wie auch zur Gruppe zu treten, um das Unterrichtsziel nicht aus den Augen zu verlieren.

# 9 Fälle oder Prinzipien? – Zur Bedeutung und Kritik ethischer Kasuistik

*Theda Rehbock*

## 9.1 Ethik zwischen Theorie und Praxis

Was macht ethische Fallbesprechungen in Ethikunterricht und Weiterbildung für die Heilberufe so attraktiv? Ein wichtiger Grund ist sicher ihre besondere Praxisnähe und die unmittelbare Auseinandersetzung mit den praktischen Problemen, die sie ermöglichen. Die Ethik – speziell die philosophische Ethik mit ihrem Bemühen um die Analyse **abstrakter** Prinzipien und eine **theoretische** Begründung der Moral – macht demgegenüber den Eindruck großer Praxisferne. Wegen der in den letzten 30 Jahren zunehmend drängenden ethischen Probleme kam es hier allerdings zu einer Wiederbelebung fall- und situationsbezogener Konzeptionen der Situationsethik (vgl. *Fletcher* 1966), der (feministischen) Fürsorge- oder Care-Ethik (vgl. *Conradi* 2001), der narrativen Ethik (vgl. *Lesch* 2003) und insbesondere der Kasuistik (vgl. *Steigleder* 2003 und 9.2 in diesem Beitrag).

Kasuistik ist, ganz allgemein gesprochen, die Methode der Anwendung allgemeiner Normen oder Gesetze auf Einzelfälle, wie sie vor allem in der Moraltheologie des 16. und 17. Jahrhunderts, im Recht und in der Medizin entwickelt wurde. Kasuistische Ansätze, die anknüpfend an diese Traditionen im Hinblick auf Problemlagen der Medizinethik entwickelt wurden, sind in meinen Augen für eine Auseinandersetzung mit der Praxis ethischer Fallbesprechungen auch in der Pflegeethik von besonderem Interesse. Das ist nicht nur wegen der Einsichten und konkreten methodischen Vorschläge der Fall, die sie vermitteln. Es lassen sich an ihnen exemplarisch auch die Gefahren kasuistischer Ansätze und Verfahren kritisch aufzeigen. Beides soll im Folgenden geschehen.

Damit soll am Ende unseres Bandes auch die philosophische Grundeinsicht zum Ausdruck kommen, dass es nie genügt, sich allgemein anerkannte Methoden nur anzueignen und zu praktizieren, mögen sie auch noch so gut sein. Um illusionäre Erwartungen und eine verfehlte Anwendung der Methoden zu verhindern, bedarf es immer auch einer kritischen Reflexion ihrer jeweiligen Bedingungen, Grenzen und Zwecke.

Die Abschnitte 9.2 und 9.3 enthalten eine Kurzdarstellung und Kritik des – in der gegenwärtigen Medizinethik besonders viel diskutierten – kasuistischen

Ansatzes von *Albert Jonsen* und *Stephen Toulmin* (vgl. *Jonson, Toulmin* 1988). Im Anschluss daran skizziere ich in den Abschnitten 9.4 und 9.5 eine Konzeption der »*Ethik als kritische Reflexion der gelebten Moral*«, die die Gefahr praktisch unproduktiver Ethiktheorie im Elfenbeinturm ebenso vermeidet wie das mit kasuistischen Methoden verbundene Risiko ethischer Kritik- und Orientierungslosigkeit in dem verwirrenden und komplexen Detailgestrüpp konkreter Fälle.

## 9.2 Wiederbelebung der Kasuistik in der Medizinethik

Den entscheidenden Anstoß zu einer Wiederbelebung der Kasuistik in der Ethik gaben der Medizinethiker *Jonsen* und der Philosoph *Toulmin* mit ihrem 1988 erschienenen Buch »*The Abuse of Casuistry*«. Ausgangspunkt war ihre Beobachtung einer **Tyrannei der Prinzipien** in öffentlichen ethischen Debatten vor allem über den Schwangerschaftsabbruch. Je mehr die Extrempositionen sich ausschließlich an abstrakten Prinzipien – etwa an dem Lebensrecht des Kindes einerseits und an dem Selbstbestimmungsrecht der Frau andererseits – orientieren, desto unversöhnlicher und gewaltsamer stoßen sie aufeinander. Dagegen knüpfen sie an ihre positiven Erfahrungen als Mitglieder einer Nationalen Ethikkommission der USA in den 70er Jahren an, die Forschungsprojekte der Medizin und Psychologie zu beurteilen und dafür allgemeine Richtlinien zu entwerfen hatte. Die Kommission war sehr heterogen zusammengesetzt: Männer und Frauen, Schwarze und Weiße, Katholiken, Protestanten, Juden und Atheisten, Mediziner und Psychologen, Philosophen, Juristen usw. Hier sei, wie sie berichten, Übereinstimmung desto leichter zu erzielen gewesen, je mehr es um die Beurteilung konkreter Einzelfälle ging, während sich gravierende Differenzen vor allem auf der Ebene abstrakter Grundsätze und Weltanschauungen ergaben.

Diese Erfahrungen sind für *Jonsen* und *Toulmin* ein Anlass, die Geschichte fallorientierter Methoden zu erforschen, die bis in die antike Rhetorik und Ethik zurückreicht, und sie für die Medizinethik wieder zu beleben. Die Kasuistik im engeren Sinne wurde als eine Methode der moralischen Beurteilung von Einzelfällen in der Moraltheologie des 16. und 17. Jahrhunderts von Jesuiten für die Beichtpraxis entwickelt. Hier ist sie allerdings auch besonders in Verruf geraten, nämlich auf Grund der Neigung der Beichtväter, die Verfehlungen ihrer adeligen Beichtkinder durch spitzfindige Fallunterscheidungen und Ausnahmeregelungen moralisch allzu lax und nachsichtig zu entschuldigen. *Blaise*

*Pascal*, der diese Praxis attackierte, forderte demgegenüber das unbedingte Beharren auf unbedingt gültigen moralischen Prinzipien.

Eine ähnliche Kritik der Kasuistik findet sich bis heute in der philosophischen Ethik. Dagegen werden in praktischen Disziplinen kasuistische Methoden etwa der Rechtsprechung oder der medizinischen Diagnose bis heute praktiziert. Denn hier kommt es in besonderer Weise darauf an, durch Anwendung des kodifizierten Rechts bzw. medizinischer Krankheitsbegriffe konkrete Entscheidungen im Einzelfall eines rechtlichen Konflikts oder einer Krankheit zu treffen.

*Jonsen* und *Toulmin* gehen mit ihrer kasuistischen Konzeption der Medizinethik von der Feststellung aus, dass sich moralische Probleme nur in besonderen Fällen stellen, in denen der Anwendungsbereich moralischer Maximen unklar ist oder es zu Konflikten zwischen verschiedenen Maximen kommt. Unter **Maximen** verstehen sie relativ konkrete Regeln oder Leitlinien, die unser moralisches Verhalten, Handeln und Urteilen orientieren und die gewöhnlich völlig unumstritten sind. Dass wir Versprechen halten, geliehene Dinge zurückgeben, unschuldige Menschen nicht töten oder Menschen in Not helfen sollen usw., ist **beyond question**. Das haben wir von früh auf gelernt, und zwar nicht durch das Auswendiglernen abstrakter Regeln, sondern von vornherein in entsprechenden Situationen im Umgang mit anderen Menschen. Wir sind daher mit paradigmatischen (musterhaften) Fällen vertraut, in denen die Anwendung der Regeln eindeutig ist.[90] Die moralische Orientierung des Handelns erfolgt in problematischen und konflikthaften Fällen, indem wir mittels Analogie feststellen, inwieweit sie den paradigmatischen Fällen ähnlich sind oder sich von ihnen unterscheiden.

*Jonsen* erläutert diese Methode am Beispiel von »*Debbie's case*«, einem klassischen Fall der angelsächsischen Medizinethik:

*Ein Assistenzarzt wird bei Nacht zu einer ihm unbekannten jungen Frau gerufen. Dem Krankenblatt entnimmt er, dass sie sich in der Terminalphase eines Eierstockkrebses befindet. Er sieht, dass sie verzweifelt ist und extreme Schmerzen hat. Sie fleht ihn an mit den Worten:* »*Let's get this over.*« *Der Arzt verabreicht ihr daraufhin eine hohe Dosis Morphium, woran sie eine Stunde später stirbt.* (Nach *Jonsen* 1991: 298 – verkürzt in eigener Übersetzung).

---

[90] »Paradigma« bedeutet dem griechischen Wortsinn nach: Beispiel, Vorbild, Muster. Ein Paradigma ist nicht ein beliebiges Beispiel für einen allgemeinen Begriff, sondern ein besonders gutes, dem Begriff besonders nahe kommendes Beispiel, eine Art Modell für viele mehr oder weniger ähnliche Fälle und in normativer Hinsicht ein der Orientierung dienendes Ideal.

Der Vergleich eines solchen Falls mit **Paradigmen** erfolgt hinsichtlich
1. ihrer **Morphologie** und
2. ihrer **Taxonomie**.

1. Die **Morphologie**, d. h. die Beschreibung der Struktur eines Falles beinhaltet die jeweiligen **Umstände** des Wer, Was, Wann, Wo, Warum, Wie und mit welchen Mitteln, gemäß dem kasuistischen Grundsatz: »*Circumstances make the case*.« Verändert sich ein Umstand, so verändert sich auch das moralische Urteil. In »*Debbie's case*« z. B. hängt das Urteil entscheidend davon ab, ob alles unternommen wurde, die Schmerzen auf andere Weise zu bekämpfen, und wie ausweglos ihre Lage tatsächlich ist. Zur Morphologie des Falls gehören aber auch die für den Fall einschlägigen **moralischen Maximen**. In »*Debbie's Case*« wären das medizinethische Maximen wie: Der Arzt soll Leben erhalten, Leiden lindern und die Autonomie des Patienten respektieren. Die kasuistische Methode der Argumentation besteht darin, in Abhängigkeit von den konkreten Umständen des Einzelfalls zu beurteilen, welche der moralischen Maximen bis zu welchem Grad für **diesen** Fall maßgebend und zu beachten sind.
2. Aufgrund der Morphologie des Falls lässt er sich als ein bestimmter **Falltyp** in eine **Taxonomie**, d. h. in eine **Reihenordnung** von Fällen eingliedern, wodurch er in einer bestimmten Nähe oder Ferne, Ähnlichkeit oder Verschiedenheit zu paradigmatischen Fällen eindeutig richtigen oder falschen Handelns steht. Als ein Fall von Sterbehilfe gehört »*Debbie's case*« zum einen in eine Reihe mit Fällen mehr oder weniger verbotener Tötung und kann unter Umständen einem klaren Fall von Mord oder zumindest fahrlässiger Tötung sehr nahe kommen, wenn er etwa den Willen und die Situation von Debbie zu wenig berücksichtigt oder womöglich sogar aus Eigeninteresse handelt. Zum anderen steht der Fall zugleich in einer Reihe mit Fällen der mehr oder weniger gebotenen medizinischen Hilfe, sofern und soweit die Morphiumgabe das allein noch mögliche Mittel der Leidenslinderung darstellt und somit im Interesse von Debbie erfolgt.

Mit ihrer Orientierung am Vorbild praktischer Disziplinen (der Seelsorge, der Rechtspraxis und der Medizin) heben *Jonsen* und *Toulmin* die Bedeutung der Klugheit, Urteilskraft oder praktischen Weisheit – der von *Aristoteles* so genannten **Phronesis** – für das moralische Urteil besonders hervor. Diese Fähigkeit des moralischen Urteils werde gelernt und kultiviert durch kritisches Reflektieren menschlicher Erfahrung, die weniger von philosophischen Ethikern als viel mehr und besser von »*novelists and dramatists, statesmen, political reformers, and others*« (vgl. *Jonsen, Toulmin* 1988: 294) praktiziert werde. *Jonsen* und

*Toulmin* rufen damit eine Dimension der Moral und Ethik in Erinnerung, die in der philosophischen Ethik vielfach vernachlässigt wurde. Indem sie jedoch ihren kasuistischen Ansatz vollständig **an die Stelle** prinzipienorientierter Ansätze der Ethik treten lassen wollen, verkennen sie zugleich die Bedingungen, Grenzen und Gefahren, denen jegliche ethische Kasuistik unterworfen ist und die eine Kritik ethischer Kasuistik aufzuzeigen hat.

## 9.3 Kritik ethischer Kasuistik

Unter **ethischer Kasuistik** verstehe ich im Folgenden nicht eine bestimmte ethische Theorie, sondern ganz allgemein die **methodisch disziplinierte moralische Beurteilung und ethische Reflexion konkreter Fälle**, wie sie etwa auch in ethischen Fallbesprechungen vollzogen wird. In diesem Sinne findet sich Kasuistik nicht nur in der moralischen Praxis, sie ist vielmehr ebenso notwendiger Bestandteil der Ethik im Sinne einer theoretischen Reflexion der Moral. Ethische Prinzipien und Theorien verlieren ihren Sinn, wenn ihr Bezug zu konkreten Situationen und Geschichten menschlicher Praxis, in denen wir moralisch handeln, aus dem Blick gerät. Sie werden zu inhaltsleeren Floskeln, mit denen man, wie es in akademischen und auch in öffentlichen Debatten oft zu beobachten ist, verbal aufeinander einschlagen, nicht aber die Probleme lösen kann.[91]

Für die Medizin- und Pflegeethik sowie für deren didaktische Vermittlung dienen daher konkrete Fallgeschichten nicht lediglich der nachträglichen Anwendung oder Veranschaulichung moralischer Normen, Prinzipien oder Theorien, die auch ohne diesen Praxisbezug verstehbar und begründbar wären. Was es heißt, moralisch zu handeln, die Menschenwürde oder die Autonomie zu achten, für das Wohl eines Menschen zu sorgen oder sich gerecht zu verhalten, das ist letztlich nur im Kontext konkreter Situationen des menschlichen Lebens zu begreifen. Fallgeschichten sind daher – und zwar auch für die philoso-

---

[91] Sogar die für ihren angeblichen »Rigorismus« berüchtigte Kantische Ethik bezieht sich auf paradigmatische Fälle der Anwendung des höchsten Moralprinzips (des »kategorischen Imperativs«) und erwägt in der **Metaphysik der Sitten** konkrete **kasuistische Fragen,** die schwierige Grenzfälle des moralischen Urteils betreffen. Auch *Kant* zufolge ist für das moralische Urteil im Einzelfall wie auch für die moralische Erziehung »eine durch Erfahrung geschärfte Urteilskraft« erforderlich, »um teils zu unterscheiden, in welchen Fällen sie [die Moralgesetze] ihre Anwendung haben, teils ihnen Eingang in den Willen des Menschen und Nachdruck zur Ausübung zu verschaffen.« (Vgl. *Kant* 1903: AA IV, 389).

phische Ethik – sowohl Quelle und Ziel als auch unverzichtbares Medium einer allgemeinen Kultur ethischer Reflexion.
Die Aufgabe einer Kritik ethischer Kasuistik besteht daher nicht in einer völligen Ablehnung dieser Methode. Sie hat vielmehr deren Bedingungen und Grenzen aufzuweisen. Ich nenne und erläutere hier drei Hauptpunkte der Kritik:

### 9.3.1 Mangel an Kritik der herrschenden Moral

Es gibt keine reinen Fälle. Nicht jedes beliebige Ereignis oder Geschehen ist »ein Fall«. Wer ein Handeln oder Geschehen als Fall eines moralischen Problems beschreibt und beurteilt, tut dies in der Perspektive bestimmter moralischer Normen und unstrittiger Paradigmen der jeweils herrschenden Moral. Beschränkt sich die Ethik auf die Lösung ethischer Probleme in schwierigen Grenz- und Konfliktfällen, so bleiben die selbstverständlich vorausgesetzten Normen und Paradigmen der Kritik entzogen. Es besteht die Gefahr, dass man sich bei der Beurteilung konkreter Fälle von herrschenden Normen und Moralvorstellungen leiten lässt, die unter Umständen moralisch höchst fragwürdig sein können. Wie soll zum Beispiel die ethische Kritik einer ärztlichen oder pflegerischen Praxis möglich sein, in der üblicherweise paternalistisch gehandelt wird? In einer solchen Praxis ist es selbstverständlich, dass ohne vorherige Aufklärung und ohne Zustimmung der Patienten, unter Umständen sogar gegen ihren Widerstand, ärztliche oder pflegerische Maßnahmen durchgeführt werden, die angeblich ihrem Wohl dienen. Eine Gefahr ethischer Kasuistik besteht also in einem Mangel an Kritik der herrschenden Moral. Die Kritik allgemein akzeptierter Normen ist nur möglich durch Rekurs auf übergeordnete Moralprinzipien wie das Prinzip der Autonomie. Der Verzicht auf solche – vermeintlich zu abstrakten und praxisfernen – Prinzipien ist eine falsche Konsequenz aus der richtigen Einsicht (in die Notwendigkeit des Praxisbezugs ethischer Reflexion), die der Wiederbelebung der Kasuistik zugrunde liegt.

### 9.3.2 Ethische vs rechtliche und medizinische Kasuistik

Eine weitere Gefahr ethischer Kasuistik, die ihre eigenen Bedingungen und Grenzen nicht reflektiert, besteht in einer **zu weit gehenden Analogie zu rechtlicher und medizinischer Kasuistik**. Für eine korrekte Beurteilung eines rechtlichen Konflikts wie für die korrekte Diagnose einer Krankheit ist das Urteil eines Richters oder eines Arztes notwendig, der als juristischer oder medizinischer **Experte** die einschlägigen Gesetze bzw. Krankheitsbegriffe kennt und sie anzuwenden versteht. In ethischen Fragen dagegen kommt es auf den einzelnen Menschen als **moralische Person** an, die einen **Fall als moralischen** Fall im Gesamtkontext einer Situation oder Geschichte beurteilt. Sie muss für ihr Urteilen und Handeln persönlich Verantwortung übernehmen, die sie nicht an **Ethikexperten** delegieren kann. Für **ethische** Falldarstellungen und Fallbesprechungen bedeutet das vor allem auch, dass **der Fall** nicht in rein fachspezifischen, etwa juristischen oder medizinischen Kategorien zu beschreiben und zu diskutieren ist. Die moralische Dimension des Falls ist vielmehr nur in allgemein verständlicher Alltagssprache zu erfassen, die ihn im lebenspraktischen Gesamtkontext einer individuellen Situation und Geschichte beschreibt. Was nützt zum Beispiel die Angabe medizinischer Diagnosen und Therapien für die moralische Beurteilung eines Falls, wenn nicht klar wird, worin deren lebenspraktische Bedeutung für den Patienten besteht? Die Sprache der Falldarstellung bestimmt und begrenzt auch die Perspektive, in der der Fall thematisiert wird. Gegenüber einer rein medizinisch-wissenschaftlichen oder rein juristischen Falldarstellung bedarf es auch auf sprachlicher Ebene eines Perspektivenwechsels oder einer Erweiterung der Perspektiven, um die moralisch relevanten Aspekte des Falls in den Blick zu bekommen.[92]

### 9.3.3 Ethische Orientierungslosigkeit

Ohne Bezug auf die moralische Grundorientierung geraten ethische Fallbesprechungen in die Gefahr, das moralische oder ethische Problem des Falls zu verfehlen und sich in diversen medizinischen, technischen, psychologischen, sozialen und sonstigen Umständen, Normen und Details des Falls zu verlieren. Man sieht dann den Wald vor lauter Bäumen nicht mehr. Zwar ist es notwendig, all die nicht moralischen, empirischen Aspekte eines Falls in der ethischen Reflexion zu berücksichtigen. Sie können für das moralische Urteil entscheidend sein. Als **moralisch relevant** sind sie aber nur erkennbar in der **ethischen** Perspektive moralischer Grundorientierung, die wir gewöhnlich, wenn wir moralisch urteilen, so selbstverständlich einnehmen, dass wir uns dessen meist gar nicht bewusst sind. Die **explizite** Klärung dieser Grundorientierung mit Hilfe höchster Prinzipien ist daher ebenso eine unverzichtbare Aufgabe ethi-

---

[92] Vgl. hierzu den Beitrag »Die Bedeutung des Perspektivenwechsels in Falldarstellungen« von *Christine Schulze-Kruschke* und *Fred Salomon* in diesem Band (S. 168).

scher Reflexion wie die Beurteilung konkreter Fälle. Fälle **und** Prinzipien sind die beiden gleichermaßen notwendigen Pole einer Ethik, die als kritische Reflexion der Moral notwendigerweise zugleich **theoretisch** distanziert **und** situationsbezogen erfolgen muss. Dieses Verständnis von Ethik möchte ich jetzt in Grundzügen skizzieren.

## 9.4 Ethik als kritische Reflexion der Moral

### 9.4.1 Praktische Orientierung und Notwendigkeit ethischer Theorie

Wenn ich Ethik als kritische Reflexion der Moral verstehe, so wende ich mich damit gegen eine strikte Trennung von so genannter **theoretischer** und **praktischer** oder **angewandter Ethik**. Die Ethik strebt nicht **zunächst** eine praxisunabhängige, rein **theoretische Begründung** höchster Prinzipien der Moral an, um diese **dann** auf die moralische Praxis **anzuwenden**. Ein solches Bemühen um eine Begründung der Moral **im Ganzen** halte ich für undurchführbar und praktisch unfruchtbar. Sie wäre nur von einem Standpunkt außerhalb der moralischen Praxis möglich, über den wir nicht verfügen. In dieser Hinsicht ist die Kritik kasuistischer Ansätze an der Praxisferne theoretischer Ethik und an der daraus resultierenden »Tyrannei der Prinzipien« völlig berechtigt. Die ethische Reflexion setzt notwendigerweise von vornherein **inmitten** einer entwickelten moralischen Kultur – etwa auch der Kultur der Pflege und Medizin – an und ist damit selbst Teil dieser kulturellen Praxis. Was der Philosoph *Ludwig Wittgenstein* von der Philosophie im Ganzen sagt, das gilt von der Ethik in besonderer Weise: Sie ist **keine Lehre, sondern eine Tätigkeit**. Als solche ist sie **praktisch orientiert**, sofern sie nicht rein theoretische Erkenntnisse um ihrer selbst willen anstrebt, sondern das gute und gelingende menschliche Leben, was schon *Aristoteles* hervorhebt:

»*Wir betrachten die Tugend nicht, um zu wissen, was ist, sondern um tugendhaft zu werden; sonst wäre unsere Arbeit zu nichts nütze.*«[93] (vgl. *Aristoteles*: Nikomachische Ethik: II.2, 1103 b 26 ff).

---

[93] Besonders aufschlussreich sind in ethischer Hinsicht insbesondere fiktive Fallgeschichten aus der Literatur, wo der sprachlichen Darstellungsform für die Vergegenwärtigung konkreter Lebenssituationen eine besondere Bedeutung zukommt. Vgl. hierzu den Beitrag »Geschichten erzählen« von *Helen Kohlen* in diesem Band (S. 175).

Zu eben diesem praktischen Zweck bedarf es aber – aus den im vorigen Abschnitt genannten Gründen – auch eines hohen Maßes an **theoretischer** Distanz gegenüber der herrschenden Praxis. Ethische Theorie ist praktisch notwendig!

### 9.4.2 Unaufhebbare Diskrepanz zwischen Theorie und Praxis

Ethische Reflexion ist in jedem Fall eine mehr oder weniger **theoretische Tätigkeit**, die in eine betrachtende, reflektierende Distanz zur herrschenden Praxis tritt, in der wir handeln, Entscheidungen treffen und unmittelbar mit den moralischen Problemen konfrontiert werden.[94] Wer über das Handeln reflektiert, befindet sich in einer relativ komfortablen Situation, befreit vom unmittelbaren Handlungsdruck und Entscheidungszwang. Das gilt auch für ethische Fallbesprechungen **vor Ort** und erst Recht in Ethikseminaren, Weiterbildungskursen oder in der Ausbildung. Einen Fall zu erzählen und zu besprechen, bedeutet etwas anderes, als ihn wirklich zu erleben; schon durch das Erzählen und Besprechen distanziert man sich. Das geschieht auch dadurch, dass man den **individuellen** Fall in einer **allgemeinen** – z. B. medizinischen, rechtlichen, psychologischen und ethischen – Perspektive betrachtet und bespricht. Nur in einer solchen Perspektive wird ein Geschehen überhaupt zu einem Fall **von etwas**, etwa zum Fall eines **ethischen Problems**. Wir müssen schon einiges an allgemeinen Normen, Prinzipien und Moralvorstellungen voraussetzen, um das tun zu können.

Wer es mit der Ethik wirklich ernst meint, muss sich diese **unaufhebbare Diskrepanz zwischen Theorie und Praxis** eingestehen. Sie besteht vor allem angesichts der in der medizinischen Praxis auftretenden Situationen, in denen existenziell besonders viel auf dem Spiel steht. Worum es hier letztlich geht, die Dramatik der Situation selbst, ist durch keine theoretische Reflexion und auch durch keine ethische Fallbesprechung voll zu erfassen. Diese Dramatik ist nie völlig vorhersehbar, planbar und auch durch noch so viele und noch so konkrete allgemeine Normen und Regeln nie völlig in den Griff zu bekommen. Sie ist nur in der Situation selbst erfahrbar und zu bewältigen, ohne letzte Sicherheiten.

---

[94] »Theoria« heißt dem griechischen Wortsinn nach – ebenso wie lateinisch »contemplatio« – »anschauen, betrachten« und galt in der Antike, bei *Platon* und *Aristoteles*, als höchste Form menschlicher Praxis.

In der Ethik können wir diesem »Eigentlichen« nur gerecht werden, wenn wir uns dessen bewusst bleiben, dass ethische Reflexion immer in Diskrepanz zur Praxis steht, statt zu versuchen, diese Diskrepanz zuzudecken und ungeduldig zum Handeln zu schreiten. Hier müssen falsche Erwartungen an die so genannte »angewandte Ethik« korrigiert werden. Sie ist nicht anwendbar wie eine Technik. Das gilt auch für die Kasuistik. Die Distanz, besser gesagt: das **Distanznehmen** und **Distanzwahren** gegenüber der Praxis ist nicht nur das **Wesen ethischer Reflexion**, es ist vielmehr selbst eine Praxis. Als solche macht es eigentlich das **Wesen des Menschen** als moralische Person aus, seine **Freiheit** und **Autonomie**, ohne die es nicht nur keine Ethik, im Sinne theoretischer Reflexion der Moral, sondern überhaupt keine Moral gäbe.

### 9.4.3 Moralisches Urteilen: Urteilskraft und Autonomie

Moralisch urteilen und handeln bedeutet ja nicht ein blindes, mechanisches Befolgen vorgegebener Regeln.
Zum einen erfordert schon das Anwenden von Regeln **Urteilskraft**. Keine Situation im menschlichen Leben gleicht der anderen. Jeder Einzelne muss daher **selbst** jede einzelne Situation daraufhin **beurteilen**, welche Regel jeweils zu beachten ist und jede Regel im Hinblick auf die **individuelle** Situation immer wieder von Neuem konkret deuten. Ist die Regel hier wirklich einschlägig? Was bedeutet das in diesem Fall? Handelt es sich vielleicht um einen Grenz- oder Ausnahmefall? Sind nicht auch noch andere Dinge zu beachten? All das ergibt sich nicht allein aus der Regel oder aus übergeordneten Regeln der Regelanwendung, sondern erfordert Erfahrung, praktische Übung und individuelles Geschick.[95] Schon in der Praxis müssen wir ein Stück weit Distanz nehmen, um solche Überlegungen anzustellen, erst Recht in ethischen Fallbesprechungen.
Zum anderen besteht **moralische Autonomie** darin, dass wir uns nur an solchen Regeln oder Normen orientieren, die wir auch **für richtig halten**. Schon Kindern werden moralische Normen erklärt, z. B. **warum** man einem Men-

---

[95] Für die Urteilskraft – d. h. die Fähigkeit der **Anwendung** von Regeln – gibt es *Kant* zufolge keine Regeln. Ein Arzt oder Richter könne daher *»viel schöne, pathologische, juristische oder politische Regeln im Kopfe haben [...] und wird dennoch in der Anwendung derselben leicht verstoßen.«* Der Nutzen von »Beispielen« bestehe darin, die Urteilskraft zu schärfen und zu üben, sie seien der *»Gängelwagen der Urteilskraft«*, die genau genommen nicht zu erlernen sei. *»Mangel an Urteilskraft«* sei *»eigentlich das, was man Dummheit nennt, und einem solchen Gebrechen ist gar nicht abzuhelfen.« Kant:* 172 f.

schen in Not helfen sollte, auch ohne selbst einen Vorteil davon zu haben. Solche Normen orientieren gewöhnlich mit großer Selbstverständlichkeit unser moralisches Urteilen, ohne dass wir uns dessen bewusst sind. Sie sind uns gewissermaßen in Fleisch und Blut übergegangen, so dass wir ein schlechtes Gewissen empfinden, wenn wir uns nicht daran halten. Für lange Zeit selbstverständlich akzeptierte Normen können aber auch mit gutem Grund in Frage gestellt und erschüttert werden. So halten wir heute vieles für moralisch falsch, was in früheren Zeiten fraglos als moralisch akzeptabel galt, wie etwa Sklavenhaltung oder Folter. Auch viele der heute allgemein geteilten Üblichkeiten können sich als moralisch fragwürdig erweisen.

So haben wir in den ethischen Fallbesprechungen, die in diesem Buch dokumentiert werden, oft die Erfahrung gemacht, dass konkrete Problemfälle ein Anlass sind, die weithin selbstverständlich akzeptierten Regeln einer bestimmten medizinischen (ärztlichen oder pflegerischen) Praxis der Kritik zu unterziehen. Es geht nicht nur darum, mittels kasuistischer Methodik besonders konfliktreiche und schwierige Fälle unter Rückgriff auf unstrittige Maximen und paradigmatische Fälle zu beurteilen. Auch die **normale**, gelebte Moral bedarf unter Umständen der Kritik.

### 9.4.4 Übergeordneter Maßstab – höchstes Moralprinzip

Indem wir moralisch urteilen, beurteilen wir also nicht bloß und unmittelbar einzelne Handlungen, sondern die das Handeln orientierenden Normen oder Maximen. Das aber ist nicht möglich ohne übergeordnete Gesichtspunkte, ohne einen **übergeordneten Maßstab des moralischen Urteils**, der es uns ermöglicht, unter Umständen zur herrschenden Moral und damit auch zu uns selbst in »theoretische« Distanz zu treten. Dieses In-Distanz-Treten beinhaltet ein **Abstrahieren** von individuellen Interessen und herrschenden Normen einer bestimmten Gruppe, Gemeinschaft oder Kultur, der wir angehören. Es beinhaltet insofern ein **Verallgemeinern** bzw. **Universalisieren**. Höchste Gesichtspunkte (Prinzipien) der Moral zeichnen sich dadurch aus, dass sie nicht nur für mich oder für eine bestimmte Gruppe gelten, auch nicht nur unter bestimmten Bedingungen und in bestimmten Situationen. Sie gelten vielmehr **unbedingt**, d. h. **uneingeschränkt für alle** sowie **universal**, d. h. **für alle Mitglieder der moralischen Gemeinschaft** sowie **immer und überall**, in allen denkbaren Situationen.

Es sind daher nicht nur zwei, sondern drei Ebenen des moralischen Urteils zu unterscheiden:

1. Handlungen,
2. Normen,
3. Prinzipien.

Die Aufgabe ethischer Reflexion und so auch der philosophischen Ethik besteht darin, die höchsten Prinzipien etwa der Würde, der Gerechtigkeit, der Autonomie oder der Fürsorge sowie faktische moralische Orientierungen unseres Handelns kritischer Klärung zu unterziehen. Die Differenz zwischen den jeweils herrschenden Normen und übergeordneten Gesichtspunkten (Prinzipien) ihrer Beurteilung ist dabei immer wieder bewusst zu machen und wach zu halten.

Diese höchsten Gesichtspunkte oder Prinzipien lassen sich als verschiedene Aspekte **eines** höchsten Prinzips der Moral auffassen, etwa in den verschiedenen Formen des von Kant formulierten Kategorischen Imperativs. Die bekannteste Formulierung lautet:

»*Handle nur nach derjenigen Maxime, durch die du zugleich wollen kannst, daß sie ein allgemeines Gesetz werde.*« (Vgl. *Kant* 1903: AA IV, 429).

Die zweite, zumindest ebenso wichtige Formulierung, die die unbedingte Achtung der Würde des Menschen – sowohl der eigenen Würde wie der Würde des anderen – beinhaltet, lautet:

»*Handle so, daß du die Menschheit, sowohl in deiner Person als in der Person eines jeden anderen, jederzeit zugleich als Zweck, niemals bloß als Mittel brauchst.*« (Vgl. *Kant* 1903: AA IV, 429).

## 9.4.5 Sokratische Methode

Die Aufgabe der Ethik besteht *Kant* zufolge nicht darin, dieses höchste Moralprinzip in die Praxis neu einzuführen und uns gewissermaßen von außen vorzuschreiben. Auch die **philosophische Ethik** sollte *Kant* zufolge **sokratisch** verfahren, indem sie die »*gemeine Menschenvernunft [...], ohne sie im mindestens etwas Neues zu lehren, [...] nur, wie Sokrates tat, auf ihr eigenes Prinzip aufmerksam macht*« (vgl. *Kant* 1903: AA IV, 404; vgl. Beitrag *Heubel* in diesem Band S. 145).[96] In der moralischen Praxis fungiert dieses Prinzip nach *Kant* als eine

---

[96] Die Deutung der Kantischen Moralphilosophie und die sich daran orientierende Konzeption philosophischer Ethik, wie ich sie hier vertrete, lehnt zum einen das Bemühen der modernen Ethik um eine (Letzt-)Begründung der Moral im ganzen ab, was nach meinem Verständnis auch *Kant* tat. Zum anderen hält sie aber – in dieser Hinsicht ebenfalls *Kant* folgend – gegenüber kasuistischen und anderen common sense-orientierten Konzeptionen der Ethik wie dem Kohärentismus (z. B.

Art **Kompass** oder **Richtmaß** des Urteilens und Handelns. Auf Grund dessen ist die **gemeine Menschenvernunft** oder, wie wir heute sagen, der Common Sense nicht nur zu dumpfen moralischen Intuitionen und unreflektierten Urteilen fähig, wie oft behauptet wird, sondern zu einem höchst subtilen und reflektierten »*Räsonnieren*«, wie das dem Beitrag von *Friedrich Heubel* in diesem Band vorangestellte Zitat von *Kant*[97] deutlich macht.

Dieses Räsonnieren gerät allerdings immer wieder in Gefahr, das Sollen dem Sein, unbedingte moralische Forderungen der empirischen Realität anzupassen, statt diese Realität der moralischen Kritik zu unterziehen. Das Bewusstsein dieser Gefahr ist wohl das Hauptmotiv sowohl der Kritik *Pascals* an der Kasuistik (s. o.) als auch der Kritik *Kants* an einer Moralphilosophie, die sich nicht auf Prinzipien, sondern auf **faktische** moralische Erfahrungen und Normen gründet. Kasuistische Methoden und ethische Fallbesprechungen unterliegen permanent dieser Gefahr und bedürfen daher der beständigen theoretischen Reflexion auf grundlegende Moralprinzipien. Es besteht somit eine **praktische Notwendigkeit ethischer Theorie** im Sinne einer beständig zu praktizierenden und niemals abschließbaren Tätigkeit kritischer Reflexion der Moral. Zu fordern ist allerdings, dass die ethische Reflexion – auch auf »höchster« theoretischer Ebene – den **Bezug zur Praxis** nie aus dem Auge verliert.

## 9.5 Drei Formen des Situationsbezuges

Im Hinblick auf die Praxis ethischer Fallbesprechungen in der Medizin- und Pflegeethik möchte ich abschließend drei Formen oder Stufen des Situationsbezugs ethischer Reflexion unterscheiden. Diesen drei Formen des Situationsbezugs entsprechen die drei bisher unterschiedenen Ebenen erstens des Handelns in besonderen Konflikt- oder Grenzsituationen, zweitens der herrschenden Moralnormen in der »normalen«, oft kritikbedürftigen Realität und drit-

---

*Rawls, Beauchamp, Childress, Quante, Nida-Rümelin*) an der universalen und unbedingten Geltung **eines** höchsten Moralprinzips fest. Dieses Moralprinzip steht nach meinem Verständnis nicht für ein **Verfahren** der moralischen Entscheidungsfindung und Problemlösung, sondern für **die moralische Grundorientierung**, aus der heraus wir moralisch handeln und urteilen. Einzelne »Prinzipien« wie Gerechtigkeit, Autonomie, Fürsorge usw. stehen für einzelne Gesichtspunkte dieser Grundorientierung. Diese Grundorientierung gibt es nicht einfach, sie hat sich geschichtlich entwickelt, woran die theologische und philosophische Ethik durch kritische Klärung und theoretische Reflexion maßgeblich mitgewirkt haben.

[97] S. 145 in diesem Buch.

tens der höchsten Moralprinzipien, die einer Verankerung in paradigmatischen Situationen oder Geschichten bedürfen.

### 9.5.1 Grenzsituationen

Ethische Problemfälle wie »*Debbie's case*«, die medizinethische Debatten in Gang gebracht haben und weithin prägen, aber auch typische ethische Problemfälle der Pflegepraxis lassen sich in mehrfacher Hinsicht als **Grenzsituationen** beschreiben. Das sind zum einen im Sinne von *Jonsen* und *Toulmin* Grenzfälle des moralischen Urteils, in denen die Anwendung moralischer Maximen unklar oder von Konflikten zwischen verschiedenen Maximen geprägt ist. Um Grenzsituationen handelt es sich zum anderen aber auch, sofern man es mit Situationen des Leidens und Sterbens zu tun hat, also mit existenziellen Situationen, in denen die Bedeutung ethischer und anthropologischer Grundbegriffe – wie Person, Menschenwürde, Autonomie, Leben und Tod, Krankheit usw. – unscharf und klärungsbedürftig ist. Ein Beispiel hierfür ist die Situation hirntoter Menschen, die erst auf Grund des medizinischen Fortschritts entstanden und daher völlig neuartig ist. Solche Situationen haben unsere Begriffe von Leben, Sterben und Tod völlig durcheinander gebracht und alle Beteiligten in ihrem moralischen Urteil über den richtigen Umgang mit hirntoten Menschen verunsichert.

### 9.5.2 Normalsituationen

Ethische Probleme ärztlichen oder pflegerischen Handelns in Grenzsituationen sind oft – wie es die in diesem Band dokumentierten Fallbesprechungen deutlich machen – ein Anlass, sich auf **Normalsituationen** des medizinischen Alltags zu besinnen, etwa auf den **normalen** Umgang mit **normal** bewusstlosen oder **normal** toten Menschen (Leichen) im Krankenhaus. Das kann geschehen, um in Grenzsituationen gemäß kasuistischer Methode durch Vergleich und Analogie Klarheit zu gewinnen. Wie die in diesem Beitrag durchgeführte Kritik ethischer Kasuistik deutlich gemacht hat, kann aber die Normalität des moralischen Urteilens und Handelns nicht das letzte Wort haben. Das »normale« Verhalten im pflegerischen und medizinischen Alltag – wie etwa auch der »normale« Umgang mit Sterbenden und Verstorbenen im Krankenhaus – kann unter Umständen höchst fragwürdig sein. Normalsituationen sind also keineswegs so problemlos und in Ordnung, wie diese vor allem kasuistisch orientierte Medizinethiker unterstellen. **Normal**situationen sind nicht gleichzusetzen mit **paradigmatischen** (normativ vorbildlichen oder mustergültigen) Situationen. Das **Normale** ist eben nicht immer auch das **Richtige**. Viele Praktiken und Maximen der Alltagspraxis mögen **faktisch** ziemlich unstrittig sein und können sich bei näherer kritischer Betrachtung doch als ziemlich kritikbedürftig erweisen.

In *»Debbie's case«* könnte es sein, dass es dort in der Klinik allgemein üblich ist und auch bejaht wird, dass medizinische Hilfe in erster Linie die Wünsche von Patienten zu erfüllen hat, ohne diese Wünsche groß zu hinterfragen. Es mag auch als Normalität hingenommen werden, dass ein medizinischer Betrieb notgedrungen so rationell und effizient zu führen ist, dass für Gespräche mit dem Patienten, persönliche Zuwendung sowie eine interprofessionelle Kommunikation und Kooperation, die über organisationstechnische Fragen hinausreichen würde, kein Raum ist. Durch eine kritische Analyse von Grenzfällen können also fragwürdige Seiten der normalen Alltagspraxis in den Blick kommen.

### 9.5.3 Paradigmatische Situationen

Diese Kritik, so wurde bereits deutlich, ist nur möglich unter Rekurs auf übergeordnete – universal und unbedingt gültige – Gesichtspunkte der Moral. Moralische Probleme in Grenzsituationen wie in Normalsituationen sind daher ein praktischer Anlass zur kritischen Klärung grundlegender Moralprinzipien. So sehr diese Reflexion notwendigerweise **theoretisch** ist, so sehr muss auch sie auf **paradigmatische Situationen** der moralischen Praxis Bezug nehmen, um die praktische Bedeutung ethischer Grundbegriffe aufzuweisen. Diese Begriffe würden andernfalls rein abstrakte, leere Floskeln sein.

Paradigmatische Situationen sind relativ leicht überschaubare Situationen oder Geschichten, die **mustergültig** und **beispielhaft** sind für die praktische Anwendung moralischer Prinzipien auf konkrete Lebenssituationen. Sie beschreiben also nicht nur das faktische Verhalten von Menschen, sondern sind selbst von vornherein **normativ**. Solche Situationen sind zwar relativ stabil. Sie liegen aber nicht ein für allemal fest, sondern sind das Ergebnis eines langen historischen Prozesses ethischer Reflexion, woran Religion bzw. Theologie und Philosophie sowie Kunst und Literatur maßgeblichen Anteil haben. Auch die auf den ersten Blick sehr abstrakt-theoretische Ethik von *Kant* enthält eine Reihe solcher Beispiele. In gewissermaßen negativer Hinsicht normativ können auch paradigmatische Situationen der **Verletzung** moralischer Normen sein, etwa klare Fälle der Missachtung der Menschenwürde, die die Bedeutung solcher Begriffe häufig sehr viel klarer machen als »positive« Beispiele.

Gerade die typischen Probleme und Grenzsituationen der Medizinethik machen zudem deutlich, dass die ethische Reflexion moralischer Grundbegriffe einhergehen muss mit einer **anthropologischen Reflexion der Moral**, d. h. mit einer Reflexion auf Grundbedingungen des Menschseins wie Endlichkeit, Sterblichkeit und Verletzlichkeit.[98]

Ein für die Medizin und Pflege besonders einschlägiges Beispiel einer in allen genannten Hinsichten paradigmatischen Situation ist das biblische **Gleichnis vom barmherzigen Samariter**, das in der Geschichte der theologischen und philosophischen Ethik immer wieder einen gemeinsamen Bezugspunkt ethischer Reflexion darstellt.[99] Auf die Frage eines Rabbiners »*Was soll ich tun, um das ewige Leben zu erlangen?*« – als ethische Grundfrage formuliert: »*Was soll ich tun, um richtig zu leben?*« – antwortet *Jesus* zunächst mit dem Hinweis auf das dem Rabbiner aus dem Alten Testament vertraute Gebot der Nächstenliebe: »*Du sollst Gott den Herrn, deinen Gott, lieben von ganzem Herzen, von ganzer Seele, von allen Kräften und von ganzem Gemüt, und deinen Nächsten wie dich selbst.*«

Auf die darauf folgende theoretische Frage des Rabbiners »*Wer ist mein Nächster?*«, auf die Frage nach der richtigen Anwendung des Gebotes also, antwortet *Jesus* nicht mit einer abstrakten Definition oder Regel, sondern mit einer Geschichte.

»*Es war ein Mensch, der ging von Jerusalem hinab nach Jericho und fiel unter die Räuber; die zogen ihn aus und schlugen ihn und machten sich davon und ließen ihn halbtot liegen.*

*Es traf sich aber, dass ein Priester dieselbe Straße hinabzog; und als er ihn sah, ging er vorüber. Desgleichen auch ein Levit: Als er zu der Stelle kam und ihn sah, ging er vorüber. Ein Samariter aber, der auf der Reise war, kam dahin; und als er ihn sah, jammerte er ihn; und er ging zu ihm, goss Öl und Wein auf seine Wunden und verband sie ihm, hob ihn auf sein Tier und brachte ihn in eine Herberge und pflegte ihn. Am nächsten Tage zog er zwei Silbergroschen heraus, gab sie dem Wirt und sprach:*

---

[98] Diese Einsicht setzt sich in der gegenwärtigen Ethik erst langsam durch und ist ein Anlass zu einem engen, aber lange Zeit vernachlässigten Zusammenwirken der Ethik mit philosophischer Phänomenologie und Anthropologie (Vgl. *Rentsch* 1990).

[99] Die folgenden Zitate der Geschichte in Lukas 10, 25–37, folgen der 1984 revidierten Fassung der von *Martin Luther* übersetzten Bibel.

*Pflege ihn; und wenn du mehr ausgibst, will ich dir's bezahlen, wenn ich wiederkomme.«*

Auf die Frage Jesu: »*Wer von diesen dreien, meinst du, ist der Nächste gewesen dem, der unter die Räuber fiel?*« antwortet der Rabbiner: »*Der die Barmherzigkeit an ihm tat.*« Durch die sich daran anschließende Aufforderung Jesu am Ende der Geschichte: »*So gehe hin und tu* **desgleichen**!« gewinnt diese Geschichte paradigmatische Bedeutung. Das heißt nicht, dass man nun in jeder neuen Situation **genau dasselbe** zu tun hätte, denn keine Situation gleicht der anderen. Die Aufforderung kann also nur in dem Sinne gemeint sein, dass dieses Paradigma oder Modell mit jeder neuen Situation zu vergleichen und mittels der Urteilskraft im Hinblick auf deren besondere Umstände neu zu deuten ist.

Indem diese Geschichte alle wesentlichen ethischen Aspekte pflegerischer oder medizinischer Tätigkeit enthält und damit eine ganze Kultur der **Nächstenliebe** begründet hat, handelt es sich auch um ein Paradebeispiel für die langfristige praktische Wirksamkeit scheinbar so praxisferner Disziplinen wie Religion bzw. Theologie und Philosophie. Die konkreten Formen der Deutung und Praxis christlicher Nächstenliebe haben sich aber auch immer wieder als fragwürdig und kritikbedürftig erwiesen. Das gilt in der Gegenwart insbesondere für eine moderne mechanistisch verfahrende Medizin, die Krankheit und Schmerz auf eine medizinisch-technisch behebbare Störung reduziert, ohne die ethischen und anthropologischen Dimensionen von Krankheit und Schmerz als existenzielles und personales menschliches Leiden zu berücksichtigen. Nicht weniger problematisch sind paternalistische Deutungen des Ideals der Nächstenliebe im ärztlichen und pflegerischen Handeln, das die Autonomie des Kranken missachtet, oder die Auffassung der Pflege, in der sich die Tradition christlicher Nächstenliebe mit der Weiblichkeitsideologie des 19. Jahrhunderts verbindet, indem die Pflege als eine spezifisch weibliche Tätigkeit der Selbstaufopferung für den Kranken und des Gehorsams gegenüber dem Arzt verstanden und praktiziert wird. (Vgl. *Bischoff* 1984).

Diese Deutungen des Nächstenliebe-Ideals in der **normalen** ärztlichen und pflegerischen Praxis sind nicht nur ein Anlass zur Kritik durch ethische Reflexion auf übergeordnete Prinzipien der Moral. Es ist vielmehr zugleich notwendig, den ursprünglichen Sinn paradigmatischer Ursprungsgeschichten der Moral kritisch zu klären, durch die diese Prinzipien ihren »*Sitz im Leben*« gewinnen, wie es im Gleichnis vom barmherzigen Samariter geschieht. Eine solche kritische Rückbesinnung kann und muss die elementaren ethischen und anthropologischen Gesichtspunkte (Prinzipien) dieser Geschichte im Hinblick auf unsere moderne Situation von neuem reflektieren und deuten, wodurch eine Kritik bisheriger Traditionen der Medizin und Pflege möglich wird.[100] Auch die ethisch-philosophische Reflexion kann und sollte in dieser Weise fall- und praxisbezogen erfolgen. Paradigmatische Situationen sind im Kontext ethisch-philosophischer Reflexion ebenfalls ein möglicher Gegenstand von Fallbesprechungen.[101]

---

[100] In meinem Beitrag zu einer Tagung unserer Arbeitsgruppe habe ich deutlich gemacht, wie die philosophische Reflexion des Gleichnisses vom barmherzigen Samariter fruchtbar sein kann für ein Verständnis der Fürsorge **ohne** Paternalismus und **ohne** Selbstaufopferung (Vgl. *Rehbock* 2002; *Theißen* 1990).

[101] Welche konkrete Form solche Fallbesprechungen vielleicht auch im Ethikunterricht möglicherweise annehmen könnten, haben wir in unserer Arbeitsgruppe noch nicht erprobt. Es handelt sich also vorerst nur um eine Idee.

# Literatur zum Theorieteil

Ahlzen, R.: The doctor and the literary text – potentials and pitfalls. In: Medicine, Health Care and Philosophy, 5/2002: 147–155. Kluwer Academic Publishers 2002.
Apel, K.-O., Böhler D., Kaddelbach G. (Hrsg.): Funk-Kolleg Praktische Philosophie/Ethik: Dialoge 2, Beltz, Frankfurt 1984.
Apel, K.-O.: Diskurs und Verantwortung. 3. Auflg., Suhrkamp, Frankfurt 1997.
Apel, K.-O.: Sprachpragmatik und Philosophie, Suhrkamp, Frankfurt 1976.
Arbeitsgruppe »Pflege und Ethik« in der Akademie für Ethik in der Medizin (Hrsg.): Ethik-Theorie im Pflegeunterricht, Göttingen, zu beziehen über die Akademie für Ethik in der Medizin, Göttingen 2002.
v. d. Arend, A.: Gastmans, C: Ethik für Pflegende. Huber, Bern 1996.
Arndt, M.: Ethik denken – Maßstäbe zum Handeln in der Pflege. Thieme, Stuttgart 1996.
Bayertz, K. (Hrsg.): Moralischer Konsens. Suhrkamp, Frankfurt 1996.
Birnbacher, D.: The Socratic method in teaching medical ethics: Potentials and limitations. Medicine, Health Care and Philosophy, Vol. 2 No. 3/1999: 219–224.
Bischoff, C.: Frauen in der Krankenpflege. Zur Entwicklung von Frauenrolle und Frauenberufstätigkeit im 19. und 20.Jahrhundert. Campus, Frankfurt, New York 1984.
Bürmann, I.: Überwindung des Dualismus von Person und Sache. Klinkhardt, Bad Heilbrunn 1997.
Conradi, E.: Take Care. Grundlagen einer Ethik der Achtsamkeit. Campus, Frankfurt/M., New York 2001.
Darmann, I.: Anforderungen der Pflegeberufswirklichkeit an die kommunikative Kompetenz von Pflegekräften. In: Pflege 13/2000: 219–225.
Deutsche Gesellschaft für Supervision e. V. (DGSv): Berufsbild Supervisor/in. Köln 2003.
Deutsche Gesellschaft für Supervision e. V. (DGSv): Supervision – professionelle Beratung zur Qualitätssicherung am Arbeitsplatz. Köln1996.
Düwell, M., Steigleder, K. (Hrsg.): Bioethik. Eine Einführung. Suhrkamp, Frankfurt 2003.
Feldhaus, St.: Ethische Entscheidungsverfahren. In: Korff 1999: 309–322.

Fletcher, J. C.: Situation Ethics, Philadelphia 1966 (dt. Moral ohne Normen? Mohn, Gütersloh 1967.
Früchtl, J.: Ästhetische Erfahrung und moralisches Urteil. Suhrkamp, Frankfurt a. M. 1996.
Fry, S. T.: Ethik in der Pflegepraxis. Deutscher Berufsverband für Krankenpflege. Eschborn, 1994.
Giese, C.: Die Patientenautonomie zwischen Paternalismus und Wirtschaftlichkeit: Das Modell des »Informed Consent« in der Diskussion. LIT, Münster 2002.
Giese, C., Bauer, P., Hermann, N., Heusinger, C., Linseisen, E., Nitzl, R., Ziegler, H.: Praxisreflexion – Ethische Problemsituationen im Pflegemanagement. In: Pflegeimpuls 12/2002: 272–277.
Giese, C., Meissner, G., Wolf, E.: Praxisreflexion: Selbstlähmung statt Personalführung – Ein Fall sexueller Belästigung am Arbeitsplatz. In: Pflegeimpuls 10/2003: 218–222.
Gordijn, B.: Ethische Diskussionen im Team. In: Die Schwester/Der Pfleger 39/2000: 114–117.
Großklaus-Seidel, M.: Ethik im Pflegealltag. Wie Pflegende ihr Handeln reflektieren und begründen können. Kohlhammer, Stuttgart 2002.
Haas, L.: Für kranke Menschen sorgen. Die Bedeutung der »Cura« für ethisches Handeln im Gesundheitswesen. LIT, Münster 2000.
Habermas, J.: Was heißt Universalpragmatik? In: Apel 1976: 174–272.
Haker, H.: Feministische Bioethik. In: Düwell, M., Steigleder, K. (Hrsg.): Bioethik. Eine Einführung. Suhrkamp, Frankfurt 2003: 168–183.
Haker, H.: Narrative und moralische Identität. In: Mieth, D. (Hrsg.): Erzählen und Moral. Narrativität im Spannungsfeld von Ethik und Ästhetik. Attempto, Tübingen 2000: 37–65.
Heiner, St., Gruber, E. (Hrsg.): Bildstörungen. Kranke und Behinderte im Spielfilm. Mabuse, Frankfurt 2003.
Heubel, F.: Kolloquium »Ethik in der Medizin«. Medizinethischer Unterricht am Marburger Fachbereich Medizin. Ethik in der Medizin, 6/1994: 88–92.
Höffe, O.: Lexikon der Ethik. 3. Aufl., Beck, München 1986: 54 f.
Hofmann, I.: Aufgaben einer Pflegeethik und – als Beispiel – Wahrhaftigkeit im Umgang mit kranken/sterbenden Menschen. Humanitas, Dortmund 1996.
Hofmann, I.: Ist immer Ethik drin, wo Ethik draufsteht? Typische Probleme in der Vermittlung von Ethik. In: Pflegemagazin 6/2000: 21–25.
Igersky, S., Schmacke, N.: Und wo bleiben die Patienten …? Eine Analyse von Arzt- und Krankenhausserien im deutschen Fernsehen. In: Jazbinsek, D.

(Hrsg.): Gesundheitskommunikation. Westdeutscher, Wiesbaden 2000: 129–147.

Illhardt, F.-J.: Entscheidungsfindung. In: Kahlke, W./Reiter-Theil, S.: Ethik in der Medizin. Enke, Stuttgart 1995: 111–119.

Jonsen, A. R.: Casuistry as Methodology in Clinical Ethics. In: Theoretical Medicine 12/1991: 295–307.

Jonsen, A. R., Toulmin, S.: The Abuse of Casuistry. A History of Moral Reasoning. University of California Press, Berkeley, Los Angeles 1988.

Kant, I.: Grundlegung zur Metaphysik der Sitten. In: Kants Gesammelte Schriften, hg. von der Kgl. Preußischen Akademie der Wissenschaften. Erste Abteilung (Werke). Band IV. Georg Reimer Berlin 1903 (zit. als AA IV, die Seitenzählung dieser Ausgabe ist in fast allen Ausgaben der Kantischen Werke zu finden).

Kant, I.: Kritik der praktischen Vernunft. 1788. In: Weischedel, W. Immanuel Kant Werke in sechs Bänden. Insel, Wiesbaden, Bd IV, 1956: 289–291.

Kersting, K.: Berufsbildung zwischen Anspruch und Wirklichkeit. Eine Studie zur moralischen Desensibilisierung. Huber, Bern 2002.

Kessler, H.: Die philosophische Diskursethik und das Ulmer Modell der Ethikseminare. In: Ethik Med 15/4, 2003: 258–267.

Klafki, W.: Neue Studien zur Bildungstheorie und Didaktik. Beltz, Weinheim, Basel 1996.

Korff, W. u. a. (Hrsg.): Handbuch der Wirtschaftsethik Band 1. Gütersloher Verlagshaus Gütersloh 1999.

Kübler-Ross, E.: On Death and Dying. 3. Aufl. Routledge, London/New York 1991.

Kübler-Ross, E.: Verstehen, was Sterbende sagen wollen. Einführung in ihre symbolische Sprache. Stuttgart 1983.

Kundera, M.: Die Kunst des Romans. Fischer, Frankfurt 1996.

Lesch, W.: Narrative Ansätze der Bioethik. In: Düwell, M., Steigleder, K. (Hrsg.): Bioethik. Eine Einführung. Suhrkamp, Frankfurt/M. 2003: 184–199.

Lessing, D.: Das Tagebuch der Jane Somers. Originalausgabe (1983): The diary of a Good Neighbour, London: Michael Joseph Ltd. Btb, Stuttgart 1997.

Lindau, S., Salomon F.: Ethik im ärztlichen Alltag: Konfrontation mit einem realen Fall. Dtsch. Ärztebl. 99, 6/2002: B 280–281.

Loewy, E. H.: Wie trifft man sittliche Entscheidungen? Eine Methodik. In: Ders.: Ethische Fragen in der Medizin. Springer, Wien, New York 1995: 37–50.

Maio, G.: Zur fernsehmedialen Konstruktion von Bioethik. In: Ethik in der Medizin, 3/2000: 122–138.

Mieth, D.: Identität – wie wird sie erzählt? In: Mieth, D. (Hrsg.): Erzählen und Moral. Narrativität im Spannungsfeld von Ethik und Ästhetik, Attempto, Tübingen 2000: 67–82.

Moreno, J.: Konsens durch Kommissionen: Philosophische und soziale Aspekte von Ethikkommissionen. In: Bayertz 1996: 179–202.

Nelson, H. L. (Hrsg.): Stories and their Limits. Narrative Approaches to Bioethics. Routledges, New York, London 1997.

Nietzsche, F.: Zur Genealogie der Moral. In: Colli, G., Montinari, M. (Hrsg.): Kritische Studienausgabe. Bd.5. DTV, de Gruyter, München 1999.

Nordmann, I.: Pflege und Ethik – eine tägliche Herausforderung. In: intensiv 6/1998: 214–216.

Nüchtern, M.: Schritte verantworteter Urteilsbildung. In: Amelung, E. (Hrsg.) Ethisches Denken in der Medizin. Springer, Berlin u. a. 1994: 94–101.

Nussbaum, C. M.: Poetic Justice. The literary Imagination and Public Life. Beacon Press, Boston 1995.

Oelke, U.: Schlüsselqualifikationen als Bildungsziele für Pflegende. In: Pflege-Pädagogik 2/1998: 42–46.

Oelke, U., Scheller, I., Ruwe, G.: Tabuthemen als Gegenstand szenischen Lernens in der Pflege. Theorie und Praxis eines neuen pflegedidaktischen Ansatzes. Huber, Bern 2000.

Prütz, F., Herbst, A.: Ethik im Studium der Humanmedizin. Modell Marburg? – Das Kolloquium »Ethik in der Medizin«. In: Frewer, A. (Hg): Ethik im Studium der Humanmedizin. Lehrsituation und Reformperspektive an deutschen Universitäten. Teil II. Verlag Palm und Enke, Erlangen und Jena, 1994: 33–39.

Rabe, M.: Von selbstloser Aufopferung zur Berufsethik: Wertorientierungen der Krankenpflege in ihrer historischen Entwicklung und in ihren Ethik-Kodizes. In: von Engelhardt, D., von Loewenich, V. (Hrsg.): Die Heilberufe auf der Suche nach ihrer Identität. LIT, Münster 2001: 117–127.

Rappe-Giesecke, K.: Supervision. Gruppen- und Teamsupervision in Theorie und Praxis. Springer, Berlin u. a. 1994.

Rehbock, Th.: Braucht die Pflege eine eigene Ethik? Pflege, 13/2000: 280–289.

Rehbock, Th.: Fürsorge: verstaubter Begriff oder zeitgemäßes Prinzip? In: Arbeitsgruppe »Pflege und Ethik« (Hrsg.): Ethik-Theorie im Pflegeunterricht. Göttingen 2002: 15–24.

Rentsch, Th.: Die Konstitution der Moralität. Transzendentale Anthropologie und praktische Philosophie. Suhrkamp, Frankfurt/M. 1990, ²1999.

Rohbeck, J.: Philosophieunterricht als Problem der Vermittlung. In: Rehfus, W., Becker, H. (Hrsg.): Handbuch des Philosophie-Unterrichts: Schwann, Düsseldorf 1986.

Schmidt, K. W.: Herr Doktor, sagen Sie mir die Wahrheit! In: Ethik in der Medizin, 3/2000: 139–153.

Schmidt, K.: Sieben Schritte der ethischen Entscheidungsfindung. 1997.

Sexl, M.: Pflege zwischen Kunst und Wissenschaft – Berufserfahrung und Probleme ihrer sprachlichen Formulierung in der Pflege. In: Pflege, 14/2001: 85–91.

Simon, A.: Klinische Ethikberatung in Deutschland. Humanitas, Dortmund 2000.

Sponholz, G., Baitsch, H.: Über einige Lehr-Lern-Erfahrungen an der Universität Ulm zur Ethik in der Medizin. In: Bauer, A. (Hrsg.): Medizinische Ethik am Beginn des 21. Jahrhunderts. Johann Ambrosius, Heidelberg, Leipzig 1998: 190–198.

Steigleder, K.: Kasuistische Ansätze in der Ethik. In: Düwell, M., Steigleder, K. (Hrsg.): Bioethik. Eine Einführung. Suhrkamp, Frankfurt/M. 2003: 152–167.

Theißen, G.: Die Bibel diakonisch lesen: Die Legitimitätskrise des Helfens und der barmherzige Samariter. In: Schäfer, G., Strohm, Th. (Hrsg.): Diakonie. Biblische Grundlagen und Orientierungen. Heidelberg 1990: 376–401.

Tschudin, V.: Ethik in der Krankenpflege. Recom, Baunatal 1988.

# Ergänzende Literatur:

Hofmann I.: Schwierigkeiten im interprofessionellen Dialog zwischen ärztlichem und pflegerischem Kollegium. In: Pflege 14/2001: 207–213.
Körtner, U.: Grundkurs Pflegeethik. Facultas UTB, Wien 2004.
Lay R.: Ethik in der Pflege. Schlütersche, Hannover 2004.
Olbrich Ch.: Pflegekompetenz. Huber, Bern u. a. 1999.
Panke-Kochinke, B.: Fachdidaktik Berufskunde Pflege. Huber, Bern 2000.
Piechotta, G.: Weiblich oder kompetent? Der Pflegeberuf im Spannungsfeld von Geschlecht, Bildung und gesellschaftlicher Anerkennung, Huber, Bern 2000.
Pieper, A.: Einführung in die Ethik, Francke, Tübingen, Basel 1994.
Rabe, M.: Therapiebegrenzung und Sterbehilfe bei nicht einwilligungsfähigen Patienten. Ein Beitrag aus pflegerischer Perspektive. In: Frewer, Andreas, Winau, Rolf (eds): Ethische Kontroversen am Ende des menschlichen Lebens. Palm und Enke, Erlangen und Jena, 2002: 113–131.
Ringel D.: Ekel in der Pflege – eine »gewaltige« Emotion. Mabuse, Frankfurt 2000.
Stemmer R.: Grenzkonflikte in der Pflege. Patientenorientierung zwischen Umsetzungs- und Legitimationsschwierigkeiten. Mabuse, Frankfurt 2001.
Taubert, J.: Pflege auf dem Weg zu einem neuen Selbstverständnis: berufliche Entwicklung zwischen Diakonie und Patientenorientierung, Mabuse, Frankfurt 1994.
Weinhold C.: Kommunikation zwischen Patienten und Pflegepersonal. Huber, Bern u. a. 1997.
Wiesemann, C. et al. (Hrsg.): Pflege und Ethik. Leitfaden für Wissenschaft und Praxis. Kohlhammer, Stuttgart 2003.

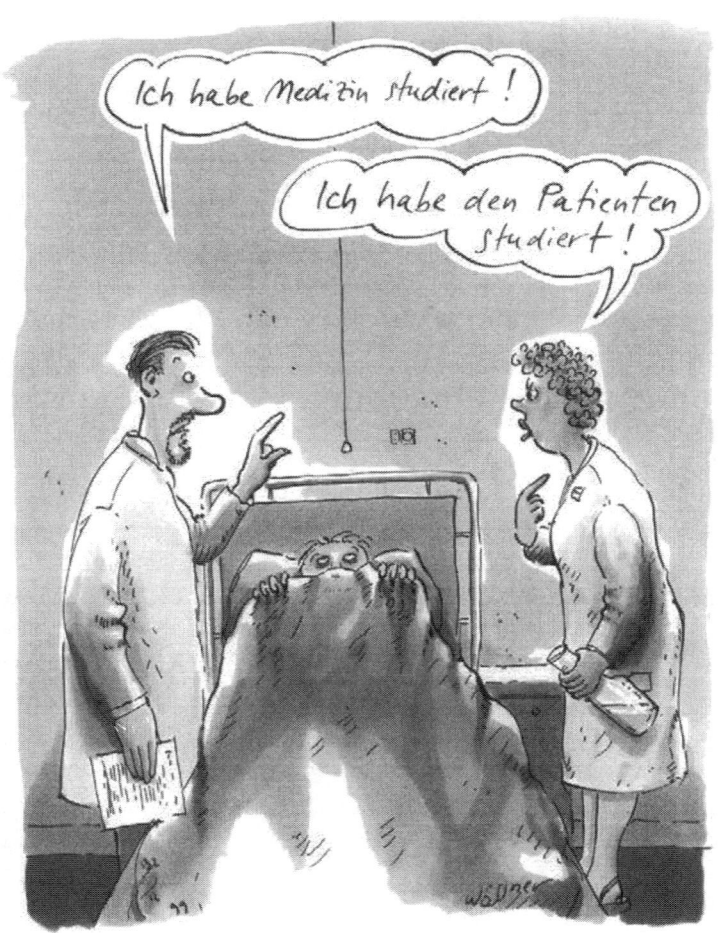

Karikatur: Freimut Wössner

# Mitglieder der Arbeitsgruppe Pflege und Ethik der Akademie für Ethik in der Medizin

**Giese, Constanze,** geb. 1966, Prof. Dr. theol., Krankenschwester, Professorin für Ethik und Anthropologie im Studiengang Pflegemanagement an der Katholischen Stiftungsfachhochschule München. Arbeitsschwerpunkte: Ethik in der Pflege und Informed Consent. Mitglied der Arbeitsgruppe Pflege und Ethik seit 1999.

**Häse, Christel,** geb. 1963, M.A. Studium der Philosophie und Soziologie, Krankenschwester. Arbeitet als Krankenschwester im ambulanten Pflegedienst. Mitglied der Arbeitsgruppe Pflege und Ethik seit 2001.

**Heubel, Friedrich,** geb. 1933, Dr. med., Facharzt für Neurologie und Psychiatrie, Privatdozent für Medizinethik. Früher Leiter der Ethikkommission des Fachbereichs Humanmedizin der Philipps-Universität Marburg, Datenschutzbeauftragter des Klinikums. Veröffentlichungen zur Pharmakologie des Fremdstoffmetabolismus sowie zum ärztlichen Handeln und zur Struktur des Gesundheitswesens auf Kantischer Basis. Mitglied der Akademie für Ethik in der Medizin seit 1992.

**Hildebrandt-Wiemann, Hella,** geb. 1960, Krankenschwester, Pflegepädagogin. Dozentin am Fachseminar für Altenpflege in Bielefeld-Bethel mit dem Unterrichtsschwerpunkt Ethik in der Pflege. Mitglied der Arbeitsgruppe Pflege und Ethik seit 2002.

**Hofmann, Irmgard,** geb. 1959, M.A. (phil.), Studium der Philosophie, Theologie und Management in Gesundheits- und Sozialeinrichtungen, Krankenschwester, Supervisorin (DGSv-anerkannt). Freiberufliche Pflegeethikerin und Supervisorin und Mitarbeiterin eines Heimintensivpflegedienstes. Diverse Publikationen zu pflegeethischen Themen. Arbeitet an einer Dissertation zum Thema: »Absetzen der PEG-Ernährung? – Ein Dilemma der Pflege«. Mitglied der Arbeitsgruppe Pflege und Ethik seit 1995.

**Kohlen, Helen,** geb. 1963, Krankenschwester, Studium: Gesundheitswissenschaften, Anglistik und Sozialwissenschaften. Studienrätin an berufsbildenden Schulen und Dozentin in der Aus-, Fort- und Weiterbildung mit dem Schwerpunkt Pflege und Ethik. Promoviert zum Thema »Klinische Ethikberatung und Partizipation«. Mitglied der Arbeitsgruppe Pflege und Ethik seit 1995.

**Krupp, Ulrike,** geb. 1960, Diplom Religionspädagogin, Krankenhausseelsorgerin am Klinikum Braunschweig. Dozentin in der Aus-, Fort- und Weiterbildung von Pflegenden mit dem Schwerpunkt Pflege und Ethik sowie in der Ausbildung von Studierenden im PJ zu medizinethischen Fragestellungen. Vorstandsmitglied im medizinethischen Arbeitskreis am Klinikum Braunschweig. Mitglied der Arbeitsgruppe Pflege und Ethik seit 1999.

**Nordmann, Ingo,** geb. 1959, Fachkrankenpfleger für mittleres Management und Stationsleitung am Klinikum Göttingen. Arbeitsschwerpunkte: Therapiebegrenzung und -verzicht, Sterbehilfe und Sprache in der Pflege. Publikationen zu Therapiebegrenzung und -verzicht, wissenschaftlicher Koordination des 2. Göttinger Kongresses Pflege und Ethik 2001. Mitglied der Arbeitsgruppe Pflege und Ethik seit 1995.

**Rabe, Marianne,** geb. 1954, Ausbildung zur Krankenschwester und praktische Tätigkeit in den Gebieten Innere Medizin und Psychiatrie (Berlin) sowie Gynäkologie (Leiden, Niederlande). Lehrkraft für Pflege und seit 1990 Leiterin der Krankenpflegeschule des Universitätsklinikums Benjamin Franklin in Berlin. Publikationen zu pflegeethischen Themen. Weiterbildungsstudiengang für Lehrkräfte im Gesundheitswesen der Universität Osnabrück und zur Zeit Arbeit an einer Dissertation zur Didaktik der Ethik in der Pflege. Mitglied der Arbeitsgruppe Pflege und Ethik seit 1995.

**Rehbock, Theda,** geb. 1957, Dr. phil. habil., Privatdozentin für Philosophie und wissenschaftliche Mitarbeiterin am Institut für Philosophie an der Technischen Universität Dresden. Arbeitsschwerpunkte: Philosophische Ethik, Grundbegriffe und Probleme der angewandten Ethik (vor allem Medizin- und Pflegeethik), Phänomenologie, philosophische Anthropologie. Mitglied der Arbeitsgruppe Pflege und Ethik seit 1996.

**Salomon, Fred,** geb. 1948, PD Dr. med., Studium der Evangelischen Theologie und der Humanmedizin. Privatdozent für Ethik in der Medizin, Chefarzt der Klinik für Anästhesiologie und operative Intensivmedizin am Klinikum Lippe-Lemgo. Lehrauftrag für Ethik in der Medizin an den Universitäten Gießen und Ulm. Publikationen zu ethischen Fragen von Intensivmedizin,

Notfallmedizin und Organtransplantation sowie zu Grenzfragen zwischen Theologie und Medizin. Mitglied der Arbeitsgruppe Pflege und Ethik seit 1995.

**Schäfer, Dagmar,** geb. 1964, Kinderkrankenschwester und Diplom-Berufspädagogin (FH). Dozentin für Berufe im Gesundheitswesen am Bildungszentrum an der Klinikum Lippe GmbH. Arbeitsschwerpunkt: Ethik in der Pflege und psychosoziale Themen. Frühere praktische Tätigkeit in den Gebieten pädiatrische Kardiologie sowie Kinder und Jugendpsychiatrie. Mitglied in der Arbeitsgruppe Pflege und Ethik seit 2001.

**Schmidt, Kurt W.,** geb. 1959, Dr. theol., Evang. Pfarrer und Medizinethiker am Zentrum für Ethik in der Medizin, am Markus-Krankenhaus in Frankfurt/Main. Lehrbeauftragter für Medizinethik an den Universitäten Frankfurt/M. und Gießen sowie Studienleiter an der Ev. Akademie Arnoldshain/Ts. Mitglied in der AG Pflege und Ethik seit 1996.

**Schulze Kruschke, Christine,** geb. 1966, Dipl. Pflegepädagogin und Krankenschwester. Bildungsreferentin bei Beratung und Fortbildung im Ev. Johanneswerk, Bielefeld mit dem Arbeitsschwerpunkt Praxisanleitung in der Altenpflege. Frühere Tätigkeiten: Lehrerin für Pflege in der Krankenpflegeschule des Universitätsklinikums Benjamin Franklin in Berlin und praktische Tätigkeit in der Hämato-Onkologie. Mitglied der Arbeitsgruppe Pflege und Ethik seit 2003.

**Ziegler, Andrea,** geb. 1974, Assistenzärztin an der Neurologischen Klinik, Marienhospital Stuttgart. Mitglied des Arbeitskreises »Ethik in der Medizin« der Universität Ulm und Lehrauftrag für Ethik in der Medizin an der Universität Ulm. Mitglied der Arbeitsgruppe Pflege und Ethik seit 2003.

# Register

Ambulanter Dienst  72 ff.

Begrenzte Ressourcen  83 ff.

Demenz  42
Diskursethik  160 ff.
Diskussion  160
Diskussionregeln  150 ff.

Entscheidungsfindung  135 ff.
Ethikkonsil  193
Ethikunterricht  132 f.
Ethische Fallbesprechung  196 ff.
Ethische Kasuistik  202 ff.
Ethische Kompetenz  131
Ethische Reflexion  140
Explantation  35

Fachliche Kompetenz  131
Fallgeschichte, Präsentation der  152
Fallgeschichte, Wahl der  152
Formale Diskussionsregeln  150
Fremdbestimmung  28
Fürsorge  96

Gespielte Szene  189 ff.
Gewalt in der Pflege  111
Grenzsituationen  215

Inhaltliche Diskussionsregeln  150

Kommunikation  66

Literarische Geschichten  175 ff.

Metadiskusssion  166
Methodenkompetenz  131
Modell für die ethische Reflexion  138
Moderationsregeln  150 ff.
Moderationsrolle  143 ff.
Moral  145
Moralisches Urteilen  211 ff.
Moralvorstellungen  70

Normalsituationen  215 f.

Organtransplantation  36

Paradigmatische Situationen  216 ff.
Patientenorientierung  120
PEG-Sonde  40
Personale Kompetenz  131
Perspektivenwechsel  168 ff.
Pflegeethik  134 ff.
Praxisreflexion  155 f.

Reflexionsmodell  131 ff., 137 f.
Routineabläufe  20

Selbstbestimmung  28, 66
Setting  150
Situationsanalyse  139 f.
Situationsbezug  214 f.
Sokratische Methode  91, 147 ff., 213 f.
Sokratischer Weg  145
Spielfilmszenen  182 ff.
Sterbehilfe  101

Supervision 196 ff.
Szenisches Spiel 194

Telefonische Anordnung 48
Therapiebegrenzung 59

Umgang mit Angehörigen 24, 126
Umgang mit Fehlern 32

Wahrheit am Krankenbett 53
Werte 135

**Hiltrud Krey**

## Ekel ist okay

**Ein Lern- und Lehrbuch zum Umgang mit Emotionen in Pflegeausbildung und Pflegealltag**

Brigitte Kunz Verlag
2003. 128 Seiten, 14,8 x 21,0 cm, kartoniert
ISBN 978-3-87706-896-0
€ 13,90

»Dass Ekel ein Alltagsphänomen in der Pflege ist, macht das Buch deutlich. [...] Das Buch stellt Methoden vor, die dabei helfen, mit diesem Gefühl umzugehen, so dass weder Pflegende noch Patienten darunter leiden müssen.«  *PRO ALTER*

»Dieses Buch sei denjenigen Dozenten und Dozentinnen empfohlen, die ein Interesse daran haben, die Auszubildenden in ihrer Entwicklung zur empathischen und kompetenten Pflegekraft zu begleiten und ihnen im Umgang mit ihren Gefühlen und in der Verarbeitung ihrer Emotionen hilfreich zur Seite zu stehen.«  *Pflege & Gesellschaft*

**Reinhard Lay**

## Ethik in der Pflege

**Ein Lehrbuch für die Aus-, Fort- und Weiterbildung**
Mit einem Vorwort
von Prof. Dr. Hermann Brandenburg

2004. 304 Seiten, 17,3 x 24,5 cm, Hardcover
ISBN 978-3-89993-115-0
€ 24,90

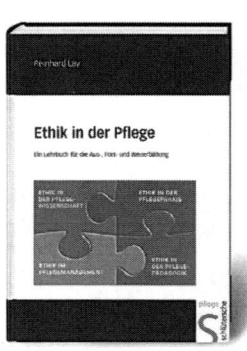

»Es ist das große Verdienst des Autors, dass er in dem vorliegenden Buch die Ethik in der Pflege gleich von allen vier relevanten Seiten angeht. Und so umfassend und systematisch deutlich macht, dass moralische Fragen in allen Bereichen eine zentrale Rolle spielen – in der Pflegepraxis wie der Pflegewissenschaft, im Pflegemanagement wie in der Pflegepädagogik. Das Buch wird hoffentlich Arbeitsgrundlage für all diejenigen sein, die Akteure in einem dieser Felder sind und dies mit erhobenen Kopf und klaren Vorstellungen von einem menschenwürdigen Leben bleiben wollen.«
*Altenpflege*

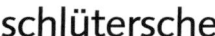

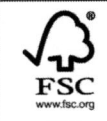